*Beck's Archäologische Bibliothek*

*Herausgegeben von Hans von Steuben*

# *Beck's Archäologische Bibliothek*

*Bereits erschienen:*

*Horst Blanck:* Das Buch in der Antike

*Peter C. Bol:* Antike Bronzetechnik

*Wolfgang Decker:* Sport und Spiel im Alten Ägypten

*Volkmar Fritz:* Die Stadt im alten Israel

*Olaf Höckmann:* Antike Seefahrt

*Herbert Hunger:* Schreiben und Lesen in Byzanz

*Antje Krug:* Heilkunst und Heilkult

*Ernst Künzl:* Der römische Triumph

*Harald Mielsch:* Die römische Villa

*Wolfgang Müller-Wiener:* Griechisches Bauwesen in der Antike

*Annegret Nippa:* Haus und Familie in arabischen Ländern

*Anastasia Pekridou-Gorecki:* Mode im antiken Griechenland

*Carola Reinsberg:* Ehe, Hetärentum und Knabenliebe im antiken Griechenland

*Ingeborg Scheibler:* Griechische Töpferkunst

*Adelheid Schlott:* Schrift und Schreiber im Alten Ägypten

*Renate Tölle-Kastenbein:* Antike Wasserkultur

*Weitere Bände in Vorbereitung*

*Ingeborg Scheibler*

# Griechische Malerei der Antike

*Verlag C.H.Beck München*

Mit 93 Abbildungen im Text
und 13 Farbabbildungen auf Tafeln

Die Deutsche Bibliothek – CIP-Einheitsaufnahme

*Scheibler, Ingeborg:*
Griechische Malerei der Antike / Ingeborg Scheibler. –
München : Beck, 1994
(Beck's Archäologische Bibliothek)
ISBN 3-406-38491-9

ISBN 3 406 38491 9

Einbandentwurf: Bruno Schachtner, Dachau
Umschlagmotiv: Taloskrater Ruvo (Detail).
Foto MfA München

Gesamtherstellung: Kösel, Kempten
Reproduktion der Abbildungen: Brend'amour, München
Gedruckt auf säurefreiem,
aus chlorfrei gebleichtem Zellstoff hergestelltem Papier
Printed in Germany

# Inhaltsverzeichnis

# Einleitung

„Ist wohl die Malerei eine Nachbildung dessen, was man sieht? Jedenfalls bildet ihr das Vertiefte und das Erhabene, das Dunkle und das Helle, das Harte und das Weiche, das Rauhe und das Glatte, das Jugendliche und das Alte an den Körpern mit Hilfe der Farben ab und stellt es so dar."

*Xenophon, Erinnerungen an Sokrates III 10*

So beginnt ein Gespräch, das Sokrates mit einem der berühmtesten Maler seiner Zeit, Parrhasios, über die Malkunst geführt haben soll. Xenophons Erzählung gehört zu den zahlreichen Schriftzeugnissen des 4. Jahrhunderts v. Chr., die zeigen, wie stark die damals aufblühende Tafelmalerei ihre Zeitgenossen beeindruckt haben muß. Um so beklagenswerter ist die Tatsache, daß von den vielen Meisterwerken, die literarisch bezeugt sind, keines mehr existiert. Nicht einmal zweitrangige Tafelbilder liegen uns aus dieser Zeit noch vor. Wie ihre Nachfolger, die Ikonen, bestanden auch die antiken Gemälde aus Holz. Es bewahrte sie jedoch kein Jahrhunderte währender Schutz in Klöstern und Kirchen vor dem Untergang. Viele Bilder fielen schon in der griechisch-römischen Antike den so häufigen Tempelbränden zum Opfer. Die anderen verblichen und vermoderten in den Zeiten des Niedergangs der heidnischen Welt.

Wir würden diesen Verlust wohl weniger hart empfinden, gäbe es nicht eine Fülle literarischer Nachrichten, die den Ruhm der Bilder bezeugen. Uns sind Gemäldetitel, Künstlernamen und Bildbeschreibungen überliefert, es wird von der Wirkung und vom Schicksal der Bilder gehandelt, ebenso von ihrer künstlerischen Eigenart und den technischen Fortschritten der Malkunst. Die Faszination, die in der Antike von den Werken ausging, weckt auch unsere Neugier, und die archäologischen Funde lassen uns bei dem Bemühen, eine Vorstellung von der griechischen Malerei zurückzugewinnen, denn auch nicht ganz im Stich. Immer wieder werden Werke der Wandmalerei und auch Beispiele einer oft qualitätvollen Malerei auf Marmor entdeckt. Ein wertvoller Vermittler ist ferner die seit langem gut bekannte griechische Vasenmalerei, die sich häufig an der großen Kunst orientierte. Vor allem aber enthält die römisch-kampanische Wandmalerei zahlreiche Reflexe verlorener griechischer Vorbilder. Man könnte mithin die Menge der untergegangenen Meisterwerke einem erloschenen Fixstern vergleichen, dessen Glanz uns nur noch über sein ehemals abgegebenes Licht erreicht.

Mancher Leser dürfte es für fraglich halten, ob angesichts der erhaltenen

Denkmäler, die der Anschauung genügend Möglichkeiten bieten, überhaupt von den nicht mehr existierenden Gemälden ausführlicher die Rede sein sollte. Aber was wir zu diesen Werken noch erfahren, ergänzt unsere Kenntnis von der griechischen Malerei in entscheidender Weise, zumal da mit Sicherheit die verlorene Wand- und Tafelmalerei das noch Erhaltene an künstlerischer Bedeutung und Sorgfalt der Ausführung beträchtlich überragte. Im ersten Teil dieses Buches wird darum ausschließlich von der literarisch bezeugten Wirkungsgeschichte der Meisterwerke die Rede sein. Aber auch wenn nach ihrem Aussehen, ihrem Stil, nach Farbigkeit und Darstellungsmitteln gefragt wird, geben die Schriftquellen unentbehrliche Hinweise. Ferner ergänzen sich erhaltene Reste der Malerei und literarische Nachrichten nicht zuletzt dort, wo es um die inhaltliche Aussage von Bildern und ihren ursprünglichen semantischen Funktionsbereich geht.

Das Unterfangen, einen derart komplexen Stoff in einem schmalen Bändchen zu behandeln, mag verwegen erscheinen. Notgedrungen mußten manche Fakten unberücksichtigt bleiben, die ein zusätzliches Interesse verdient hätten, mußte auch auf eine zusammenhängende Interpretation der Bilder verzichtet werden. Es möge den Leser nicht irritieren, wenn bedeutende Werke wie das Alexandermosaik oder der Jagdfries von Vergina mehrfach zur Sprache kommen, denn unter ganz verschiedenen Aspekten können diese Werke wichtige Aufschlüsse geben, und die Einteilung des Buches folgt nicht in konventioneller Weise den historischen Epochen, sondern bestimmten Fragestellungen. Ebenso werden manche literarisch bezeugte Sachverhalte unter verschiedenen Gesichtspunkten, mithin mehrfach beleuchtet. Zur Betrachtung der Bilder konnten allenfalls Anregungen gegeben werden, und zu weiteren Informationen verhelfen die Nachweise. Zu wünschen wäre, daß einige Zusammenhänge deutlich geworden sind und sich Wege zeigten, wie eine sehr disparate Überlieferung zumindest in der Vorstellung wieder zu einem Ganzen zusammengeführt werden kann.

# I. Ruhm und Wirkung

Wie in der abendländischen Kunst hat die Malerei auch in der Antike ihre Schwesterkünste Architektur und Bildhauerei an Popularität weit übertroffen. Das geht nicht nur aus der verhältnismäßig hohen Anzahl überlieferter Schriftzeugnisse hervor, sondern wird von manchen Autoren, etwa von Plutarch, auch explizit festgestellt. Als eine „stumme Poesie", wie Simonides sie im Gegensatz zur „sprechenden Malerei" der Dichtung nennt, vermochte die Malkunst in den Farben des Lebens Geschichten zu erzählen und die Phantasie des Betrachters auf besondere Weise anzuregen. Philostrat schwärmt von ihr, sie sei eine „Erfindung der Götter, sowohl wegen der Farbenpracht auf Erden wie wegen der Erscheinungen am Himmel".[1] Ganz im Gegensatz zur Bildhauerei vermöge sie Licht und Schatten wiederzugeben und „den Blick eines Menschen, der beim Rasenden anders ist als beim Leidenden und Frohen". Ausdruck, Vielfalt der Erzählung und die Nachahmung der farbigen Wirklichkeit hatte die Malerei der Skulptur, selbst der Reliefkunst, voraus. Es gab Tafelbilder der Antike, die so berühmt waren wie im Abendland Werke von Leonardo, Raffael oder Rembrandt, etwa das Aphroditebild, das Apelles für die Stadt Kos gemalt hatte, oder das große Gemälde des Protogenes, das Jalysos, den Gründungsheros von Rhodos, darstellte. Griechische Gemälde verblüfften zwar zuweilen auch durch thematische Einfälle der Maler, vor allem aber durch die Kunst der Darstellung, an der man die Lebensnähe rühmte. Allerdings wurden in der gesamten Antike nicht die illusionistischen Effekte erreicht, die die abendländische Malerei seit der Renaissance erzielte, und der mit solchen Effekten Vertraute würde wohl die zu ihrer Zeit so bewunderten griechischen Gemälde als vergleichsweise schlicht empfunden haben. Nicht der Grad der Illusion, deren Steigerung grundsätzlich denkbar wäre, entschied über die Wirkung, sondern die Tatsache, daß es optische Täuschungen in der Malerei bis dahin gar nicht gegeben hatte. Man hat sich zu vergegenwärtigen, daß in der archaischen Kunst, die der altorientalisch-ägyptischen Tradition verpflichtet war, noch eine „vorstellige", an die Fläche gebundene Darstellungsweise bis zur Stilwende um 500 v. Chr. üblich war, mithin die danach rasch fortschreitende plastisch-räumliche Wirkung im Bild als etwas unerhört Neuartiges erlebt worden sein muß.

Der Ruhm dieser verlorenen Kunst spiegelt sich in zahlreichen Phänomenen wider, die literarisch bezeugt sind, in Nachrichten über das Staunen der Zeitgenossen, über Kunstraub und Verschleppung von Bildern, über hohe Gemäldepreise, erste Theorien der Kunstbetrachtung. Auch zahlreiche

Künstlerandekdoten bezeugen die damalige Popularität der griechischen Tafelmalerei. Da uns keines der berühmten Gemälde mehr im Original vorliegt, sind wir auf solche Reflexe und die bewundernden Kommentare der römischen Kaiserzeit zunächst angewiesen, ohne die über die griechische Tafelmalerei heute kaum noch etwas bekannt wäre.

## *1. Maleranekdoten*

Zum antiken wie zum abendländischen Bildungsgut gehörte der umfangreiche Schatz griechischer Künstleranekdoten. Solche Anekdoten sind keine authentischen Berichte, tradieren aber den Ruhm großer Persönlichkeiten in der unterhaltsamen Form der pointierten Kurzgeschichte.[2] Zur griechischen Malerei kennt man sie in besonders hoher Zahl, und gewiß sind die meisten schon zu Lebzeiten der Künstler in Umlauf gekommen. Von Apelles wurde beispielsweise folgende Geschichte erzählt. Er pflegte seine fertigen Bilder vor dem Haus auszustellen, um hinter der Tafel verborgen die Meinung der Passanten zu vernehmen, wobei er dem Volk ein besseres Urteil zutraute als sich selbst. „Man berichtet, ein Schuster habe getadelt, daß er an den Schuhen auf der Innenseite eine Öse zu wenig angebracht habe; als dieser aber am nächsten Tag übermütig, weil der Fehler verbessert war, etwas am Bein bekrittelte, soll Apelles aufgebracht aus seinem Versteck hervorgekommen sein und gerufen haben, der Schuster solle bei seinem Leisten bleiben, was zum Sprichwort wurde" (Plinius 35,84–85). Die Wahrheit dieser Geschichte ist nicht verbürgt, aber etwas Derartiges könnte sich durchaus zugetragen haben.

Weniger glaubwürdig wirken Anekdoten, die über verschiedene Künstler jeweils dasselbe berichten, in denen also bei gleichem Erzählmuster die Personennamen auswechselbar sind. Solchen „Wanderanekdoten" wird man weniger gern einen historischen Kern zugestehen, immerhin vermitteln aber auch sie ein lebendiges Bild vom damaligen Kunstbetrieb.

In der Schusteranekdote geht es um die Frage der Kompetenz im Kunsturteil. Laien dürfen sachliche Hinweise geben, über die handwerkliche und künstlerische Qualität aber befinden die Maler selbst. So fanden bei den Kennern die Pferde in der „Amazonenschlacht" des Mikon übereinstimmendes Lob, daran änderte auch die Kritik des pferdekundigen Simon nichts, der entdeckte, daß die Pferde irrtümlich auch am Unterlid mit Wimpern versehen waren. Dem kaiserzeitlichen Autor Aelian, der diese Anekdote überliefert, fiel bereits auf, daß die Geschichte in gleicher Form über Pferdedarstellungen des Apelles im Umlauf war.[3] Eine andere, in zahlreichen Varianten vorliegende Anekdote führt in die Werkstatt des Malers. Der Auftraggeber besucht die Werkstatt und stellt sich durch falsches Kunsturteil bloß, indem er schlechte Werke lobt und gute tadelt, so daß ihm der Meister rät, besser zu schweigen, um sich bei den Gehilfen nicht lächerlich zu machen. Bei Plinius (35,85) wird dies von Alexander und Apelles erzählt: „Apelles zeigte ein höfliches Verhalten, das ihn bei Alexander dem Großen, der häufig in seine Werkstatt kam, noch beliebter machte. Wenn dieser aber ohne Kenntnis über vielerlei sprach, riet Apelles ihm freundlich, stille zu sein, sonst würden die Knaben, die die Farben reiben, über ihn lachen." Plutarch berichtet über Apelles später dasselbe, der Auftraggeber ist hier jedoch Megabyzos, der ephesische Priester, dessen „Festaufzug" Apelles für das Artemisheiligtum von Ephesos gemalt hatte (Plinius 35,93). Nochmals ein Jahrhundert später verbindet schließlich Aelian die Geschichte mit den Namen Zeuxis und Megabyzos. Es bleibt ungewiß, wie die ursprüngliche Anekdote lautete, auf wen sie sich bezog und wann sie entstanden ist.[4]

Allgemein beliebt waren Anekdoten, die von der *veritas* (griech. *mimesis*), der Naturnachahmung der Malerei handeln. Die Qualität eines Bildes wurde daran gemessen, wie gut es den Betrachter zu täuschen vermochte. Mensch und Tier waren gleichermaßen aufgerufen zu urteilen, und oft galten die Tiere als die besseren Kunstrichter. Von Apelles „gab es ein im Wettstreit gemaltes Pferd, bei welchem er zum Urteil nicht die Menschen, sondern die stummen Tiere aufforderte. Denn da er spürte, daß seine Nebenbuhler durch ihre Umtriebe mehr galten, führte er Pferde herein und zeigte diesen die Bilder der anderen Maler. Nur das Pferd des Apelles jedoch wieherten sie an, und das geschah später immer wieder so, so daß es als Beweis seiner Kunst vorgeführt wurde" (Plinius 35,95).

In dem berühmten Wettstreit zwischen Zeuxis und Parrhasios frohlockte Zeuxis, als die Vögel an den von ihm gemalten Trauben zu picken versuchten, aber Parrhasios hatte einen so naturgetreuen Bildvorhang gemalt, daß Zeuxis sich von diesem täuschen ließ: Als er verlangte, nun endlich das Bild zu zeigen und den Vorhang wegzuziehen, bemerkte er seinen Irrtum und erkannte beschämt dem Parrhasios den Preis zu, weil „er selbst zwar die Vögel, Parrhasios aber ihn als Künstler habe täuschen können" (Plinius 35,65). Die gut gemalten Trauben des Zeuxis spielten auch in einer anderen Geschichte eine Rolle: Zeuxis soll entsetzt sein Bild eines traubenhaltenden Knaben verworfen haben, als Vögel auf die Trauben zuflogen, ohne sich vor dem Knaben zu fürchten (Plinius 35,66). Ein ähnliches Motiv kehrt in einer Protogenes-Anekdote wieder. Auf dem Bild eines ausruhenden Satyrn war ein Rebhuhn dargestellt, das von lebendigen Hühnern fortwährend umgackert wurde, und auch das Publikum bewunderte den Realismus des gemalten Rebhuhns mehr als den Satyr, die Hauptfigur, so daß Protogenes das Huhn schließlich übermalte. Ebenso soll auch Zeuxis die Trauben im Knabenbild getilgt haben, wie Seneca überliefert, um seinen eigentlichen Gegenstand besser zur Wirkung zu bringen.[5]

Als ungewöhnlich und neuartig empfand man auch Darstellungen von Tieren, denen vor Anstrengung der Schaum vor das Maul trat. Protogenes soll sich bei einem keuchenden Jagdhund zunächst vergebens um die richtige Wiedergabe bemüht haben, bis er schließlich voller Ärger den Schwamm gegen das Bild warf, was unerwartet zum gewünschten Erfolg führte (Plinius 35,102–103). Im „Rossebändiger" des Nealkes – eine andere Quelle nennt Apelles – soll der Schaum vor den Nüstern eines Pferdes in gleicher Weise hervorgebracht worden sein.[6]

Nicht minder wurden lebensnah gemalte Porträts bewundert. Mit der Treffsicherheit seiner Kunst und seiner raschen Beobachtungsgabe hatte sich Apelles am Hof Ptolemaios' I vor einer Intrige schützen können. Seine Feinde ließen ihn zu einem Besuch beim König auffordern, ohne daß er tatsächlich eingeladen war. Sie hofften, Apelles auf diese Weise beim König in Ungnade zu bringen. Ptolemaios fragte ihn nach dem Überbringer der falschen Einladung, dessen Namen Apelles jedoch nicht nennen konnte, wohl aber zeichnete er mit wenigen Strichen aus dem Gedächtnis dessen Bildnis so getreu an die Wand, daß das Ränkespiel entdeckt wurde (Plinius 35,89).

Eine andere Porträt-Anekdote kursierte über den sonst wenig bekannten Maler Ktesikles. Er war von der Königin Stratonike nicht gebührend empfangen worden. Darum malte er sie, „wie sie sich mit einem Fischer herumwälzt, von dem die Rede ging, die Königin liebe ihn, und er stellte dieses Bild im Hafen von Ephesos aus und machte sich selbst zu Schiff davon. Die Königin verbot, das Bild zu entfernen, da die Ähnlichkeit der beiden so wunderbar getroffen war" (Plinius 35,140). Die Kunst tat also hier größere Wirkung als der durch sie beabsichtigte Spott.

Dem Ruhm einer solchen Kunst entsprachen natürlich auch ihre außergewöhnlichen Modelle. Sie sollten makellose Schönheit ebenso wie das erschreckend Häßliche verständlicher machen. Zeuxis malte seine Helena, das Idealbild einer schönen Frau, wie eine Anekdote berichtet, indem er fünf Aktmodelle zugleich beanspruchte und von jedem nur das Schönste in sein Bild übernahm (Plinius 35,64).[7] Daß berühmte Hetären wie Lais, Pankaspe oder Phryne als Modelle das besondere Interesse des Publikums wecken sollten, läßt sich denken, und wenn man erfuhr, daß Pankaspe, einst Geliebte des Alexander und von diesem dem Apelles geschenkt, Modell für das vielgerühmte Bild der Aphrodite von Kos gestanden hatte (Plinius 35,88), mag das Gemälde um so höher eingeschätzt worden sein, zumal der weibliche Akt in der Kunst des 4. Jahrhunderts etwas Neuartiges war.[8] Homoerotische Lieblinge tauchen dagegen in den Maleranekdoten so gut wie nicht auf,[9] denn in der Palästra und im athletischen Agon war männliche Körperschönheit ständig präsent. Die Vollkommenheit des göttergleichen Herakles, den Parrhasios für das Heiligtum von Lindos gemalt hatte, wußte man allerdings nicht anders zu erklären als durch eine Traumerscheinung des Künstlers (Plinius 35,72; Athenaios XII 543 F).

Ein erschütternder Realismus zeichnete das Bild eines gefesselten Prometheus des Parrhasios aus. Es muß die Betrachter so beeindruckt haben, daß

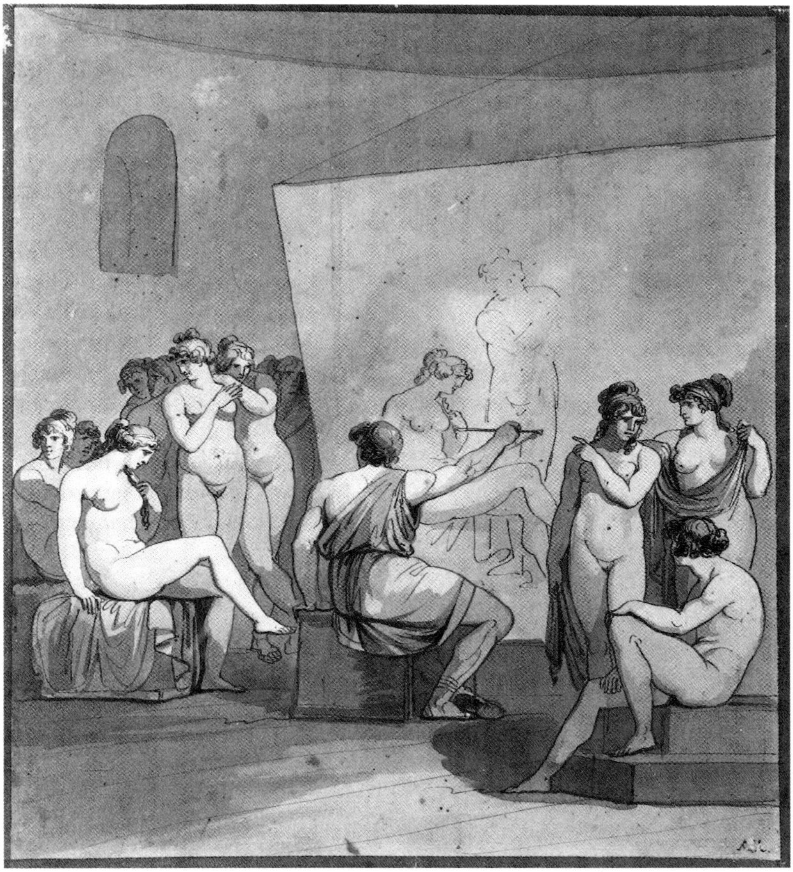

*1 Angelika Kauffmann, Zeuxis malt die schönen Mädchen von Kroton, um 1800 (Basel)*

sich die Fama bildete, der Maler habe sich als Modell einen gefangenen Greis aus Olynth beschafft, den er marterte, um den Ausdruck der Qual genau studieren zu können. Wieder eine andere Anekdote sollte zeigen, daß ein mißachtetes Modell im Kunstwerk noch Rache üben konnte: Zeuxis lachte sich zu Tode über sein trefflich gelungenes Gemälde eines alten Weibes.[10]

Viele Anekdoten machten vor geschmacklosen Übertreibungen nicht halt. Je später die Autoren, um so absurder ihre Phantasie. Obwohl wir es mit einem langlebigen Überlieferungsgut zu tun haben, das bei jedem Studium der griechischen Malerei zu berücksichtigen ist, verhilft es kaum zu einer Vorstellung vom Aussehen der verlorenen Bilder. Allenfalls lehren die Anekdoten, wie das antike Publikum die Kunstwerke rezipierte und kommentierte.

## 2. Die Wertschätzung griechischer Tafelbilder

Von der Bewunderung griechischer Gemälde im Altertum geben die Maleranekdoten eine erste, wenn auch legendär gefärbte Vorstellung. Zahlreicher sind die literarischen Quellen, die historische Fakten überliefern und Hinweise zur Wertschätzung der Bilder, auf ihre Besitzer, die Preise und den späteren Verbleib der Gemälde geben. Die Texte beziehen sich in erster Linie auf die Tafelmalerei. Plinius stellt ausdrücklich fest, daß ein Maler nur zu Ruhm gelangen konnte, wenn er nicht auf Wände, sondern „auf Tafeln" malte (35,118). Als transportable Gegenstände verbreiteten die *tabulae* (griech. *pinakes*) den Ruhm ihrer Schöpfer rascher als die an einen Ort fixierten Wandgemälde, die zudem in ihrer ausschmückenden Funktion oft weniger sorgfältig gemalt waren.

Als sich im 5. Jahrhundert v. Chr. die „Pinselkunst" von der traditionellen Zeichenkunst zu emanzipieren begann und ihre eigenen Effekte hervorbrachte, muß das Interesse am künstlerischen Wert der Bilder bald zugenommen haben. Schon damals mag beim wohlhabenden und kunstbegeisterten Bürger der Wunsch nach privatem Kunstbesitz geweckt worden sein. Ein erstes, wenn auch unsicheres Zeugnis liegt aus dem späten 5. Jahrhundert vor. Eine Gruppe der *jeunesse dorée* Athens hatte sich in einer übermütigen Nacht der Hermenschändung schuldig gemacht. Ihr Anführer soll Alkibiades gewesen sein, um dessen Überführung es jedenfalls der Anklage in erster Linie zu tun war. Man verwies die Täter des Landes, konfiszierte ihren Besitz und versteigerte ihn, wie Thukydides berichtet (VI 27,61). Fragmente der auf Marmorstelen veröffentlichten Versteigerungslisten sind erhalten, und unter den Gegenständen werden auch verschiedene Arten von Pinakes – „kleine, große und bunte" – aufgeführt.[11] Um farbige Malerei auf Holz oder Marmor dürfte es sich mit Sicherheit bei den als „bunt" bezeichneten Exemplaren gehandelt haben, und man könnte sich fragen, ob solche Gemälde bereits ihres künstlerischen Wertes wegen den häuslichen Besitz dieser Athener bereichert hatten, auch wenn sie, wie die angegebenen Preise zeigen, keine Kostbarkeiten darstellten.

### *Fürstliche Sammlungen*

Ein Zeitgenosse des Alkibiades war Archelaos I von Makedonien, der mit seiner zwar skrupellosen, aber zielstrebigen Politik zu Macht und Geltung Makedoniens in stärkerem Maße beitrug „als die acht Könige zusammen, die vor ihm regierten" (Thukydides II 100,2). Auch scheint er ein pracht- und kunstliebender Herrscher gewesen zu sein. Er holte an seinen Hof in Pella den Tragödiendichter Euripides, der noch als Greis für seinen Gönner ein Drama „Archelaos" verfaßt haben soll. Dem Maler Zeuxis übertrug er die farbige

Ausstattung seines Palastes. Zeuxis schenkte ihm, wohl als Dank für die gute Honorierung von 400 Minen, ferner ein Gemälde, das den Bocksgott Pan darstellte (Plinius 35,62). Das könnte auf eine schon bestehende Bildersammlung des Archelaos hinweisen. Im übrigen geht aus Aelians Bericht über die Tätigkeit des Zeuxis in Pella (Var. hist. XIV 17) aber auch nicht hervor, in welcher Weise der Palast ausgeschmückt wurde, ob durch Wandgemälde, wie man zunächst meinen könnte, oder durch größere Tafelbilder.

Mit dem Aufsehen erregenden Fortschritt der Malkunst im 4. Jahrhundert v. Chr. wurde der Dienst der Maler zunehmend von repräsentationsbewußten Fürsten in Anspruch genommen. Aristrat, Tyrann von Sikyon, ließ sich von Melanthios als Sieger im Wagenrennen porträtieren (Plutarch, Arat 13), und den Maler Nikomachos beauftragte er mit dem Gemäldeschmuck eines Grabmals des Dichters Telestes (Plinius 35,109). Auch von Mnason von Elateia wird überliefert, daß er verschiedene Maler mit Aufträgen versah (Plinius 35,99; 107). Ferner sei an die Tätigkeit des Apelles für Alexander den Großen und an seinen Aufenthalt in Alexandria am Hof des Ptolemaios I erinnert.

Ptolemaios hatte den Ehrgeiz, Alexandria zu einer Metropole der Wissenschaften und Künste zu machen; er gründete in der Nähe seines Palastes das „Mouseion", eine mit einer umfangreichen Bibliothek ausgestattete, enzyklopädisch tätige Forschungsstätte, aus der in den folgenden Jahrhunderten berühmte Gelehrte hervorgingen. Seinem Nachfolger Ptolemaios II Philadelphos (282–246 v. Chr.) muß er außerdem eine stattliche Bildersammlung hinterlassen haben. Ein bei Athenaios überlieferter Bericht, in dem ein dionysisches Staatsfest aus der Zeit dieses jüngeren Ptolemaios beschrieben wird, zeigt, wie ein solcher Kunstbesitz inszeniert werden konnte. Das prunkvolle Festzelt, das für 130 Klinen Platz bot, ist so ausführlich beschrieben, daß man versucht hat, es zeichnerisch zu rekonstruieren (Abb. 2–3).[12] Die Holzsäulen waren Palmen und Thyrsosstäben nachgebildet, und nicht gespart war an üppigen Vorhängen, kostbaren Decken, an vergoldeten Möbeln und silbernem Tafelgeschirr. Auch Kunstwerke gehörten zur festlichen Ausstattung. So befanden sich allein im Umgang des Zeltes „einhundert Marmorfiguren der ersten Meister, und in den Zwischenfeldern hingen Tafelbilder der sikyonischen Maler abwechselnd mit anderen auserlesenen Bildern verschiedener Art, auch mit goldgewebten Chitonen und mit herrlichen Mänteln, denen teils Bildnisse der königlichen Familie, teils mythische Kompositionen eingewebt waren . . ." (Athenaios V 196 E). Die ein Jahrhundert zuvor entstandenen Gemälde der sikyonischen Schule waren damals also bereits begehrt. Freilich zeigt ihre Vermischung mit anderen Kostbarkeiten, daß man die Bilder nicht um ihrer selbst willen wie in einer Kunstgalerie zur Schau stellte, sondern sie lediglich zur allgemeinen Prachtentfaltung verwendete.

Bei dem Erwerb von Gemälden und anderen Kunstwerken dürften sich die Fürsten der Hilfe von Mittelsmännern und Sachverständigen bedient haben.

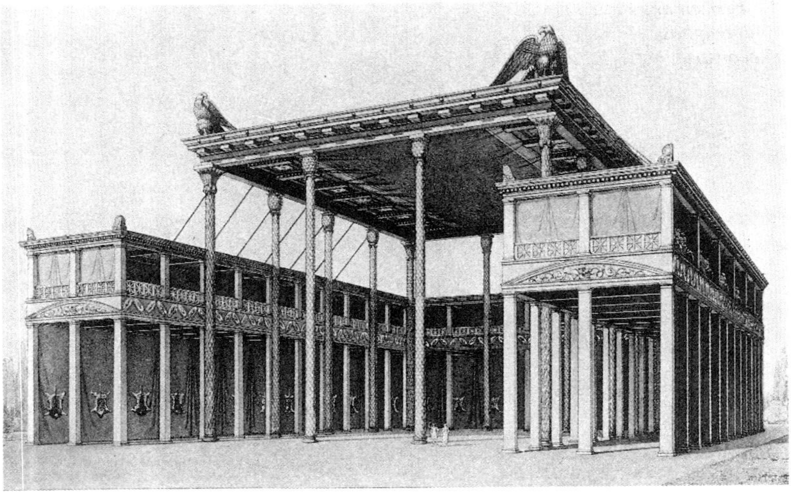

Einen solchen kennen wir in der Person des Aratos von Sikyon (271–213 v. Chr.), der als Staatsmann und Feldherr seine Vaterstadt von der Tyrannis befreite und sie dem „achäischen Bund“, einer von Ptolemaios II damals unterstützten Verteidigungsgemeinschaft der Griechen angliederte. Aber auch noch während seiner eigenen Herrschaft hatte er mit Schwierigkeiten – vor allem finanzieller Art – zu kämpfen: Die nach Sikyon heimgekehrten Emigranten stifteten Unruhe, nachdem sie ihren ehemaligen Besitz vergeblich eingefordert hatten. Arat begab sich schließlich hilfesuchend nach Alexandria, wo er von dem inzwischen an die Regierung gelangten Ptolemaios III eine Unterstützung von 150 Talenten erwirken konnte. Plutarch erzählt von diesem Unternehmen: „Von Karien kam er endlich nach langer Zeit nach Ägypten hinüber und wurde alsbald vom König empfangen, der ihm bereits von seinem Vater her verbunden war und dessen Gunst er sich schon von Griechenland aus mit Zeichnungen und Gemälden erworben hatte. Auf diesem Gebiet besaß Aratos einen feinen Geschmack und hatte immer schon hervorragende Werke, besonders von Pamphilos und Melanthos, gesammelt und an Ptolemaios geschickt“ (Aratos 12). Man kann es als besonders glücklichen Umstand im Leben des Aratos bezeichnen, daß einst in seiner Vaterstadt eine so bedeutende Malerschule tätig war, deren Ruhm sein eigenes Kunstinteresse geweckt und gefördert haben wird.

Auch die Fürstenresidenz in Pergamon trat in hellenistischer Zeit als Kunst- und Gelehrtenmetropole hervor. Es ist bekannt und archäologisch noch nachweisbar, daß das Herrscherhaus der Attaliden durch aufwendige Bauunternehmen und die Aufstellung von Statuengruppen den Glanz Pergamons zu steigern wußte. Daß es in Pergamon auch eine Gemäldesammlung

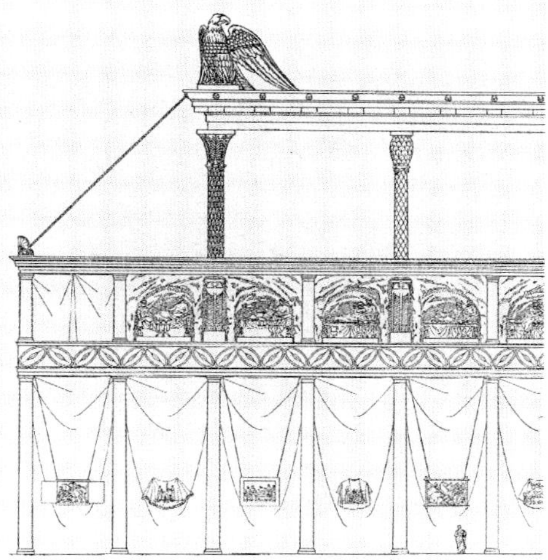

*2 Festzelt des Ptolemaios II Philadelphos (Rekonstruktion F. Studniczka)*

*3 Festzelt des Ptolemaios (vgl. Abb. 2), Rückseite mit Bildergalerie*

gab, läßt sich allerdings nur noch aus verstreuten Nachrichten erschließen. Eine bei Plinius und anderen überlieferte, vielleicht legendäre Episode, in der es um einen durch den römischen Feldherrn Mummius vereitelten Gemäldekauf des Attalos von Pergamon geht, weist darauf hin, daß jener offenbar Bevollmächtigte aussandte, um Wertvolles für seine Sammlungen zu erwerben (Plinius 35,24). Eine in Delphi erhaltene Inschrift belegt außerdem, daß Attalos II Maler auf Reisen schickte, die ältere berühmte Gemälde für seine Sammlungen zu kopieren hatten.[13]

Den Reichtum Pergamons und seinen blühenden Kunstbetrieb bezeugt auch die Kunde von außergewöhnlich fein gearbeiteten Fußbodenmosaiken, deren künstlerische Wirkung der von Gemälden gleichgekommen sein muß. Dem Kunstgewerbe wird es an Aufträgen nicht gemangelt haben. In späterer Zeit noch waren „attalische Teppiche" dem Kenner ein Begriff (Plinius 36,115). Was hier von den Reichtümern des Scaurus erzählt wird, läßt wie auch Athenaios' Beschreibung des Festzeltes von Alexandria ahnen, in welchem Umfang kostbare Textilien, die heute unwiederbringlich verloren sind, zur antiken Prachtentfaltung beigetragen haben müssen. Die Kunstsammlungen von Pergamon waren noch in der Kaiserzeit berühmt. Tacitus erzählt (Annalen 16,23), daß Neros Versuch, Statuen und Bilder von Pergamon nach Rom zu bringen, am gewaltsamen Widerstand der Stadt scheiterte. Der Besucher konnte zu jener Zeit noch berühmte Werke in Pergamon bewundern. Plinius erwähnt einen „Betenden Priester" und einen „Vom Blitz getroffenen Aiax", beides Gemälde des Apollodoros, als noch in Pergamon befindlich (35,60), und selbst Pausanias sah im 2. Jahrhundert n. Chr. hier noch verschiedene Meisterwerke der griechischen Malerei.[14]

*Gemäldepreise*

Über die Preise, die in der Antike für griechische Tafelbilder gezahlt wurden, läßt sich kaum noch etwas wirklich Zuverlässiges aussagen, zumal die Größe der erwähnten Bilder nicht angegeben wird. Gewöhnlich dürften die Tafeln eine Normalhöhe von 70 bis 80 Zentimetern nicht überschritten haben, aber es werden auch Miniaturgemälde erwähnt, die allenfalls 20 bis 30 Zentimeter hoch waren. Großformatige Friese mit nahezu lebensgroßen Figuren gab es vor allem unter den Wandgemälden bzw. den bemalten Holztafeln, die die Wände verkleideten.[15]

Nur vereinzelte Preisangaben sind bei Plinius und anderen überliefert, und oft erweisen sich diese als legendär und übertrieben hoch, sollten sie doch lediglich die Kostbarkeit berühmter Gemälde dokumentieren. Von Interesse ist, daß die Angaben verschiedene Epochen betreffen. Mit einiger Vorsicht läßt sich bereits innerhalb des von Zeuxis bis Apelles reichenden Jahrhunderts (420–320 v. Chr.) ein beträchtlicher Preisanstieg ablesen, und nochmals das Doppelte scheint in der Kaiserzeit für griechische Meisterwerke gezahlt worden zu sein. Es sei im folgenden wenigstens versucht, diese drei Phasen voneinander abzusetzen.

Plinius gibt je nach den verwendeten Quellen die Preise entweder in römischen Denaren und Sesterzen oder in griechischen Minen und Talenten an. Der Denar entsprach an Wert mit seinen 4 bis 4,3 g Silber ungefähr einer griechischen Drachme. 100 Drachmen machten eine Mine aus, und die nächst höhere Gewichtseinheit von etwa 26 kg, das Talent, umfaßte 60 Minen, also 6000 Drachmen. Mine und Talent waren Rechnungseinheiten, keine Münzwerte. Als höchstes Nominal kursierte in Griechenland, sieht man von den Goldmünzen ab, die Dekadrachme, ein Zehndrachmenstück. Die kleinste Silbermünze war der Obolos, der sechsmal in einer Drachme enthalten war. Die römische gebräuchlichste Silbermünze, der Sesterz, kam dem vierten Teil eines Denars gleich. Geht man von Drachme und Denar als sich entsprechenden Werten aus, so enthielt ein griechisches Talent ungefähr 24000 Sesterze.[16]

Bis in das 3. Jahrhundert n. Chr. hatte sich die Kunde gehalten, daß Zeuxis den Palast des Archelaos von Makedonien für 400 Minen ausmalte (Aelian, Var. hist. XIV 17). Eine Generation nach Zeuxis zahlte Mnason von Elateia dem Aristeides für das gewiß große Gemälde einer Perserschlacht mit hundert Figuren 1000 Minen, nämlich 10 Minen pro Figur, und dem Asklepiodoros für ein Gemälde mit 12 Göttern 360 Minen, also 30 Minen pro Figur.[17] Dagegen nimmt sich die an Zeuxis gezahlte Summe eher bescheiden aus. Erst recht die Versteigerungspreise, die für die Pinakes aus dem Hausrat der Hermenschänder angegeben sind, nämlich Werte zwischen 5 und 10 Drachmen. Für die von den Schatzmeistern im Heiligtum von Delos für 12 bis 100 Drachmen in Auftrag gegebenen Gemälde wird mit einem entsprechend größeren Format gerechnet,[18] aber der Abstand zu den überlieferten Preisen der Meisterwerke bleibt beträchtlich, selbst wenn man die wohl legendären Zahlen zu reduzieren versucht.

Für die zweite Hälfte des 4. Jahrhunderts liegen zum Teil noch höhere Preisangaben als für Zeuxis und Aristeides vor. Apelles soll dem in Armut lebenden Protogenes 50 Talente für ein Bild geboten und damit dem Malerfreund zu Wohlstand und Ruhm verholfen haben (Plinius 35,88). Der Maler Nikias von Athen hat die ihm von Ptolemaios I für eine „Nekyomantie" gebotenen 60 Talente ausgeschlagen und das Bild seiner Vaterstadt geschenkt (Plinius 35,132). Für einen „Alexander mit Blitz" erhielt Apelles 20 Talente Goldes (Plinius 35,92). Ruft man sich nochmals die von Mnason von Elateia gezahlten Preise von 6 und knapp 17 Silbertalenten pro Bild in Erinnerung, wird deutlich, in welchem Maß die Preise mit der Wertschätzung der Meisterwerke gestiegen waren.

Doch erst in Relation zu sonstigen Lebenskosten und Vermögenswerten gewinnen die Preisangaben der Gemälde an Aussagekraft. Auch hier bieten die Quellen allerdings keinen vollständigen Überblick, sondern nur zufällig Überliefertes.[19] Das Erbe des Alkibiades, eines Mannes der führenden Gesellschaftsschicht Athens, soll sich im späten 5. Jahrhundert auf 100 Talente belaufen haben. Ein gutes Reitpferd kostete einige Jahrzehnte später 12 Minen, das berühmte Reitpferd Alexanders des Großen, der Boukephalos, wurde dagegen auf 13 bis 16 Talente geschätzt. Für ein edles Purpurgewand zahlte man im 4. Jahrhundert 3 Minen, und fein gearbeitete Silberschalen, die nicht nur in die Heiligtümer geweiht, sondern zunehmend auch als häusliches Luxusgeschirr verwendet wurden, hatten einen Wert von 100 bis 200 Drachmen.

Demgegenüber verdienten Steinmetzen und Tagelöhner im späteren 5. Jahrhundert eine Drachme pro Tag, wie erhaltenen Baurechnungen entnommen werden kann.[20] Allerdings war für die weniger Bemittelten der wichtigste Lebensunterhalt gesichert: 2 Oboloi zahlte man auf dem Markt für 1 Liter Olivenöl, 1 Obolos für 4 Maß Korn (etwa 2 Liter), das im Haus gemahlen und verbacken wurde. Ein einfaches Gewand kostete 10 Drachmen, größere Tonkrüge erhielt man für etwa eine Drachme. Wenn sich ein vermögender Privatmann den Erwerb von Gemälden führender Meister leistete, so war dies also zweifellos ein Luxus. Als Käufer betätigten sich jedoch in erster Linie städtische Gemeinden oder Fürsten; im Besitz des Bürgers befindliche Bilder oder in seinem Auftrag gefertigte Votivgemälde dürften in der Regel von bescheidener Qualität gewesen sein.

Die meisten Gemäldepreise des ausgehenden Hellenismus und der Kaiserzeit sind wiederum durch Plinius überliefert. Man gewinnt allerdings den Eindruck, daß sich damals die stereotype Vorstellung eines Standardpreises von 100 Talenten für alte Meisterwerke herausgebildet hatte; Plinius gibt an anderer Stelle denselben Preis für eine Siegerstatue des Polyklet, den berühm-

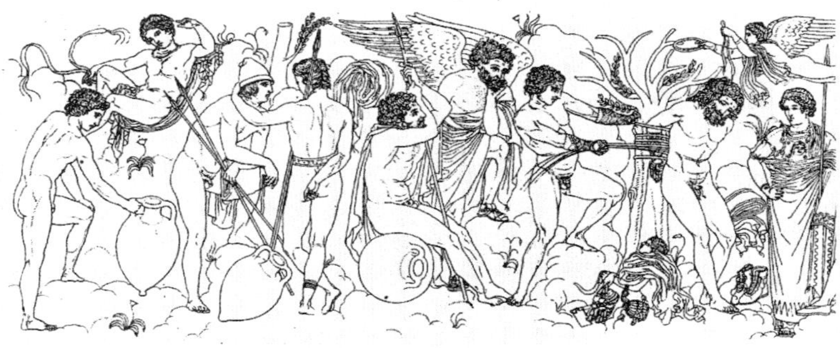

*4a Die Argonauten in Bithynien. Etruskische Bronzeziselierung nach griechischem Vorbild, 4. Jh. v. Chr. (Rom)*

ten Diadumenos an (Plinius 34,55). Für das bereits erwähnte Gemälde der Aphrodite Anadyomene des Apelles, für das Pankaspe Modell gestanden haben soll und das Augustus nach Rom bringen ließ, gewährte der Kaiser der Stadt Kos, wo sich das Bild bis dahin befunden hatte, einen Nachlaß ihres Tributs an Rom von wiederum 100 Talenten (Strabo XIV 657). Auch für das von Aristeides geschaffene Bild des Dionysos, des *Liber Pater,* das durch Mummius nach Rom gelangte, soll Attalos von Pergamon 100 Talente geboten haben (Plinius 7,126; 35,100).

Manche Preise gibt Plinius auch in Sesterzen an, wo nämlich ausdrücklich von römischen Käufern und Besitzern die Rede ist. Der berühmte „Archigallus" des Parrhasios, den Tiberius in seinem Schlafzimmer verschlossen hielt, soll auf 6 Millionen Sesterze, also rund 250 Talente geschätzt worden sein, eine ungewöhnliche Summe, deren überlieferte Höhe angezweifelt wurde (Plinius 35,70).[21] Dagegen kaufte Agrippa zwei griechische Gemälde auf Kyzikos, einen „Aiax" und eine „Venus" zusammen für nur 1200000 Sesterze, also 50 Talente (Plinius 35,26). Wenn Caesar zwei Bilder des Timomachos von Byzanz für zusammen 80 Talente erwarb (Plinius 7,126), dürfte die Tatsache, daß Timomachos ein Zeitgenosse Caesars war, den im Vergleich zu Bildern des Apelles oder Parrhasios geringeren Preis erklären. Andererseits gelangte der Redner Q. Hortensius noch um 70 v. Chr. für nur 144000 Sesterze, also 6 Talente, in den Besitz des großen Argonautenbildes von Kydias, einem Maler des 4. Jahrhunderts (Plinius 35,130). Möglicherweise besitzen wir auf einer etruskischen Bronzeciste einen Nachklang dieses Werkes (Abb. 4a–b). Angemessen erscheint der Preis von 2 Talenten für eine Kopie des kleinformatigen Bildes einer „Kranzflechterin" des Pausias, die L. Lucullus an den Dionysien von Athen erstehen konnte (Plinius 35,123). Diese Nachricht wirft zugleich ein Licht auf den seit dem 1. Jahrhundert v. Chr. aufblühenden Kunsthandel, der ohne Kopien den Bedarf eines breiteren Publikums nicht mehr decken konnte.

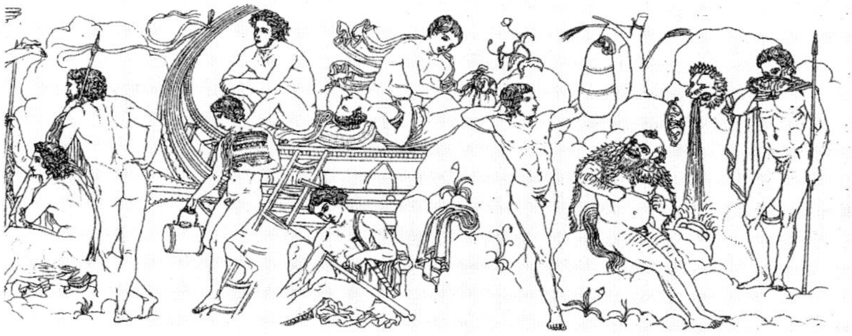

*4 b Fortsetzung des Argonautenfrieses*

Mit diesen Gemäldepreisen seien wiederum andere Luxuswerte und einige Lebenskosten verglichen. Des öfteren werden Grundstückspreise erwähnt. Caesar soll den Grund des Forums in Rom für 100 Millionen Sesterze, also knapp 4200 Talente erworben haben (Plinius 36,103). Im gleichen Zusammenhang kritisiert Plinius die Verschwendungssucht der Aedilen und Nobiles der späten Republik. Dabei wird das von M. Aemilius Scaurus temporär errichtete Prunktheater ausführlich beschrieben. Die Ausstattung soll später von Scaurus in sein Landhaus von Tusculum gebracht worden sein, wo erzürnte Sklaven den Reichtum in Brand steckten. Dabei seien „attalische Teppiche, Gemälde und sonstige Requisiten" im Wert von 30 Millionen Sesterzen vernichtet worden (Plinius 36,115). Derselbe Scaurus bot für einen gebildeten Sklaven, den Grammatiker Daphnis, knapp 30 Talente, nämlich 700000 Sesterze (Plinius 7,128).

Äußerst bescheiden nimmt sich hierzu der ökonomische Status des Volkes aus. Vergleichbar den Verhältnissen im klassischen Athen verdienten Sklaven, Transport- und Landarbeiter 2 bis 3 Sesterze pro Tag. Der Jahressold der Soldaten betrug 120–150 Denare, also 400–600 Sesterze monatlich. Entsprechend niedrig waren jedoch auch die Preise für Lebensmittel: 1 Liter Öl kostete 2 Sesterze, 1 Scheffel Weizen 2 bis 4 Sesterze, ebenso erschwinglich war auf dem Markt das Fleisch, und für einen Sesterz konnte man bereits 1 Liter Landwein bekommen. Ein guter Falerner kostete allerdings pro Liter 16 Sesterze.[22]

## *Schutz und Restaurierung*

Je kostbarer ein Gemälde war, um so mehr war man darum bemüht, es zu schützen und zu erhalten. Haltbarkeit strebten bereits die Maler selbst an. Dabei ging es zunächst um die richtige Auswahl des Holzes für die Tafeln, um deren gute Zusammenfügung und feste Rahmung, dann beim Malen um die Wahl geeigneter Pigmente und Bindemittel. Protogenes soll das große Heroenbild des Jalysos, das wahrscheinlich im Freien an der Stadtmauer von Rhodos seinen Platz fand, durch einen vierfachen Farbauftrag haltbar gemacht haben (Plinius 35,102; 7,126). Auch in den Heiligtümern waren viele Gemälde unter freiem Himmel der Witterung ausgesetzt; von einem Heroenbild des Parrhasios, das Perseus, Herakles und Meleager darstellte, erzählte man, daß es dreimal vom Blitz getroffen worden sei, ohne jemals Schaden zu nehmen (Plinius 35,69). Die Malschicht der Tafelbilder schützte man gewöhnlich durch Vorhänge oder Klapptüren gegen Lichtstrahlen und Witterungseinflüsse.

Wandgemälde konnten vor allem durch Erdbeben oder durch Feuchtigkeit im Mauerwerk Schaden nehmen. In Thespiai befand sich ein Heiligtum, das im 5. Jahrhundert v. Chr. Polygnot von Thasos mit Wandbildern ausgestattet hatte; die Gemälde waren bereits ein Jahrhundert später renovierungsbedürftig. Der berühmte Pausias von Sikyon soll sich hier als Restaurator betätigt haben, allerdings nur mit halbem Erfolg, da er weder die Maltechnik noch den Stil des Polygnot korrekt zu treffen vermochte (Plinius 35,123).

Auch Kriegsschäden machten den Einsatz von Restauratoren notwendig. Der im 7. Jahrhundert v. Chr. errichtete Apollon-Tempel von Thermos wurde im 3. Jahrhundert erheblich beschädigt, als makedonische Truppen unter Philipp V das Land mit Krieg überzogen. Der Tempel war in altertümlicher Weise in Holz errichtet und mit Metopen aus gebranntem Ton geschmückt, die nach der Zerstörung teilweise ersetzt werden mußten. Eine Ersatzmetope mit dem Bild dreier thronender Göttinnen weist heute noch auf diese Ausbesserung hin (Abb. 32). Sie mutet auf den ersten Blick archaisch an, denn der Restaurator hat das archaische Bildschema getreu übernommen. Jedoch die unsichere Ausführung der Hände verrät die Nachahmung, und erst recht vermag sich der hellenistische Maler in den Schmuckmotiven an Thron und Gewändern, den Palmetten und Greifen späten Stils nicht zu verleugnen.[23]

Ein außergewöhnliches Beispiel von Denkmalpflege wird ferner aus dem republikanischen Rom überliefert. Zwei griechische Meister, Damophilos und Gorgasos, waren beauftragt, den Ceres-Tempel in der Nähe des Circus Maximus mit Bildern auszumalen. Sie signierten ihre Werke mit griechischen Versinschriften. Den älteren etruskischen Reliefschmuck der Wände aber, den ihre Gemälde ersetzten, lösten sie zuvor sorgfältig von den Wänden ab und machten daraus gerahmte Bilder, die man im Heiligtum aufbewahren konnte (Plinius 35,154).[24]

Weniger glücklich verfuhr ein Restaurator zur Zeit Ciceros. Er hatte die Bilder eines „Tragischen Dichters“ und eines „Knaben“ von Aristeides zu reinigen, die sich im Apollon-Tempel von Rom befanden und anläßlich der apollinischen Spiele öffentlich gezeigt werden sollten. Durch ungeschickte Behandlung hat er aber die Gemälde ihres ursprünglichen Reizes vollkommen beraubt, berichtet Plinius (35,100). Verblaßte Gemälde wurden nach einer

Angabe Ciceros restauriert, indem man die Farben auffrischte und die Konturen nachzog.[25]

An der „Aphrodite Anadyomene", der aus dem Meer auftauchenden Aphrodite des Apelles, die Augustus im Tempel des vergöttlichten Caesar hatte aufstellen lassen, konstatierte bereits einige Jahrzehnte später Plinius beträchtliche Schäden. Der untere Teil des Bildes war, wohl infolge falscher Aufstellung, ganz verdorben. Kein Restaurator wagte sich zunächst an das Meisterwerk: „Es konnte niemand für die Wiederherstellung gefunden werden, so daß selbst der Schaden dem Künstler noch Ruhm einbrachte. Das Bild verlor durch Fäulnis an Frische, und Nero ersetzte es durch ein anderes von der Hand des Dorotheos" (Plinius 35,91). Bei diesem Ersatz handelte es sich wahrscheinlich um eine Kopie des Apelles-Bildes. Sueton (Vespasian 18) bezeugt allerdings für die Zeit nach Plinius, daß Vespasian eine „Koische Venus", wohl dasselbe Werk des Apelles, doch noch für viel Geld habe restaurieren lassen.

Trotz solcher Bemühungen, die kostbaren alten Gemälde zu erhalten, sind viele Bilder in der Kaiserzeit zu Grunde gegangen. Über manche Verluste durch Tempelbrände berichtet wiederum Plinius; sie waren keine Seltenheit. Mehrfach soll beispielsweise der Jupiter-Tempel auf dem Kapitol in Flammen gestanden haben, wo unter anderem der „Theseus" des Parrhasios vernichtet wurde (Plinius 35,69), und verheerend dürfte sich vor allem der große Brand Roms zur Zeit Neros ausgewirkt haben. Die Kunstwerke aus dem Besitz Neros versuchte Vespasian zu retten, indem er sie im Forum Pacis der Öffentlichkeit zugänglich machte, aber auch hier wütete später ein Brand, dem neben anderem der „Jalysos" des Protogenes zum Opfer fiel (Plutarch, Demetrios 22). Die berühmte „Linie" des Apelles überlebte einen Brand von Caesars Haus auf dem Palatin nicht (Plinius 35,83), und in der Zeit des Augustus verbrannte im Ceres-Tempel der „Dionysos" des Aristeides, den Attalos von Pergamon einst gern besessen hätte (Strabo VIII 381).

Gefährdet waren die Bilder freilich schon seit den Raubzügen der Römer in Griechenland. Bei der Einnahme und Zerstörung von Korinth im Jahre 146 v. Chr. haben achtlose Soldaten des Mummius aus den Tempeln geholte Tafelbilder umgedreht und als Würfeltische benutzt.[26] Vom Untergang der „Kentaurenfamilie" des Zeuxis nach der Belagerung Athens durch Sulla berichtet Lukian, und auch die Bilder, die in der Villa des M. Scaurus verbrannten, waren gewiß nach Rom entführte griechische Gemälde. In der Spätantike wird man erst recht kaum noch etwas von den alten Kunstschätzen gesehen haben. Der Philosoph Synesios, späterer Bischof von Kyrene, besuchte damals Athen und beklagte den trostlosen Zustand der „bunten Halle", aus der die Gemälde Polygnots entfernt waren und deren leere Wände drastisch kundtaten, daß der Glanz der Stadt Athen vergangen war (Synesios, Epist. 135).

*Kriegsbeute und Kunstraub*

Was man später in Rom an griechischen Tafelbildern aufgestellt fand, war größtenteils als Kriegsbeute dorthin gelangt. Heute käme dies einem Kunstraub gleich, doch nach antikem Kriegsrecht gehörte das Konfiszieren von Kunstwerken zum Beuterecht des siegreichen Eroberers. Selbst die Besiegten fanden sich gewöhnlich mit dieser im *ius belli* festgeschriebenen Tatsache ab. Wo es um Geldgewinn ging, hatten Münzschätze und Geräte oder Statuen aus Edelmetall lediglich Materialwert und wurden zur Auffüllung der Staatskasse einfach eingeschmolzen. Andere entführte Werke besaßen eher einen ideellen Wert, der sich von ihrer thematischen Aussage, wie im Fall von Götterbildern, oder ihrer künstlerischen Qualität herleitete.[27]

Verschleppungen solcher Art gab es, seitdem Kriege geführt wurden. Gemälde gehörten dabei eher zu den Prestigeobjekten, es sei denn, man machte sie durch Verkauf zu Geld. Ausdrücklich von erbeuteten Tafelbildern hören wir erstmals im späten 5. Jahrhundert v. Chr., als die Karthager bei der Einnahme von Agrigent die hier befindlichen Gemälde mitnahmen.[28] Als im 4. Jahrhundert v. Chr. Makedonien seinen Machtbereich ausdehnte, soll König Philipp vor der Zerstörung von Olynth ein Bild des Parrhasios „gerettet" haben, um es in den Athena-Tempel seiner Vaterstadt Pella zu weihen, und auch Alexander der Große entführte ein Tafelbild nach Pella, nämlich die „Sterbende Mutter" des Aristeides, die sich zuvor im Besitz der besiegten Stadt Theben befunden hatte.[29] Man gewinnt aus solchen Nachrichten den Eindruck, daß sich die makedonischen Eroberer des Wertes der Tafelbilder durchaus bewußt waren.

Der große Aderlaß griechischer Kunstwerke setzte jedoch erst ein, als die angehende Weltmacht Rom sich seit dem 2. Jahrhundert Griechenland schrittweise untertan zu machen begann.[30] Damals waren die griechischen Städte Unteritaliens und Siziliens bereits erobert. Als M. Curius Dentatus seinen Sieg über Pyrrhus feierte, zählten zu seiner Kriegsbeute griechische Gemälde aus Tarent, die zuvor die Tarentiner ihrem Bundesgenossen Pyrrhus geschenkt hatten. Größere Mengen griechischer Kunstwerke, darunter auch Gemälde, brachte 211 v. Chr. M. Claudius Marcellus aus der Eroberung von Syrakus nach Rom. Tarent wurde einige Jahre später von Q. Fabius Maximus eingenommen und vieler Kunstschätze beraubt. Im griechischen Mutterland machte man zunächst in Makedonien reiche Beute, die wohl vor allem aus dem Besitz des Königshauses stammte. Gemälde werden ausdrücklich auch unter den Beutestücken erwähnt, die bei der Einnahme von Ambrakia in den Jahren 189–187 v. Chr. in die Hand der Eroberer fielen.

Die heimkehrenden Feldherren boten in ihrem Triumphzug der Stadt Rom ein Schaugepränge von kaum vorstellbarem Reichtum. Eigens gemalte Bilder, die vom Kriegsgeschehen berichteten, ließen sie vorantragen und es folgten viele Wagenladungen mit erbeuteten Schätzen. In älterer Zeit waren es vorwiegend Statuen und Götterbilder, später auch Prunkgeräte aller Art, Tafelgeschirr aus Gold und Silber, kostbare Teppiche und wertvolle Gemälde.[31] Der Triumphator weihte zuletzt die dem Volk gezeigten Beutestücke den Göttern, stellte sie also, der Öffentlichkeit zugänglich, in Tempeln und Heiligtümern auf. Zumal in den Zeiten der älteren Republik verlangte es die Sitte, daß die Feldherrn sich nicht persönlich bereicherten, sondern mit den Beutestücken die Vaterstadt schmückten.[32]

Erst in spätrepublikanischer Zeit wuchs, durch griechische Vorbilder angeregt, das Luxusbedürfnis der Römer. In den Provinzen gab es inzwischen außerdem römische Verwalter mit ausreichender Machtbefugnis, Kunstschätze in ihren Besitz zu bringen. Ein solches Verhalten galt allerdings selbst nach antikem Recht eindeutig als Kunstraub. Cicero beklagt diese Zustände und hebt die Bescheidenheit eines P. Servilius Isauricus hervor, der nach seinem Feldzug in Kilikien sämtliche Beutestücke dem römischem Volk übergab (Verres II 1.57). Sehr genau sind wir durch Cicero über die Machenschaften des Verres informiert, jenes ebenso kunstbesessenen wie dreisten Statthalters von Sizilien, der sein Amt zu zahlreichen Plünderungen mißbrauchte. Cicero führt in seinen Anklagereden die einzelnen Vergehen auf. Unter anderem ist die Rede vom Raub griechischer Gemälde aus dem Athena-Tempel von Syrakus. Während den Eroberer von Syrakus, M. Claudius Marcellus, einst seine Frömmigkeit davon abgehalten habe, diese Bilder zu berühren, nahm Verres sie fort und „ließ die Wände, deren Schmuck so viele Jahrhunderte überdauert, aus vielen Kriegen sich gerettet hatte, nackt und häßlich zurück" (Verres II 4.122).[33]

Auch wer das Amt eines Aedilen bekleidete, fand Wege, sich persönlich zu bereichern. Diese Beamten waren unter anderem für die Ausrichtung öffentlicher Spiele zuständig. Je glanzvoller sie die Festplätze schmücken ließen, um so mehr wuchs ihre Gunst beim Volk und damit die Chance für eine politische Karriere.[34] In den Zeiten der späten Republik führte das zu einem regelrechten Wetteifern in der Prachtentfaltung. Vom üppig ausgestatteten Theater des M. Scaurus war schon die Rede (Plinius 36,114–115). Die Suche der Aedilen nach auserlesenen Dingen machte auch vor gewaltsamen Maßnahmen nicht halt. So ließen Varro und Murena in Sparta große Wandgemälde ausschneiden und mit Holzrahmen versehen nach Rom bringen, um sie im Comitium zu zeigen. Dabei fanden nicht nur die Kunstwerke selbst hohe Beachtung, sondern auch die technische Leistung der Loslösung und Überführung der Gemälde (Plinius 35,173).

Die Aedilen beschafften sich viele dieser Kostbarkeiten also in den besiegten griechischen Provinzen, von Kriegsbeute kann aber dabei keine Rede mehr sein, ebensowenig wie bei der mutwilligen Deportation von Kunstgütern durch das römische Kaiserhaus. Die allenfalls zu diktierten Preisen erworbenen Meisterwerke schmückten bald in großer Zahl die Kaiserpaläste. Mehrfach hat vor allem Nero derartige Kunsttransporte angeordnet. Sie waren insofern noch rechtlich abgedeckt, als der Kaiser über das Beuterecht verfügte, weil er dem Namen nach ständiger Imperator blieb. Letzte Kriegsbeuten im alten Sinn machte Augustus während seines Feldzugs gegen Marc Anton im Jahre 31 v. Chr.[35] Er entführte damals unter anderem eine archaische Goldelfenbein-Statue, das Athena-Kultbild von Tegea, das er später am Eingang seines Forums aufstellte. Pausanias (VIII 46,2–3) überliefert diesen Vorgang und legitimiert ihn durch den Hinweis auf vergleichbare ältere Vorfälle als „eine feststehende Sitte bei Griechen und Barbaren".

### *Öffentliche „Museen" in Rom*

Trotz zunehmender *luxuria privata*[36] galt auch noch in den Zeiten der späten Republik: Die erbeuteten Kunstschätze hatten der *magnificentia publica,* der öffentlichen Prachtentfaltung zu dienen; nur eine solche Vereinnahmung war legitim, da sie zum Ansehen der Stadt Rom und zu ihrem Schmuck beitrug. Oft hatten in älterer Zeit die Imperatoren vor einem Feldzug für den Fall eines siegreichen Ausgangs auch den Bau eines Tempels gelobt, in den sie später ihre Beutestücke weihten. Dies war sogar zunächst die einzige Form der öffentlichen Präsentation erbeuteter Kunstwerke.

Entsprechend reich waren noch zu Beginn der Kaiserzeit die Tempel Roms mit kostbarem Gerät, Statuen und auch alten Gemälden angefüllt. Der Tempelbesucher konnte zwischen solchen Wertgegenständen ferner die in den Feldzügen erbeuteten Waffen des Feindes betrachten, die zweifellos den Trophäencharakter des ganzen Prunks erhöhten.[37] Griechische Tafelbilder erwähnt Plinius unter anderem im Ceres-Tempel, im Apollon-Tempel oder im Jupiter-Tempel auf dem Kapitol, der ohnehin das rituelle Ziel einer jeden Triumphfeier war. Besonders viele Gemälde muß auch der Concordia-Tempel an der Westseite des Forum Romanum beherbergt haben, so daß man ihn wegen des mehrfach bezeugten Reichtums an Kunstwerken gern mit einem heutigen Museum vergleicht. Profaniert war aber diese Sammlung darum noch keineswegs, vielmehr galten die Schätze nach wie vor als Besitz der Gottheit.

Bei der öffentlichen Aufstellung von Kunstwerken spielte überdies die politische Propaganda eine wichtige Rolle. Kaiser Vespasian ließ nach der Eroberung von Jerusalem in den Jahren 71–75 n. Chr. den großen, nördlich vom Forum Romanum gelegenen Friedenstempel bauen, den er mit zahlreichen Kunstwerken ausstattete. Die meisten Werke hatten sich zuvor im goldenen Haus des Nero befunden und wurden nun dem Volk zugänglich gemacht. Plinius, der zwei Jahre nach der noch aktuellen Einweihung des *Templum Pacis* darüber berichtet, würdigt damit zugleich das neue, sich vom Vorgänger Nero distanzierende Regierungsprogramm Vespasians (34,84).

Die Tempel reichten bei dem wachsenden Zustrom griechischer Kunstwerke für deren Unterbringung schon in den Zeiten der späten Republik nicht mehr aus. Jedenfalls sind seit dem 1. Jahrhundert v. Chr. auch öffentliche Wandelhallen als Kunstgalerien bezeugt. Sie trugen zur Verschönerung großer Platzanlagen bei und dienten mit ihren schattigen Wandelgängen zugleich den Bürgern als Treffpunkt und Stätte der Muße. Ähnliche Gebäude mit Gemälden gab es seit der Klassik schon in Griechenland. Von Plinius und anderen werden in Rom vor allem drei Säulenhallen mit alten Gemälden erwähnt. Einmal die Porticus, die Pompeius im Jahre 61 v. Chr. zusammen mit dem von ihm gestifteten Theater errichten ließ, ferner die Porticus Philippi, eine den Tempelbezirk des Hercules Musarum einfassende Säulenhalle, die L. Marius Philippus anläßlich einer Tempelrenovierung gestiftet hatte, und schließlich die von Octavia, der Schwester des Augustus, in Auftrag gegebene Halle, die wie die Porticus Philippi in der Nähe des antiken Circus Flaminius, der heutigen Piazza Navona lag.[38] An der Rückwand solcher Hallen befanden sich meist kleine Räume, die den empfindlicheren Werken Schutz boten, während in den offenen Wandelhallen häufig auch Statuen aufgestellt waren.

Wo es um eine ästhetische Aneignung der Meisterwerke ging, wurde nach ihrem künstlerischen Wert, nach Ruhm, Alter und Schönheit gefragt. Aber von nicht geringerer Bedeutung war die inhaltliche Aussage der Gemälde, und in ideologischen und kultischen Kontexten wurden sie demgemäß bewußt zur Wirkung gebracht. Auch bei der Aufstellung von Statuen und Porträthermen berücksichtigte man die Darstellungsinhalte und deren Bezug zur Funktion der Räume, die sie schmückten.[39] Die Bildprogramme römischer Skulpturengruppen lassen sich sogar meist besser ermitteln, da die Erhaltung der Denkmäler und die Quellenlage günstige Voraussetzungen bieten, während eine entsprechende Verwendung von Gemälden seltener dokumentiert ist.

Bei der Weihung von Tafelbildern bedingten religiöse Konventionen gewöhnlich einen Bezug zwischen Bildthema und Gottheit. So mag es kein Zufall sein, daß im Ceres-Tempel das Dionysosbild des Aristeides, im Apollon-Tempel das Bild eines Tragödiendichters, im Tempel der Fides eine Unterrichtsszene oder im Jupiter-Tempel das Nikebild des Nikomachos aufgestellt worden war.[40] Auf die mythische Stammutter des julischen Herrscherhauses, Venus Genetrix, spielte Augustus mit Sicherheit an, als er die „Aphrodite Anadyomene" des Apelles in den Tempel des vergöttlichten Caesar weihte (Plinius 35,91), ungeachtet ihrer Nacktheit, die dem Bild der römischen Genetrix keineswegs entsprach.

Auf bürgerliche Tugenden sollten dagegen zwei Gemälde anspielen, die Augustus in der Curia Julia der Öffentlichkeit präsentierte (Plinius 35,27). Das Bild eines Sieges im Wagenrennen, das von Nikias signiert war, verherrlichte den agonalen Ruhm, das andere galt wohl der kriegerischen Tapferkeit, denn es zeigte einen Vater mit seinem erwachsenen Sohn, über dem ein Adler mit erbeuteter Schlange zu sehen war, ein Symbol, das in der älteren Bildersprache häufig den Kriegerabschied begleitete.[41]

Genauer ist der inhaltliche Bezug zweier Gemälde des Apelles zu ihrem römischen Wirkungskontext zu fassen. Augustus wies ihnen einen wichtigen Platz in dem von ihm errichteten Forum zu.[42] Das eine Gemälde stellte Alexander den Großen als Sieger mit Nike und den Dioskuren dar, das andere nochmals Alexander als Überwinder des Kriegsschreckens, also als Friedensbringer (Plinius 35,93f.). Augustus wollte mit der Stiftung des Forums, dessen Zentrum der im Jahre 2 v. Chr. geweihte Mars Ultor-Tempel bildete, seinen außenpolitischen Erfolgen ein Denkmal setzen, und es diente in diesem Sinne vor allem als Schauplatz wichtiger diplomatischer Staatsakte. Die Statuen siegreicher Imperatoren aus den Zeiten der Republik wiesen auf die glorreiche Tradition seiner eigenen Feldzüge hin, und auch die Alexanderbilder des Apelles fügten sich in diesen Gedanken ein, denn sie ließen die „Ahnenreihe" mit einem berühmten griechischen Vorbild beginnen.

Schon Augustus wollte sich als Sieger und Friedensbringer mit Alexander verglichen wissen, doch erst Kaiser Claudius ging so weit, die Köpfe Alexanders übermalen und durch die des Augustus ersetzen zu lassen, wohl im

*5 Spuren der Wiederverwendung eines Tafelbildes des Apelles. Rom, Augustusforum*

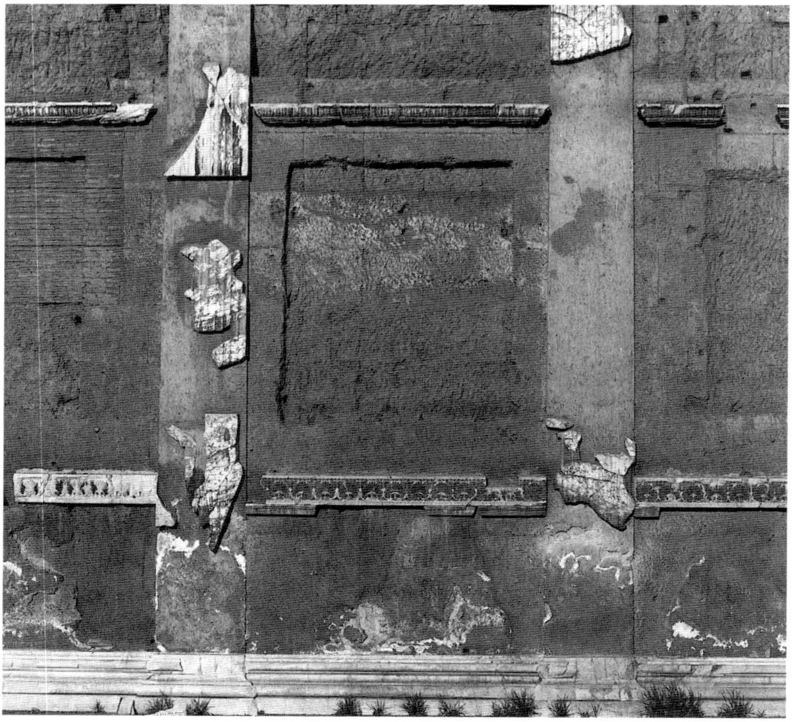

Zusammenhang mit der Aufstellung einer kolossalen Statue des Divus Augustus in unmittelbarer Nähe, nämlich in der Nordwest-Ecke des Forums, wo die Basis des Standbildes erhalten ist. Ebendort bezeugen zwei marmorgerahmte Einlassungen in der Wand, daß sich hier einst auch die Gemälde des Apelles befunden haben (Abb. 5).

*Privatgalerien der Kaiserzeit und die römische Wandmalerei*

Die römische Aristokratie ließ auf ihren Landsitzen je nach Vermögen und Geschmack stattliche Kunstsammlungen entstehen. Anfangs nahmen sich manche den Prunk hellenistischer Fürstenhöfe zum Vorbild, doch die Kunstbegeisterung war zunehmend auch von einem neuen, der griechischen Kultur verpflichteten Bildungsanspruch getragen. Östlichen Luxus kopierten vor allem die einstigen Statthalter und siegreichen Feldherrn der späten Republik. Einer von ihnen war L. Licinius Lucullus, der während des Krieges gegen Mithradates VI von Pontos reiche Beute gemacht, viele Kunstwerke aber auch in kleinasiatischen griechischen Städten durch mehr oder weniger erzwungene Käufe erpreßt hatte. Plutarch (Luc. 39) berichtet über seinen Lebensstil und seine Sammlerleidenschaft: „So geht es mit dem Leben des Lucullus wie mit einer altattischen Komödie: Man liest im ersten Teil von politischen und kriegerischen Begebenheiten und am Ende von Trinkgelagen, Schmausereien und wo möglich auch schwärmenden Umzügen mit Fackelbeleuchtung und Lust und Scherz aller Art. Denn zu den Belustigungen rechne ich auch die großartigen Bauten und Anlagen von Wandelhallen und Bädern – und noch mehr Gemälde und Statuen, und die eifrige Bemühung um solche Kunstwerke, die er mit großen Kosten sammelte und worauf er in ungehemmtem Fluß den ungeheuren Reichtum verwendete, den er auf seinen Feldzügen zusammengebracht hatte, so daß denn auch jetzt noch, nachdem der Luxus so gewaltig zugenommen hat, die lukullischen Gärten in einem Atem mit den großartigsten Kaiserpalästen genannt werden." Solche Privatparks, die zu größeren Villenanlagen gehörten und in denen Kunstwerke nach dekorativen, funktionalen und thematischen Gesichtspunkten „inszeniert" waren, machte man seit der frühen Kaiserzeit dem Volk zugänglich, zumal Agrippa in seiner Rede „Von der Notwendigkeit, Bilder und Statuen öffentlich zu zeigen" eigens dazu aufgefordert hatte.[43] Der moralische Druck, es könne in den Villen bedeutendes Kunstgut den Bürgern vorenthalten bleiben, wurde zunehmend ernstgenommen. Bereits Caesar soll seinen Kunstbesitz dem römischen Volk vermacht haben, und die Gärten des Asinius Pollio waren schon zu dessen Lebzeiten dem Publikum geöffnet.

Dementsprechend wuchs nun auch in bürgerlichen Kreisen das Interesse an alter Kunst. Man wollte sich wie die Großen mit griechischen Werken umgeben, ohne daß freilich immer die erforderlichen Mittel oder Kenntnisse vorhanden waren. Plinius bespöttelt diese Mode, wenn er schreibt (35,4):

„Dabei stoppelt man Bildergalerien aus alten Gemälden zusammen und verehrt fremde Bilder (anstelle eigener Ahnenbilder), deren Wert man im Preis enthalten sein läßt, damit der Erbe sie zerstückle und sie so dem Strick des Diebes entziehe." Verschiedene antike Autoren berichten von solchen privaten Pinakotheken, und gewöhnlich fehlen nicht die Namen berühmter griechischer Meister, obgleich es sich in Wirklichkeit allenfalls um Kopien oder Nachahmungen der Originale gehandelt haben dürfte, und der aufsteigende Kunsthandel auch zweit- und drittrangige Werke aus Griechenland anbot.[44]

Der für Fragen des erlesenen Geschmacks zuständige *arbiter elegantiae* am Hof Neros, T. C. Petronius, parodiert in seinen „Satyrica" den Lebensstil eines neureichen Lebemannes. Den Rahmen dieser Satire gibt ein üppiges Gastmahl in der campanischen Villa des Trimalchio ab. Die lockere Folge meist frivoler Erlebnisse führt den fiktiven Erzähler Encolpius unversehens auch in die obligate Bildergalerie, wo er „Originale von Zeuxis" bewundert, „die noch nicht unter Zeitunbilden gelitten hatten", sowie „Skizzen des Protogenes, so getreu, daß sie es mit der Natur selbst aufnahmen", und ein Apelles ließ ihn geradezu „in Anbetung sinken" (Satyrica 83 ff.). Die ganze Szene und Encolps phrasenhafte Kommentare geben treffend das banale Milieu des Gastgebers wieder.[45]

In anderer Weise übertreibt wohl auch Statius einige Jahrzehnte später die Wirklichkeit, wenn er seinen reichen Gastgebern für Aufenthalte und festliche Symposien in langen Gedichten dankt, die weitschweifig den Kunstbesitz und die schöne Ausstattung der gastlichen Villen beschreiben sowie lobend den Kunstverstand des Gastgebers hervorheben. Es gehörte in den Häusern der Oberschicht zum guten Ton, sich geistreich über Schönheit im allgemeinen und Kunstwerke im besonderen unterhalten zu können. Auch Lukian deutet das in seiner kleinen Lobrede „Auf einen schönen Saal" an, dessen Pracht zu beschreiben er zögert, da die Sprache dem Genuß der Anschauung kaum gewachsen sei, obgleich es doch einem Mann von Geschmack nicht gezieme, sich vor schönen Kunstwerken „wie ein Ungelehrter zu benehmen".[46]

Solche Zeugnisse geben eine Vorstellung vom kaiserzeitlichen Ideal vornehmer Gastlichkeit, jedoch nur schwache Hinweise zum Aussehen der Pinakotheken. Lukian beschreibt einen „wohl erleuchteten, von vielem Golde schimmernden Saal" und die Schönheit seiner Farben, ferner beschließt er die Lobrede mit einer kurzen Erwähnung der Bilder und ihrer Abfolge. Gegenüber dem Eingang stand in einer Nische eine Minervastatue und an den Seitenwänden verteilten sich links und rechts von der Tür die Bilder, nämlich links „Minerva und Vulkan", „Orion und Helios", „Der gespielte Wahnsinn des Odysseus" und die „Eifersucht der Medea", rechts „Perseus und Andromeda", die „Tötung des Aigisth", „Apollon mit einem Knaben" und nochmals „Perseus, die Medusa tötend". Die Erwähnung eines „oben" hängenden Bildes läßt vermuten, daß die Gemälde teilweise übereinander angebracht

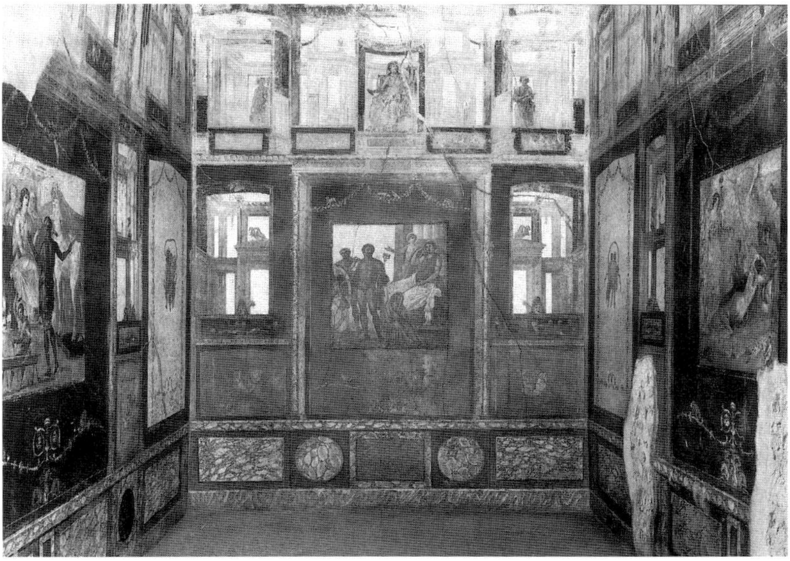

6 Ixion-Zimmer im Haus der Vettier, Pompeji

waren. Genauer ist nach den „Eikones" des Philostrat die Anordnung der 64 Bilder in der von ihm beschriebenen Galerie nachzuvollziehen. Man hat sich eine Säulenhalle vorzustellen, an deren Rückwand mehrere quadratische Räume lagen. Hier wechselten, in die Wand eingelassen, offenbar große und kleinere Gemälde. Während die kleineren in Augenhöhe zu betrachten waren, hingen die größeren darüber und darunter. Das Licht fiel wohl jeweils durch ein Fenster und zwei Türen in die Räume.[47]

Wendet man den Blick von diesen Zeugnissen der späteren Kaiserzeit nochmals zurück in das 1. Jahrhundert v. Chr., so finden sich bereits hier Äußerungen zur Frage der günstigsten Beleuchtung. Vitruv (I 2,7; VI 3,8; 4,2; 7,3) fordert, daß die Pinakothek einer Villa nicht nur weiträumig zu sein habe, sondern sich auch, gewiß des gleichmäßigen Lichteinfalls wegen, möglichst nach Norden öffnen solle. Den reinen, klaren Sprachstil des Caesar vergleicht Cicero (Brutus 261) mit der Sorgfalt eines Kunstkenners, „vorzüglich gemalte Bilder in vorteilhafte Beleuchtung" zu rücken, woraus auch der Schluß gezogen werden kann, daß manche Tafeln beweglich blieben, damit sie gelegentlich bei gutem Licht betrachtet werden konnten. Meist aber ist damit zu rechnen, daß man die Gemälde, wie Philostrat angibt oder wie die Einlaßspuren im Augustus-Forum zeigen (Abb. 5), zum Schmuck der Räume wie auch aus Sicherheitsgründen fest in die Wand einließ. Dies dürfte schon bei dem großen Argonautenbild des Kydias der Fall gewesen sein, für das Q. Hortensius auf seinem Landsitz in Tusculum eigens einen Raum bauen ließ (Plinius 35,130). Vielleicht hatte dieses Gemälde das Friesformat des Argonautenbildes auf der Cista Ficoroni, das auf ein spätklassisches Vorbild bzw. Kydias selbst zurückgeht (Abb. 4a–b). Der Raum des Hortensius mag dann ähnlich gewirkt haben wie spätere ausgemalte Gemächer, deren Hauptschmuck ein durchlaufender Fries war.[48]

Die farbigen Wanddekorationen, die in den Vesuvstädten und einigen Häusern Roms erhalten geblieben sind, zeigen gewöhnlich ein kunstvolles, die gesamte Wandfläche überziehendes Gliederungssystem und einzelne, in dieses System integrierte erzählende „Gemälde" (Abb. 6). Über den Verlust originaler Bildersammlungen glaubte sich die Forschung durch solche Dekorationen in doppelter Hinsicht hinweghelfen zu können. Zum einen sollten sie Auskunft geben über verlorene Meisterwerke, die hier zitiert sind, zum andern schienen manche Wände auch eine Vorstellung von der „Inszenierung" der Tafelbilder, ihrer äußeren Zurichtung und Anordnung zu geben, mithin einen Beitrag zur Frage des Aussehens einstiger Pinakotheken zu leisten.

Es muß hier jedoch von vornherein die Möglichkeit ausgeschieden werden, die Wände könnten als wörtliche Kopien echter Bildersammlungen gegolten haben. Ideell stellten sie zwar seit der frühen Kaiserzeit eine Art Ersatz für solche Bildersäle dar, denn die erzählenden Bilder sind in griechischem Stil gehalten; in ihrer Gesamterscheinung aber machte diese Dekorationskunst eine eigene Stilentwicklung durch, die von möglichen Raumkonzepten der Pinakotheken wegführt.

Erzählende „Tafelbilder" wurden seit der Mitte des 1. Jahrhunderts v. Chr. als zentral plazierte „Paneele" in diese Dekorationen aufgenommen. Zunächst sind es große Bilder mit Ädikularahmen, in den späteren Dekorationsstilen dann frei auf der Fläche schwebende, annähernd quadratisch gerahmte Bilder. Die Gliederungssysteme mit ihren Architekturordnungen haben so viel Eigengewicht, daß die erzählenden Bilder in sie eingebunden bleiben. Schon bei den großen Ädikulen des zweiten pompejanischen Stils gehört die Rahmung gleichzeitig zur Architekturfassade der ganzen Wand (Abb. 22), und die Bilder selbst geben die Illusion eines Durchblicks in eine Landschaft. Auf neue Weise werden die späteren, gegenständlicher wirkenden Tafelbilder von einem sich vordrängenden Wanddekor dominiert (Abb. 6), so daß auch hier keine exakte Angleichung an reale Pinakotheken beabsichtigt sein kann.[49]

Andererseits stehen dem Betrachter oft kleinere Pinakes in den Wanddekorationen greifbar plastisch vor Augen, und zweifellos ist ihre antiquarische Zurichtung der Wirklichkeit entnommen, wie es die kleinen, auf Gesimsen stehenden Klapptürenbilder zeigen (Abb. 83). In einem Raum des Farnesina-Hauses in Rom halten auf Sockeln stehende Sirenen große Marmorbilder in breiten, ornamental verzierten Rahmen hoch. In der Realität mögen einzelne Tafelbilder ähnlich repräsentativ aufgestellt worden sein, freistehende Gemälde auf Pfeilern sind jedenfalls seit griechischer Zeit bezeugt (Abb. 65).

An den Wänden des dritten und vierten Stils gibt es eine Fülle vorgetäuschter Tafelbilder, teilweise scheinen sie an die Wand montiert und mit Klapptüren versehen zu sein, andere weisen deutlich den Achtendrahmen auf; kleinere Pinakes hängen gelegentlich auch an Kandelabern und feinerem Gestänge oder stehen auf kunstvoll geschmiedeten, vielleicht auch nur vom Maler phantasievoll ausgestalteten Untersätzen.[50] An die Rahmung der Apellesbilder im Augustus-Forum erinnern die gemalten Marmorinkrustationen, die im Haus der Vettier kleine Erotenbilder einfassen,[51] und wieder andere Wandgemälde lassen vermuten, daß man auch Teppiche bzw. mit schönen Bordüren versehene Wandbespannungen als Bildhintergrund verwendete.[52] Solche Einzelmotive dürfen gewiß als Hinweis auf Zurichtung und Montage der Gemälde in den wirklichen Bildersammlungen gewertet werden. Auch manche in reichem Faltenwurf dargestellte, „zugezogene" Vorhänge spiegeln wahrscheinlich reale Verhältnisse wider, nämlich verhangene, geschützte Bildergalerien.[53]

Vor kostbaren Textilien präsentiert, dürften die echten Gemälde abnehmbar gewesen sein; die hinter Vorhängen verborgenen Bilder waren dagegen wohl fest mit der Wand verbunden. Das Einfügen der Tafeln in die Wand ist, wie schon angedeutet, sowohl literarisch wie auch im Denkmälerbestand bezeugt. Noch einige Zeugnisse können hier genannt werden. Plinius berichtet (35,27), daß Agrippa im wärmsten Teil seiner Thermen, die er der Öffentlichkeit stiftete, kleine Gemälde in die Marmorwand einsetzen ließ. Man könnte diesen Text durch das Caldarium im „Haus des Menander" in Pompeji illustrieren, das mit gemalten „eingelassenen" Marmorreliefs verziert war.[54] Auch die Serie von vier kleinen Stuckgemälden aus Herkulanum, die in einem Nebenraum abgestellt gefunden wurde, wartete wohl zum Zeitpunkt des Untergangs der Vesuvstädte auf die Einlassung in eine Wand. Dasselbe gilt für eine Gruppe kleiner Marmorgemälde, die ebenfalls aus Herkulanum stammt.[55] In solchen Einsatzgemälden liegen zugleich Bilder vor, die uns als Kopien oder Nachahmungen griechischer Werke näher an die originalen Pinakotheken heranführen. Als isolierte Tafeln stehen sie zwischen den nur dargestellten mythologischen Bildern der römischen Wände und den verlorenen Bildersammlungen, die echte griechische Tafelbilder enthielten, und es ist sehr bedauerlich, daß für diese Kabinettstücke kein römischer Kontext mehr vorliegt.

Aber auch die weniger gegenständlich wirkenden zentralen Wandbilder weisen bei näherem Hinsehen Abstufungen der Qualität und des Verhältnisses zum Wandkörper auf. Es ist noch nicht konsequent untersucht, wie viele dieser Gemälde, in Malerateliers gesondert gearbeitet und mit Holzrahmen versehen, nachträglich in die Wände eingelassen worden sind; nachweisbar ist dies beispielsweise für ein Bild aus Herkulanum (Abb. 7).[56]

Vom stilistischen Zeugniswert der pompejanischen „Kopien" griechischer Tafelbilder wird noch genauer die Rede sein. Hier kann aber bereits festge-

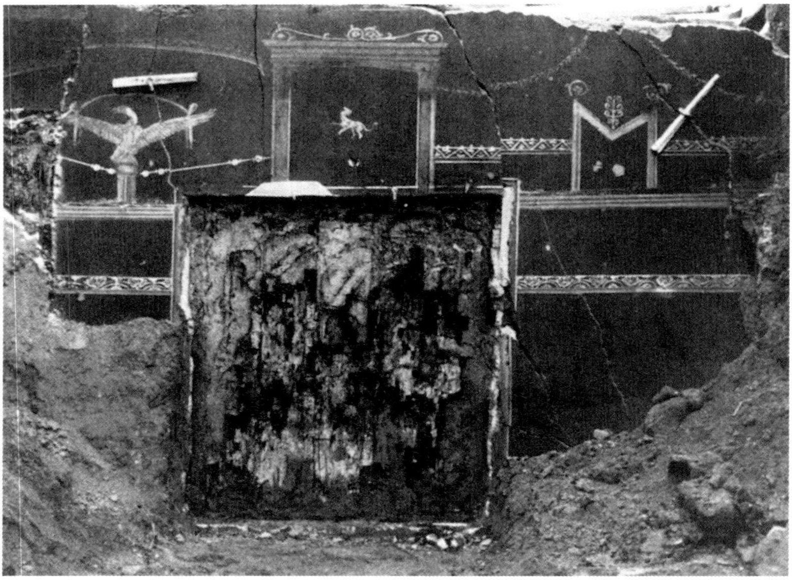

*7 Einlassung für ein gesondert gearbeitetes Wandbild, Herkulanum*

stellt werden, daß diese Bilder zwar die Atmosphäre von Bildersälen vermitteln sollten, es aber dem Auftraggeber weder auf ein exaktes Kopieren der Raumwirkung ankam noch auf ein genaues Zitieren der darin gezeigten griechischen Meisterwerke.

In anderer Hinsicht wurden allerdings die Wandbilder um so wichtiger genommen, hier wie in den wirklichen Pinakotheken spielte die inhaltliche Aussage der Bilder offenbar eine entscheidende Rolle. Den Beschreibungen des Philostrat beispielsweise ist zu entnehmen, daß die Bilder nach Themenkreisen gruppiert waren. Klar voneinander scheiden lassen sich hier nämlich ein dionysischer, ein aphrodisisch-erotischer und ein heroischer, die Gestalt des Herakles betreffender Kreis. An den bemalten Wänden der Wohnhäuser sind darüber hinaus die erzählenden Bilder eines Raumes häufig so zusammengestellt, daß sich inhaltliche Bezüge, Pendantwirkungen, Parallelen und Antithesen ergeben, wie man sie wahrscheinlich auch in wirklichen Bildersammlungen schätzte.[57] Vor allem Szenen der Götter- und Heldensage wurden dabei verwendet, und das verfügbare Mythenrepertoire war umfangreich genug, sein paradigmatischer Nutzen vielfältig.

Ein offenbar recht durchdachtes Bildprogramm führen zwei Räume im Haus der Vettier vor, die sich zum Peristyl öffnen und achsial-symmetrisch zum Atrium angelegt sind. In der Themenwahl der Bilder gibt es übergreifende Entsprechungen, die beide Räume aufeinander beziehen. Erst kürzlich

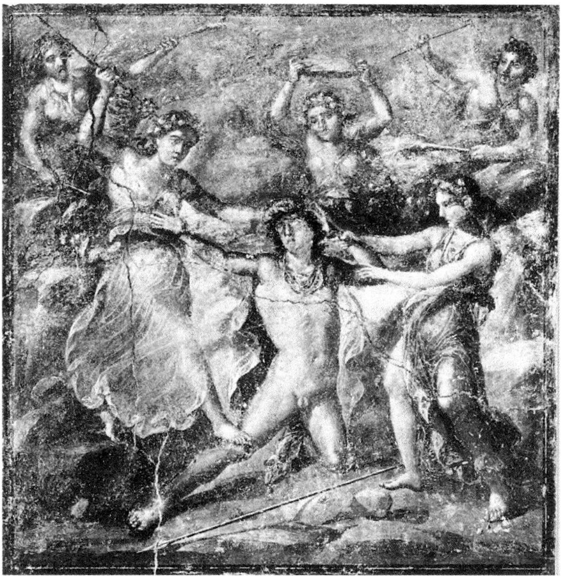

8 *Pentheus wird von Mänaden getötet. Römisches Wandbild nach griechischer Vorlage. Pompeji, Haus der Vettier*

ist dies in vollem Umfang erkannt und dargelegt worden.[58] Man hatte bisher bereits beobachtet, daß die „Tafelbilder" im sogenannten Pentheuszimmer durch ihre Zugehörigkeit zum thebanischen Sagenkreis miteinander verbunden sind und daß der Bestrafung zweier Frevler, Pentheus (Abb. 8) und Dirke, der schlangenwürgende Herakliskos als positive Sagengestalt gegenübergestellt ist. Ebenso sah man, daß im Ixionzimmer zwei Themen, Pasiphaë und Ariadne, der kretischen Sage angehören und wiederum zwei vergleichbare Vergehen gegen die göttliche Ordnung mit einem glücklichen Ereignis, der Errettung Ariadnes durch Dionysos, konfrontiert sind (Abb. 6). Die verschiedenartigen, scheinbar willkürlich gewählten Themen der beiden Räume sind aber außerdem aufeinander bezogen und dem Hauptgedanken unterstellt, daß die Götter den Schuldlosen Segen bringen, Strafe dagegen den Frevlern.[59] Schließlich sind die Räume durch eine spiegelbildliche Entsprechung der Bildthemen miteinander verklammert, denn die beiden segensreichen Ereignisse befinden sich der Symmetrieachse am nächsten, diesen gegenüber entsprechen sich die Frevlerinnen Dirke und Pasiphaë, an der rückwärtigen Wand jeweils die männlichen Schuldigen, Pentheus und Ixion. Für die Bewohner des Hauses zählte wohl noch ein anderer übergreifender Gedanke: Während die Sagen im Ixionzimmer von der Liebe der Geschlechter handeln, geht es im Pentheuszimmer um das Verhältnis von Eltern und Kindern. Diese Zusammenstellung heterogener Bilder und Mythen erweist sich also am Ende als ein sinnvoll konzipiertes Bildprogramm. Auch andere pompejanische Wohnhäuser zeigen, daß die Hausbesitzer Bilder ganz unterschiedlichen Stils aus einem reichen Mustervorrat unter thematischen Aspekten auswählten. Als mythische Exempla sollten sie göttlichen Segen garantieren und eine Lebensorientierung bieten. Als gräzisierende Gemälde aber wiesen sie zugleich darauf hin, daß der Auftraggeber gebildet genug war, sich mit Leitbildern griechischer Tradition zu umgeben.

## *3. Urteile der antiken Kunstliteratur*

Ob die Besitzer des Vettierhauses, Aulus Vettius Conviva und Aulus Vettius Restitutus, ein tieferes Verständnis von griechischer Kunst besaßen, sei dahingestellt. Die Ausstattung ihres Hauses zeugt von gutem Geschmack, aber wir befinden uns nicht in einer der großzügigen Villen, die Statius in seinen Dankgedichten beschreibt, in denen man gelehrte Gespräche pflegte und seinen Kunstsinn unter Beweis zu stellen hatte. Dem gebildeten Leser stand damals bereits eine umfangreiche Sachliteratur zur Verfügung, etwa Vitruvs Lehrbücher der Architektur oder die nicht erhaltenen Werke eines Varro oder Atticus. Wer des Griechischen kundig war, konnte die Reiseberichte des Polemon lesen, die zahlreiche Kunstwerke Griechenlands erwähnten, heute aber ebenfalls verloren sind. Daß Kaufleute wie die Vettier mit Hilfe solcher Bücher Kennerschaft zu erlangen versuchten, ist unwahrscheinlich, auch deutet im Vettierhaus nichts auf einen Bibliotheksraum hin.[60] Zugänglich mag ihnen als ein verbreitetes Bildungsgut eher die griechische Epigrammliteratur gewesen sein. Auch Plinius hat manche dieser Kurzgedichte gekannt. Vorwiegend in hellenistischer Zeit entstanden, waren sie bereits seit dem 1. Jahrhundert v. Chr. in verschiedenen Anthologien zusammengestellt worden.[61] Sie handeln von Liebe und Tod, von Weisheit und Lebensgenuß, aber unermüdlich feiern die Dichter in ihnen auch berühmte Kunstwerke. Zu der aus dem Meer auftauchenden Aphrodite des Apelles sind beispielsweise fünf Epigramme erhalten, die zugleich vom Aussehen dieses Gemäldes eine Vorstellung geben. Eines von ihnen lautet:

*Kypris selbst sah der liebend bemühte Apelles*
*nackt aus den Fluten des Meeres geboren werden*
*und er malte sie, wie sie mit zarten Händen*
*ihre vom Meeresschaum nasse Lockenpracht wringt.*[62]

Die Epigramme haben eine eher oberflächliche Beschäftigung mit den Kunstwerken gefördert, zumal sie mit ihren poetischen Umschreibungen dem Geschmack des Bürgers besonders entsprochen haben dürften. Wir bewegen uns hier auf einem ähnlichen Durchschnittsniveau, wie es die zahlreichen Künstleranekdoten dokumentieren, und das Petron in seinen „Satyrica" parodiert. Wo nicht überhaupt nur der Kaufpreis eines Kunstwerkes von Interesse ist, beschränken sich Werturteile auf die gängige Feststellung von Anmut und Schönheit oder auf die Bewunderung eines Realismus, der es mit der Natur selbst aufzunehmen vermag.

Eine an Schlagworten orientierte Allgemeinbildung war auch in der Rhetorik vorgegeben, aber ihre Urteile unterscheiden sich insofern grundsätzlich von jenen des banalen Kunstgenusses, als sie auf einer Kenntnis historischer Zusammenhänge beruhen.[63] Cicero oder Quintilian verwenden ihre kunstgeschichtliche Bildung, um in Beispielen zu reden; mit Analogien aus dem Bereich der bildenden Kunst steigern sie die Überzeugungskraft ihrer Rede. Entsprechend stereotyp bleiben die Wendungen. Immer wieder wird eine kanonische Auswahl berühmter Künstler aufgeführt, wo es um Fragen der rhetorischen Meisterschaft geht, und der weniger begabte Anfänger wird durch den Hinweis ermutigt, daß sich auch in der Kunst das Zweitrangige neben dem Großen behaupten könne (Cicero, Orator 5) oder daß nichts von Anfang an vollkommen sei, die Kunst sich vielmehr vom Einfachen zum Vollendeten erst entwickeln müsse (Brutus 70). Auch die Lehre von den rhetorischen Stilarten ließ sich an Beispielen der bildenden Kunst veranschaulichen. In einem solchen Zusammenhang bemerkt Quintilian, daß die Kunst des Parrhasios durch Subtilität der Linie, die des Apelles durch Genie und Anmut, Pamphilos' Werk durch Methode *(ratio),* das des Protogenes durch Sorgfalt und Antiphilos' Kunst durch ihre Leichtigkeit gekennzeichnet sei.[64]

Die archäologische Forschung gewinnt freilich aus solchen Texten nur sehr allgemeine Hinweise. Konkreter informiert zur griechischen Malerei, wie ja auch zu anderen Sparten der griechischen Kunst, die Naturgeschichte des älteren Plinius (23–79 n. Chr.). Dieses enzyklopädisch angelegte, aus 37 Büchern bestehende Werk war als Kompendium für ein breiteres, aber bildungseifriges Leserpublikum gedacht. Die Fakten der Kunstgeschichte sind bekanntlich dem naturwissenschaftlichen Rahmen des Werkes untergeordnet: Plinius nimmt die Behandlung von Substanzen wie Metallen, Steinen und Erden zum Anlaß, auf die menschlichen Artefakte aus diesen Materialien, also die Bronzekunst (Buch 34), Bildhauerei und Architektur (Buch 36) oder die Malerei (Buch 35) einzugehen. Letztere ist den Erden zugeordnet, weil die Pigmente im wesentlichen aus Erden gewonnen wurden. In relativ kurzer Zeit verfaßte Plinius in seinen letzten Lebensjahren dieses Werk, für das er eine beträchtliche Zahl älterer Autoren exzerpieren ließ; nach eigener Angabe hat er insgesamt 20000 Exzerpte verarbeitet. Mit diesem Sammelfleiß hielt allerdings die gedankliche Bewältigung nicht Schritt, so daß die Übergänge häufig abrupt wirken, und manches Gegensätzliche in erzwungener Nachbarschaft auftaucht. Nicht selten begnügt er sich, vor allem wo er Künstlernamen nennt, mit oberflächlichen Aufzählungen. Er selbst verfügt über kein ausgeprägtes Kunsturteil, gelegentlich beruft er sich ausdrücklich auf die Kennerschaft kompetenterer Leute, der *peritiores artis* (35,96). Wiederholte Klagen über die Verschwendungssucht seiner Zeitgenossen zeigen ihn vielmehr als einen Mann altrepublikanischer Gesinnung, der zu den verpönten *luxuria* auch den Kunstgenuß zählt. Um reichhaltige Information ist er zwar bemüht, aber es liegt nicht in der Absicht dieses Kompendiums, unsicher überlieferte Fakten aufzuklären, und auf widersprüchliche Zuweisungen oder Zeitangaben wird nur vereinzelt hingewiesen.[65] Für sich selbst sah Plinius im Studium der bildenden Kunst keinen Nutzen, sein Interesse galt vielmehr der Erforschung der Natur, und er riskierte und verlor sein Leben, als er den Vesuvausbruch aus der Nähe verfolgen wollte, um ihn später genau beschreiben zu können.

Unter den antiken Autoren, auf die sich Plinius beruft, sind jedoch ältere Kunstgelehrte zu erwähnen. Modernem philologischen Fleiß ist es gelungen, einige Spuren dieser Pliniusquellen zu entdecken.[66] Der älteste der von Plinius benutzten Autoren, Duris von Samos (ca. 340–270 v. Chr.), späterer „Tyrann" von Samos und Gelehrter in einer Person, war noch ein Zeitgenosse der letzten Generation berühmter griechischer Maler. Er erhielt seine philosophische Ausbildung in Athen bei dem Aristotelesschüler Theophrast. Unter seinen zahlreichen, leider nur als Titel bezeugten Schriften wird auch eine Abhandlung über die griechische Malerei erwähnt. Man nimmt an, daß diesem philosophisch-ethisch orientierten und historisch interessierten Autor vor allem der reiche Schatz an Maleranekdoten zu verdanken ist, den Plinius und andere überliefern. Sachkenntnisse ließen sich aus den Lehrschriften der Künstler selbst gewinnen, man bezweifelt jedoch, ob Plinius, wie er angibt, die Lehrbücher der Maler Melanthios und Apelles wirklich im Original einsehen konnte. Vielmehr führt man manche Äußerungen seines Kunsturteils auf Xenokrates von Athen, den Bronzebildner und Kunstgelehrten des 3. Jahrhunderts v. Chr. zurück, der ebenfalls eine Abhandlung über Malerei schrieb. Ihm verdankt Plinius wohl gelegentlich verwendete Kategorien der Kunstkritik wie *dispositio* (Komposition) oder *diligentia* (Sorgfalt) und *akribeia* (Genauigkeit), ebenso alle gattungsspezifischen Angaben zur Maltechnik und nicht zuletzt manche Hinweise auf die künstlerische Eigenart einzelner Maler.

Den Werken des M. Terentius Varro (116–28 v. Chr.) dürfte Plinius viele Fakten entnommen haben, die die jüngere griechische Malerei und die Verhältnisse in den Zeiten der späten Republik betreffen. Vielleicht hat er sogar sämtliche älteren Autoren lediglich über diesen belesenen und produktiven Gelehrten kennengelernt. Eigentlich ein hoher Staatsbeamter, verfaßte Varro in der Zurückgezogenheit seiner ländlichen Besitzungen in Casinum und Reate seine 41bändigen *Antiquitates rerum humanorum et divinarum* und andere Werke. Ferner zählte er zu den bekanntesten Kunstsammlern seiner Zeit, was auf kunsthistorische Bildung schließen läßt, wenn auch kein Titel seiner Werke darauf ausdrücklich hinweist.

Nicht unerwähnt bleiben darf schließlich eine wichtige Erkenntnis der modernen Quellenkritik. Sie betrifft die relativ magere Überlieferung zur

Kunst des Hellenismus. Plinius wie auch die Kunstgelehrten der Kaiserzeit waren durch ein einseitiges Geschichtsbild geprägt, das nach dem Vorbild der Rhetorik klassischen Maßstäben verpflichtet war und die barocke Phase der griechischen Kunst weitgehend ausblendete. In seinem Buch über griechische Plastik bemerkt Plinius (34,49ff.), daß die bildende Kunst seit der 121. Olympiade (296–293 v. Chr.) brachgelegen habe und erst wieder um die Mitte des 2. Jahrhunderts, nämlich in der 156. Olympiade, zu leben begann bzw. zu Ansehen gelangte. Erwiesenermaßen sind jedoch in der hier übergangenen Epoche des hohen Hellenismus durchaus bedeutende Kunstwerke entstanden. Offenbar befriedigten sie aber nicht den klassizistischen Geschmack, der seit dem späteren 2. Jahrhundert in Mode kam.[67] Es erklärt sich daraus auch die Tatsache, daß Plinius im frühen 3. Jahrhundert v. Chr. seine relativ ausführliche Künstlergeschichte enden läßt; zu den noch erwähnten jüngeren Malern fehlen bezeichnenderweise die Zeitangaben. Das klassizistisch gefärbte Geschichtsbild wurde zusätzlich durch die Anhänger altrömischer Gesinnung gestützt, denn das verfemte Luxusgebaren entwickelte sich letztlich aus dem hellenistisch-barocken Lebensstil. Diesem „Verfall" ließen sich die alten Meister entgegenhalten, die mit einfachsten Mitteln wirklich Vollkommenes hervorgebracht hatten.

Bezeichnend für die späte Kunstkritik ist ferner, daß man sich von der fachmännisch-sachlichen Auseinandersetzung eines Xenokrates oder der biographisch-historischen eines Duris abwandte, weil ästhetische und stilistische Kriterien zu interessieren begannen. Es entstand der neue Typus des in der Anschauung geübten Kunstkenners, dem es um die Wirkung der Kunst auf den Betrachter ging. Symptomatisch sind neue Begriffe wie *auctoritas* (Würde, Gewicht) oder *pulchritudo* (Herrlichkeit), die auf die Gesamtwirkung eines Meisterwerks abzielen. Cicero und Quintilian beobachten ferner härtere *(duriora),* steifere *(rigidiora)* oder weichere *(molliora)* Stilzüge, um Stufen der Formentwicklung zu unterscheiden.[68] Hier spricht nicht mehr der Künstler über seine technischen und ästhetischen Probleme, sondern ein kunstbeflissenes Laienpublikum, das Stilbetrachtung treibt und sich beeindrucken läßt. Seine ästhetischen Maßstäbe bezog es aus der klassischen Kunst.

Es lohnt, sich im Gegensatz zu diesen späten Beispielen antiker Kunstkritik die Reaktion zeitgenössischer Autoren auf die gerade aufblühende Malerei des 4. Jahrhunderts v. Chr. zu vergegenwärtigen. Die Aktualität der neuen Kunst spricht sich schon allein in der Tatsache aus, daß Platon, Xenophon und andere die Malerei sehr häufig zu Vergleichen heranziehen und als ihre Repräsentanten insbesondere Zeuxis und Parrhasios namentlich nennen. Allgemein wird die *sophia,* das Geschick, der Kunstverstand gewürdigt, womit die Werke geschaffen sind, und man war sich offensichtlich bewußt, daß erst diese Maler Pinsel und Farbe kunstgerecht einzusetzen vermochten. In dem von Xenophon wiedergegebenen Gespräch zwischen Sokrates und Parrhasios

(Mem. III 10.1) bezeichnet Sokrates es als reizvollste Aufgabe der Malerei, nicht nur alles Stoffliche und die schönen Körper nachzuahmen, sondern auch das eigentlich Unsichtbare darstellen zu können, nämlich die seelischen Stimmungen und charakterlichen Eigenschaften des Menschen. Mehrfach lobt auch Aristoteles die hohe Kunst der Mimesis, zu der die Maler fähig seien.[69] Platon stellt zwar den Maler in eine Reihe mit den tüchtigen Techniten, die ihr Handwerk beherrschen müssen, um etwas Gültiges hervorbringen zu können (Gorgias 448 B), doch überwiegt bei ihm eine deutliche Skepsis gegen die neuartige „Skiagraphia", die er als eine Kunst der Täuschung abwertet. Im Gegensatz zur wirklich abbildenden Kunst, die sich an richtige Maßverhältnisse halte, könne die Malerei nur als eine scheinbildende bezeichnet werden (Sophistes 236 B), und wo Platon von falscher Tugend reden will, nennt er sie kurzerhand eine Skiagraphie der Tugend (Staat 365 C). Seine Kunstanschauung war noch von den herkömmlichen Maßstäben der klassischen, oder sogar vorklassischen Kunst geprägt, die Trug und Illusion, wie sie durch perspektivische Verzerrungen und koloristische Effekte nun erreicht wurden, noch nicht kannte.[70]

Um so mehr achtete man auf die Bildinhalte. Die Qualität eines Malers wurde letztlich an der Würde seiner Gegenstände gemessen. Aristoteles bezeichnet Polygnot als einen vorbildlichen Maler, weil sich dieser als guter *Ethographos,* als Darsteller heroischer Gestalten hervortat, während er dem Zeuxis jede Art von Ernst und Ethos abspricht.[71] An anderer Stelle bemerkt Aristoteles, daß Polygnots Werke für die Jugend ein Vorbild sein könnten, ganz im Gegensatz zu den Bildern des Pauson, der die Wirklichkeit schlechter wiedergebe als sie sei, während Polygnot sie besser darstelle (Poetik 2). Pauson wählte mit Vorliebe Themen des „sozialen Realismus", etwa die „Häßlichkeit der Armut", und machte sich damit zur Zielscheibe des Spotts der konservativen aristophanischen Komödie.[72]

Kritik am Ungewohnten, die positive Bewertung alles Traditionellen ist auch den hellenistisch-römischen Autoren oft noch ein Anliegen, doch wie unter anderem bereits die vom Maler Nikias im 4. Jahrhundert vertretene Lehre von den „erhabenen" und den „nichtigen" Themen zeigt, wurzelt diese Gesinnung in der Spätklassik.[73] Damals scheint man sich angesichts des bürgerlichen Geschmackswandels, der eine zunehmende Vorliebe für publikumswirksame Effekte, für Gefälliges und Gewöhnliches zeigte, alter Wertvorstellungen erst eigentlich bewußt geworden zu sein. Mochte die Kunstkritik des 4. Jahrhunderts ablehnend oder bewundernd ausfallen, hier wie dort entsprang sie einer lebendigen Gegenwart, die auf anderer Ebene zur Anekdotenbildung führte und unter den Künstlern die Entstehung von Lehrschriften förderte. Es gab noch nicht den späteren Bildungsgenuß oder jene retrospektive Gelehrsamkeit, die Stilrichtungen zu scheiden versuchte, sondern man begriff die Kunst, also auch die Neuerungen der Malerei, als Gegenstand unmittelbarer Aktualität.

# II. Funde und Zeugnisse: Die Erforschung

Die Frage, was sich faktisch noch zur Eigenart und zum Aussehen griechischer Tafelbilder ermitteln läßt, hat die Altertumswissenschaften schon früh beschäftigt. Wenn man die Versuche einbezieht, nach antiken Bildbeschreibungen verlorene Gemälde wiederherzustellen, reicht sie bis in die Renaissance zurück. Im 18. Jahrhundert machte J. J. Winckelmann auf die ersten wieder entdeckten Denkmäler antiker, vorwiegend römischer Wandmalerei aufmerksam, doch solange die archäologischen Funde bescheiden blieben, dominierte eine Auseinandersetzung mit der schriftlichen Überlieferung. Dabei interessierten insbesondere die Nachrichten zu den namentlich erwähnten Künstlerpersönlichkeiten. Griechische Originalmalerei auf Stein oder Stuck wurde erst im Zuge einer Intensivierung der Ausgrabungen in Griechenland seit der Mitte des 19. Jahrhunderts allmählich bekannt. Auch machte man sich nach und nach bewußt, was die griechischen bemalten Vasen zur Geschichte der Malerei beitragen konnten. Auf der Basis einer Zusammenschau der genannten literarischen und bildlichen Quellen legte schließlich 1923 Ernst Pfuhl seine ausführliche Geschichte der „Malerei und Zeichnung der Griechen" vor. Ehe im folgenden einzelne Schritte der Entdeckung nachvollzogen und auch Ansätze der neueren Forschung berücksichtigt werden, ist kurz auf den unterschiedlichen Zeugniswert der verschiedenen Quellengruppen einzugehen.

Daß die Schriftquellen für sich genommen nur beschränkte Aussagekraft besitzen, ergibt sich schon allein daraus, daß sie ohne unmittelbare Anschauung bleiben. Außerdem werden die Fakten zur Geschichte der Malerei meist nur beiläufig erwähnt, weil die Intentionen der Autoren andere Inhalte betreffen. Ein zusammenhängendes antikes Lehrbuch der Malerei ist nicht erhalten. Die Rhetorik verwendet einzelne Nachrichten als Exempla der Argumentation, das Kompendium des Plinius bleibt eine sehr ungleichmäßig gewichtete Darstellung, auf deren Schwächen schon hingewiesen wurde, und Pausanias war in seinen Reiseberichten auf das angewiesen, was damals noch in Griechenland zu sehen war, auch hat er nachweislich einige Berichte ohne Autopsie durch literarische Studien ergänzt. Weitere Angaben entnimmt man den spätantiken Autoren, die bereits durch einen beträchtlichen Zeitraum von unserem Gegenstand getrennt sind, und je häufiger bestimmte Nachrichten abgeschrieben wurden, um so eher ist mit Vereinfachungen und Verwechslungen zu rechnen. Auch den heutigen Forscher kann eine aus ihrem Zusammenhang gerissene Textstelle zu falschem Verständnis verleiten. Nicht zuletzt ist die Glaubwürdigkeit der reichen anekdotischen Überlieferung in vielen Fällen anzuzweifeln und das Berichtete auf einen realen Kern zu reduzieren.

Wenn es im folgenden nicht mehr um die vorwiegend literarisch bezeugte Wirkungsgeschichte der Bilder geht, sondern um die Malerei als solche, um die Eigenart einer teils noch erhaltenen, größtenteils aber verlorenen Kunst, so tragen die Schriftquellen, auch wo sie ein Bild genauer beschreiben, zur konkreten Anschauung also wenig bei. Eine solche gewann man erstmals wieder angesichts der ausgemalten Häuser in den Vesuvstädten. Da hier aber lediglich mit Nach- und Umbildungen griechischer Meisterwerke zu rechnen ist, wird man diese Wandmalerei nur mit Vorbehalten heranziehen können. Zeitlich parallel zu den verlorenen Gemälden entstand dagegen eine griechische Originalmalerei auf stuckierten Wänden oder Marmor, mit der wir uns nicht nur im selben Medium der farbigen Pinselmalerei, sondern, anders als in Rom und Pompeji, auch im gleichen historischen Kontext befinden. Darum können solche Funde noch eine konkrete Vorstellung vom maltechnischen Umgang mit der Farbe in der Blütezeit der griechischen Malerei vermitteln. Allerdings sind sie meist wesentlich schlechter erhalten als die dauerhaft aufgetragenen, dazu in Lava und Asche gut konservierten Wandbilder der Vesuvstädte.

Unter den Reflexen der Tafelmalerei, die das Kunsthandwerk aufzuweisen hat, nehmen die Darstellungen der bemalten Vasen deutlich eine Vorrangstellung ein. Mit ihrem außergewöhnlichen Bilderreichtum begleiten sie die Monumentalmalerei bis in den Hellenismus hinein, und da sie den gleichen Gesetzen des Zeitstils unterworfen, dazu aber in dichter zeitlicher Folge überliefert sind, veranschaulichen sie die Stilentwicklung in exemplarischer Weise. Ferner überliefern sie Wichtiges zur Motivgeschichte und zur Erzählweise im Bild. Nur wenige Vasengattungen, etwa die attischen weißgrundigen Lekythen oder manche Prachtgefäße der apulischen Fabrikation, verraten allerdings etwas vom maltechnischen Fortschritt der gleichzeitigen Tafelmalerei, denn ihrem Wesen nach blieb die „Vasenmalerei" eine Zeichenkunst. Als einen vollwertigen Ersatz für die literarisch erwähnten Meisterwerke kann man die Vasenbilder allenfalls in den Jahrzehnten um 500 v. Chr. werten, als sie in Athen eine außergewöhnlich hohe Qualität erreichten, und die großen Erfindungen der Malerei sich noch vorwiegend in der Zeichnung abspielten.

## *1. Antike Bildbeschreibungen*

Die Wiederentdeckung der griechischen Malerei beginnt eigentlich mit den Versuchen einiger Maler der Renaissance, nach antiken Bildbeschreibungen bestimmte Gemälde zu rekonstruieren. Die Texte verlocken hierzu in dem Maß, in dem sie sowohl den Bildaufbau wie Einzelheiten der Darstellung genauer beschreiben. Eine beliebte Lektüre des 16. und 17. Jahrhunderts waren beispielsweise die schon erwähnten „Eikones" des Philostrat von Lemnos.[74] Als rhetorisch geschulter Sophist wollte Philostrat allerdings eher erzählen und sprachlich glänzen als sachlich dokumentieren, jedenfalls verfließen in seinem Stil der „belebenden Beschreibung" häufig die Grenzen zwischen Sichtbarem und Gedachtem, zwischen Malerei und Dichtung so stark, daß man heute bezweifelt, daß die beschriebenen Gemälde überhaupt jemals existiert haben. In der Renaissance hegte man freilich solche archäologisch-philologischen Bedenken noch nicht, sie hätten das damalige Verlangen, antikes Bildgut wiederzugewinnen, wohl auch kaum gemindert. Auf Philostrat geht beispielsweise Tizians „Erotennest" zurück, auch kann an das von Dosso Dossi und anderen rekonstruierte Bild „Herakles unter den Pygmäen" erinnert werden.[75]

Ein wegen seines unterhaltsamen Stils viel gelesener antiker Autor war ferner Lukian von Samosata. Der um 120 n. Chr. geborene Rhetor hatte wie Philostrat Philosophie studiert. Im späteren Leben erst verfaßte er seine erfolgreichen Satiren. Die in seine Abhandlungen eingefügten Bildbeschreibungen betreffen bestimmte Gemälde griechischer, namentlich genannter Meister, darum ist auf sie im folgenden einzugehen. Schon im 15. Jahrhundert begann man, die griechisch abgefaßten Werke des Lukian ins Lateinische und Italienische zu übersetzen. 1494 lag erstmals eine lateinische Gesamtausgabe des Lukian im Druck vor.

### *Die „Verleumdung" des Apelles*

Angeregt durch diese Übersetzung, vielleicht aber auch schon durch Albertis längst erfolgten Aufruf, antike Gemälde nach erhaltenen Bildbeschreibungen wiedererstehen zu lassen, schuf Sandro Botticelli 1494/95 seine „Calumnia di Apelle" (Abb. 9).[76] Lukian wollte in seiner Schrift „Gegen die Verleumdung" zeigen, was die Verleumdung ist, woher sie entspringt und welche Wirkungen sie hat, „wiewohl mir der Maler Apelles von Ephesus zuvorgekommen ist".[77] Er schildert zunächst, wie Apelles selbst am Hof des Ptolemaios Opfer einer Verleumdung wurde und sich nach glücklichem Ausgang durch das Gemälde Genugtuung verschafft habe. Die Beschreibung lautet:

*Rechter Hand sitzt ein Mann, der so große Ohren hat, daß sie den Midasohren gleichen. Er reicht schon von ferne der auf ihn zukommenden Verleumdung die Hand. Zu seinen beiden Seiten stehen zwei Frauen, die mir die Unwissenheit und das Mißtrauen vorzustellen scheinen. Von der anderen Seite nähert sich die Verleumdung in Gestalt eines wunderschönen, aber etwas erhitzten Mädchens, deren Gesichtszüge Groll und Ingrimm verraten, so wie man die Göttinnen der Wut und des Zorns darzustellen pflegt: sie trägt in der linken Hand eine brennende Fackel und schleppt mit der rechten an den Haaren einen jungen Menschen herbei, der die Hände zum Himmel*

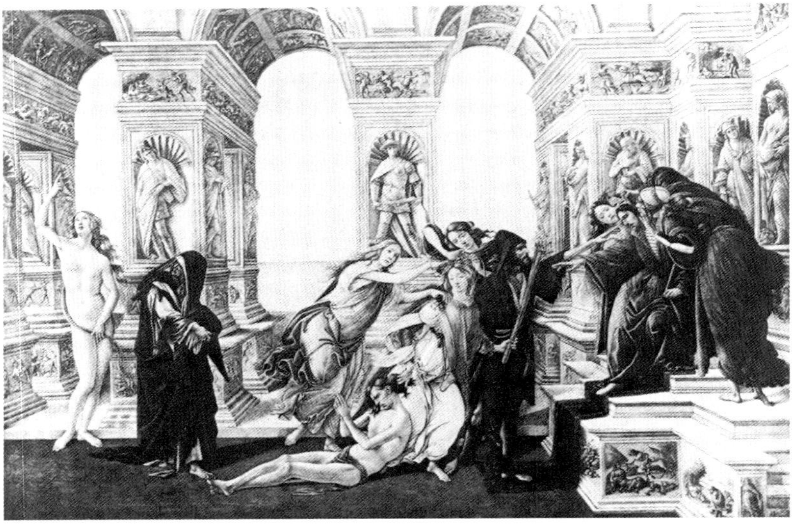

*9 Sandro Botticelli, Die „Verleumdung" des Apelles, 1497 (Florenz)*

*streckt und die Götter zu Zeugen seiner Unschuld anruft. Vor ihr her schreitet ein häßlicher, bleichsüchtiger, hohläugiger Mann, der so aussieht, als ob er von einer langwierigen Krankheit ausgezehrt wäre, und in dem man ohne Mühe den Neid erkennt. Hinter der Verleumdung gehen zwei andere Frauen einher, die sie aufzuhetzen, zu unterstützen und herauszuputzen scheinen, und deren eine, wie mir der Ausleger des Gemäldes sagte, die Arglist, die andere die Täuschung darstellt. Noch weiter hinten folgt in schwarzem und zerrissenem Trauerkleide die Reue: sie weint und wendet beschämt das Gesicht von der Wahrheit, die sich ihr nähert, ab, als ob sie sich scheue, ihr in die Augen zu sehen. Auf diese Weise suchte Apelles das Andenken an die gefährliche Lage, in die ihn die Verleumdung gebracht hatte, durch ein Werk seiner Kunst wachzuhalten.*

Auch wenn die von Lukian berichtete Anekdote Anachronismen enthält, die an ihrem Wahrheitsgehalt zweifeln lassen, bleibt wohl als historischer Kern die Konkurrenzstellung der Maler am Diadochenhof in Alexandria. Allein aus diesem Grund könnte ein solches Bild von Apelles tatsächlich geschaffen worden sein, auch wenn es von keinem sonstigen antiken Autor erwähnt wird. Um sich eine bildliche Vorstellung vom Gemälde des Apelles zu machen, zog man einerseits die Audienzszene der apulischen „Perservase" heran (Abb. 81), für die Kompositionsweise andererseits auch die weniger parataktischen Richterszenen, die als Nachklänge hellenistischer Bilder in einem Nebenfries der antiken Villa Farnesina erhalten sind.[78] Botticelli konnte sich an solchen archäologischen Quellen noch nicht orientieren, er folgt lediglich dem Text und setzt seine Figuren in eine Prunkarchitektur mit tonnenüberwölbten Durchblicken. Um den hoch thronenden Herrscher Midas rechts drängen sich „Mißtrauen" und „Unwissenheit". Ähnlich wird die „Verleumdung" von „Arglist" und „Täuschung" begleitet, eine Gruppe, die der „Neid" dem Herrscher zuführt. Das Opfer der Verleumdung wird über den Boden geschleift. Links steht mahnend die „Wahrheit", zu der sich die „Reue" demütig umblickt. Die positiv besetzten Figuren der „Wahrheit" und des Opfers sind als einzige durch schlichte Nacktheit gekennzeichnet. Demgegenüber ist der „Neid" einem Büßer, die „Reue" einer Nonne angeglichen.[79]

Im Jahre 1504–05 schuf ganz unabhängig von diesem Bild Andrea Mantegna eine Zeichnung nach Lukians Beschreibung (Abb. 10).[80] Der linksläufige Fries setzt sich aus ruhigen, statuarischen Figuren zusammen. Auch wird in anderer Form erzählt: Die „Verleumdung" posiert als hoffärtiges Weib, das Opfer ist ein wesentlich kleiner gebildetes Geschöpf, und den „Neid" charakterisiert seine „empfehlende" Gebärde ebenso illustrativ wie die „Ignorantia" ihr auffallend selbstzufriedenes Gesicht. Die „Reue" blickt hier nicht zur „Wahrheit" auf, sondern läßt sich von ihr belehren.

Sieht man von älteren Buchillustrationen ab, so stehen diese beiden Rekonstruktionsversuche am Beginn einer langen Reihe jüngerer Fassungen des Apellesbildes. Hinzu kommen zahlreiche Varianten und Kopien nach solchen Primärentwürfen.[81] Die im Vergleich zu den folgenden Bildthemen außergewöhnlich hohe Zahl von 55 Fassungen kann mit humanistischen Interessen allein nicht erklärt werden, ein Impuls zu fortlaufender Darstellung des Themas dürfte vielmehr dessen zeitlose moralische Aktualität gewesen sein.

*10 Andrea Mantegna, Die „Verleumdung" des Apelles, 1504–05 (London)*

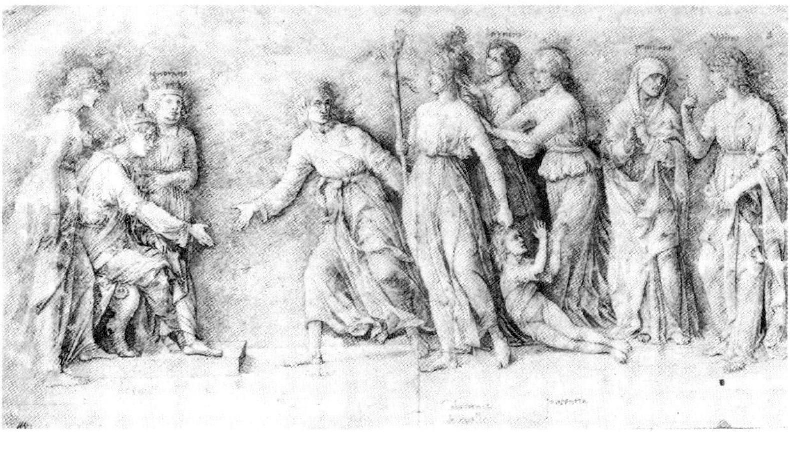

*Das Kentaurenbild des Zeuxis*

Botticellis Gemälde weist rechts unten am Sockel des Midasthrones noch eine zweite Umsetzung einer Bildbeschreibung des Lukian auf, nämlich das Relief einer Kentaurenfamilie (Abb. 11). In der kleinen Schrift „Zeuxis oder Antiochos“ führt Lukian zwei Beispiele dafür an, daß Meisterschaft verkannt werden könne, wenn ein neuer thematischer Einfall von ihr ablenke. Im Fall des Zeuxis habe das Publikum mehr den Bildinhalt, eine Kentaurenfamilie, gelobt als die Meisterschaft der Malerei, während dem Feldherrn Antiochos von Syrien mißfiel, daß man seinen Einfall, mit Hilfe von Elefanten über die Galater zu siegen, höher einschätzte als seine eigentliche Feldherrnkunst. Lukian führt diese Beispiele an, weil es ihm selbst ähnlich erging: Man bewunderte bei einem rhetorischen Auftritt seine thematischen Einfälle mehr als seine Redekunst an sich. Die Beschreibung, die nicht nur Botticelli zu einer Rekonstruktion inspirierte (vgl. Abb. 21; 93), lautet:[82]

*Auf grünendem Rasen ist eine Kentaurin dargestellt, in ihrer ganzen Roßgestalt am Boden liegend. Die Hinterbeine sind ausgestreckt. Der weibliche Oberkörper ist leicht erhoben und ruht auf dem Ellbogen. Die Vorderbeine sind nicht ganz weggestreckt, wie es der Fall wäre, wenn sie auf der Seite läge, sondern das eine ist eingeschlagen mit eingezogenem Huf und scheint wie im Niederlassen eingeknickt. Das andere aber erhebt sich und ist gegen den Boden gestemmt wie bei den Pferden, die aufzuspringen versuchen. Von den Jungen hält sie eins in den Armen und nährt es auf menschliche Weise, ihm die weibliche Brust darbietend. Das andere aber säugt sie am Euter wie eine Stute ihr Füllen. Auf dem Bild oben neigt sich ein Roßkentaur wie über eine Warte, offenbar der Mann derjenigen, welche die Kinder in dieser zwiefachen Weise nährt. Er ist nicht ganz sichtbar, sondern nur bis zur Mitte des Roßkörpers, und hält das Junge eines Löwen mit der Rechten hoch über sich empor, um im Scherz den Kleinen Furcht zu machen. – Was nun die Malerei sonst anlangt, soweit sie uns Laien nicht in allem klar sein mag und doch das ganze Können des Künstlers offenbart, wie die schärfste Korrektheit der Umrisse, die sorgfältige Mischung der Farben, ihr wohlberechneter Auftrag, das richtige und harmonische Verhältnis der Teile zum Ganzen: das mögen die zünftigen Maler loben, die dergleichen verstehen müssen. Mir aber scheint an dem Bild des Zeuxis vor allem lobenswert, daß er an einem und demselben Gegenstand die Vorzüge seiner Kunst in den mannigfaltigsten Richtungen zu zeigen verstand. So gab er dem Mann ein erschreckendes und ganz wildes Aussehen, mit mächtigem stolzem Haupthaar, fast ganz behaart nicht nur am Roßkörper, sondern auch an dem menschlich gebildeten Teil seines Leibes, mit hochgehobenen Schultern und einem Blick, der zwar lächelt, aber doch wild und ungezähmt ist wie der Blick eines Waldmenschen. Im Gegensatz zu dieser Auffassung zeigt er an dem Roßkörper der Kentaurin die schönste Bildung, wie sie sich namentlich bei den thessalischen, noch*

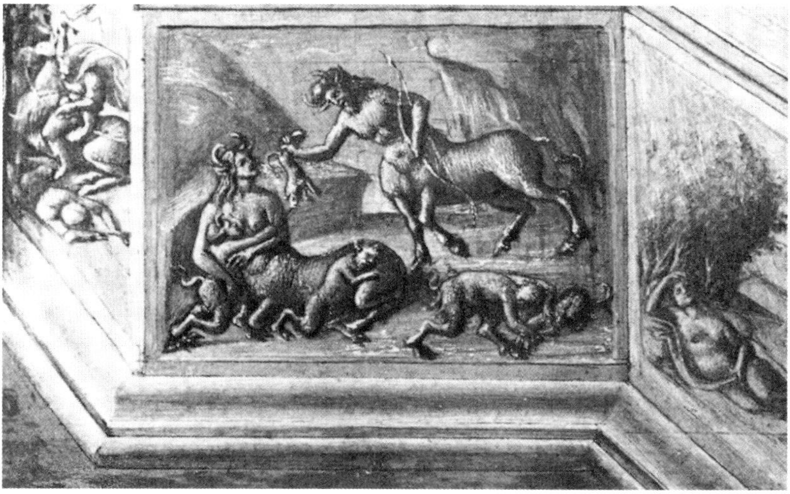

*11 Sandro Botticelli, Die „Kentaurenfamilie" des Zeuxis. Ausschnitt aus Abb. 9*

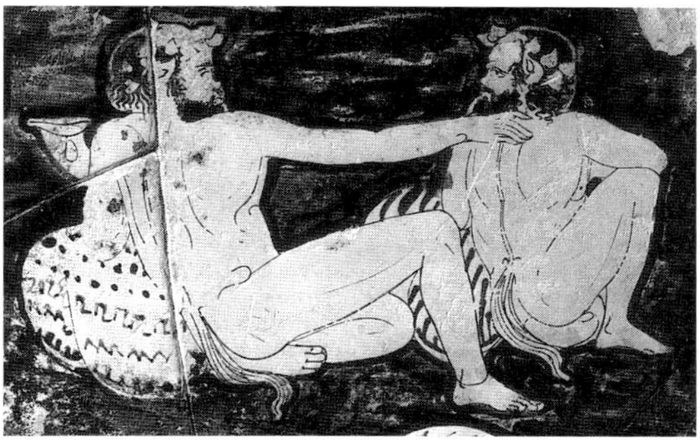

*12 Satyrgruppe. Attisches Vasenbild, um 420 v. Chr. (Ferrara)*

*13 Kentauren beim Symposion. Verschollenes Wandbild aus Pompeji, um 100 v. Chr.*

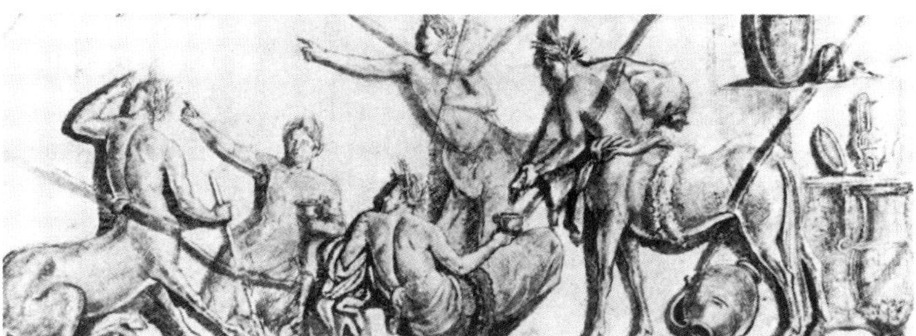

*ungebändigten und unberittenen Rossen findet. Ebenso ist die obere Hälfte, das eigentliche Weib, durchaus schön bis auf die Ohren. Diese allein sind wie bei den Satyrn gebildet. Die Vereinigung und Verschmelzung der Leiber an der Stelle, wo der Roßkörper mit dem weiblichen Menschenkörper zusammenhängt und vereinigt ist, vollzieht sich in sanftem, keineswegs schroffem Übergang, und durch die allmähliche Umwandlung beider wird das Auge ganz unvermerkt von dem einen zum anderen geführt. Die junge Brut aber erscheint bei allem Kindischen im Ausdruck gleichwohl wild und trotz ihrer Zartheit schon unbändig. Nicht weniger bewunderswert ist, wie sie ganz nach Kindesart zu dem jungen Löwen emporblicken, während ein jedes sich an die Mutterbrust hält und eng an seine Mutter sich anschmiegt.*

Angeblich beschreibt Lukian aus dem Gedächtnis eine Kopie, die sich zu seiner Zeit noch in Athen befand, während das Original des Zeuxis schon während des sullanischen Überfalls im frühen 1. Jahrhundert v. Chr. aus Athen entführt und auf seinem Weg nach Rom einem Schiffbruch zum Opfer gefallen war. Das thematisch Neuartige war vor allem die weibliche Kentaurin mit Kind. Kentauren galten bis dahin im Mythos als grobe, das Gastrecht häufig mißachtende Bewohner der Wildnis und in der Regel stellte sie die bildende Kunst als Gegner griechischer Heroen dar. Bei Zeuxis wird aus dem alten Sagenthema eine friedliche Familienidylle. Das Motiv einer ihr Kind säugenden Kentaurin auf römischen Kameen und Sarkophagen könnte ein Reflex dieses berühmten Gemäldes sein.[83] Auch ist in der Vasenmalerei der Spätklassik, also der Zeit des Zeuxis, eine intimere Auffassung traditioneller mythischer Mischwesen zu beobachten. Mit den Satyrn eines solchen Vasenbildes (Abb. 12) läßt sich ein verlorenes Wandgemälde mit Kentauren aus Pompeji vergleichen (Abb. 13). Daß ein ähnliches Gemälde von Zeuxis tatsächlich existierte, liegt demnach im Bereich des Möglichen.

### *Alexander und Roxane*

Eine dritte, in der abendländischen Malerei viel beachtete Bildbeschreibung findet sich in Lukians Schrift „Herodot oder Aëtion".[84] Wieder geht der Autor von einer persönlichen Frage aus, nämlich wie man auf möglichst leichte Weise ein breites Publikum gewinnen könne. Der Historiker Herodot wie der Maler Aëtion erreichten dies, indem sie die panhellenischen Spiele in Olympia besuchten, wo ganz Griechenland zusammenkam. Herodot trug dort vor zahlreichen Zuhörern seine Historien vor, und Aëtion soll während der Festspiele sein Gemälde „Die Hochzeit Alexanders mit Roxane" ausgestellt haben. Diese erste Ehe Alexanders mit der Tochter eines Satrapen aus Baktrien galt als Liebeshochzeit im Gegensatz zur zweiten, aus politischen Gründen geschlossenen Ehe mit Statia, der Tochter des Perserkönigs Darius III. Mithin hatte das Thema auch nach dem Tod Alexanders noch eine

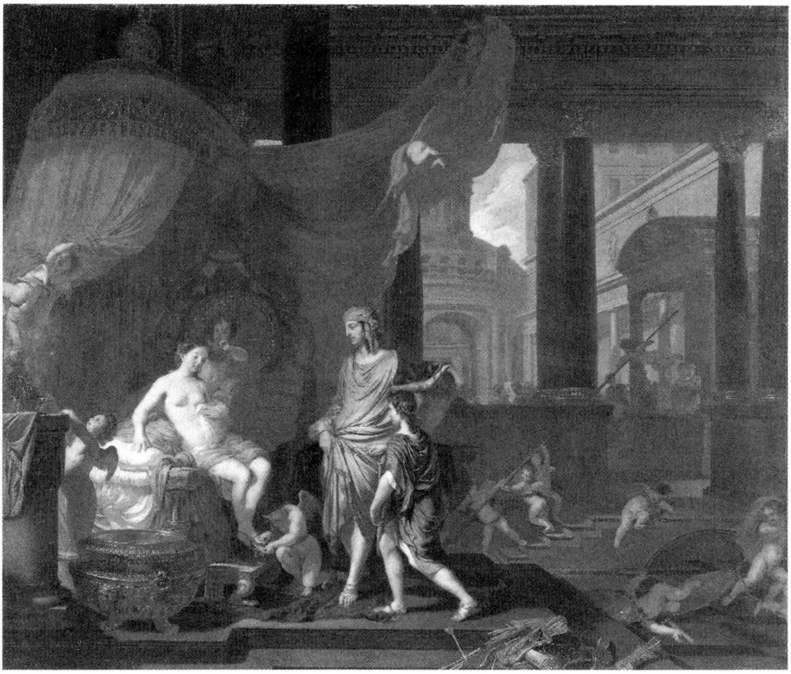

*14 Gérard de Lairesse, Alexanders Hochzeit mit Roxane, 1687 (Kopenhagen)*

gewissermaßen exemplarische Aussagekraft. Jedenfalls dürfte Aëtion den Stoff eher aus eigenem Antrieb gewählt als das Bild in offiziellem Auftrag gemalt haben. Dafür sprechen auch einzelne Motive, die Lukian ausführlich beschreibt:

*„Man sieht ein herrliches Gemach und das Brautbett. Darauf sitzt Roxane, ein Wunder an Mädchenschönheit, und blickt zu Boden voll Scheu vor Alexander, der vor ihr steht. Dabei einige lächelnde Eroten: Einer steht hinten, zieht Roxane den Schleier vom Kopf und zeigt sie dem Bräutigam; ein anderer zieht ihr höchst beflissen die Sandale vom Fuß, damit sie sich nur niederlege; ein dritter, auch er ein Eros, packt Alexander beim Mantel und drängt ihn mit Gewalt zu Roxane. Der König selbst reicht dem Mädchen einen Kranz. Als Mitfahrer (des Brautwagens) und Brautführer ist auch Hephaistion dabei; er trägt eine brennende Fackel und stützt sich auf einen wunderschönen Knaben. Dieser ist Hymenaios – wie ich allerdings nur vermuten kann, denn sein Name ist nicht beigeschrieben. Auf der anderen Seite des Bildes spielen weitere Eroten in den Waffen Alexanders herum: Zwei schleppen eine Lanze, tun so, als wären sie Lastträger, die mit der Last*

*eines Balkens schwer beladen sind; zwei andere ziehen einen dritten, der auf dem Schild liegt, also gewissermaßen ihren König spielt, hinter sich her, indem sie an den Schildgriffen anpacken. Einer hat sich in den hintübergestürzten Panzer verkrochen und liegt dort wie im Hinterhalt, um die anderen zu erschrecken, wenn sie beim Ziehen (ihres ‚Königs') in seine Nähe kommen. Das ist keine bloße Spielerei, Aëtion hat hiermit nichts Überflüssiges getan, sondern er zeigt damit Alexanders Leidenschaft zum Krieg und daß er über der Liebe zu Roxane auch die Waffen nicht vergaß."*

Der Typus der schamhaft auf dem Bett sitzenden, von Eroten umringten Braut entsprach der traditionellen Darstellungsweise griechischer Hochzeitsbilder. Im Vergleich zu den älteren Beispielen verhalten sich hier die Eroten allerdings kecker und verspielter, und dieser von Lukian ausdrücklich beschriebene Schabernack würde schlecht zu einem repräsentativen, für das Königshaus gefertigten Gemälde passen, es sei denn, der Maler wollte eigentlich, wie eine andere Interpretation vorschlägt, die Brautszene in die mythische Sphäre transponieren, so daß der antike Betrachter in Alexander zugleich Ares, in der Braut Aphrodite und in der dritten Figur Hephaistos erkennen konnte.[85]

Seit dem 16. Jahrhundert haben auch dieses Bild humanistisch interessierte Maler wiederherzustellen versucht. Die Beispiele zeigen, daß Lukians Beschreibung hier der Umsetzung noch größeren Spielraum ließ als in den beiden anderen Fällen. Vergleicht man etwa das bekannte Fresco Sodomas in der Farnesina mit einem Gemälde von Gérard de Lairesse aus dem späten 17. Jahrhundert (Abb. 14),[86] so erweist sich schon Lukians Zusatz „in einem prächtigen Gemach" als vielfältig ausdeutbar. Auch mit den Putten wurde in den beiden Bildern sehr unterschiedlich verfahren. Bezeichnend für die abendländischen Fassungen ist unter anderem die erotische Entblößung der Braut, die mit Sicherheit für das griechische Gemälde nicht vorauszusetzen ist, die Braut muß hier bekleidet und verschleiert gewesen sein. Vom griechischen Brauttypus kann auch das Bild der „Aldobrandinischen Hochzeit" (Abb. 15)

*15 Die sog. Aldobrandinische Hochzeit. Römisches Wandbild nach hellenistischer Vorlage (Vatikan)*

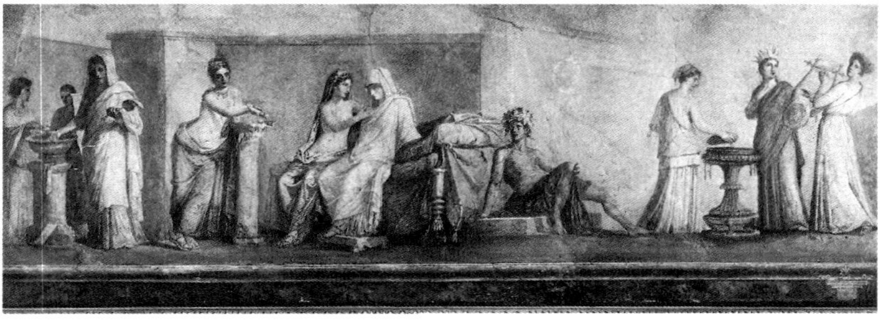

eine Vorstellung geben, dessen Mittelgruppe auf ein frühhellenistisches Original zurückgeht. Im übrigen wird dieses Bild, seitdem Goethe erstmals den Vorschlag machte, gern als Reflex eines anderen Werkes des Aëtion betrachtet, nämlich der von Plinius (35,78) erwähnten „Jung Vermählten“.[87]

*Polygnot*

Im Apollon-Heiligtum von Delphi konnte man noch in der späteren Kaiserzeit die im 5. Jahrhundert v. Chr. entstandenen, damals also bereits über 600 Jahre alten Wandgemälde des Polygnot bewundern, die sich im Inneren einer von den Knidiern gestifteten Halle offenbar gut gehalten hatten. Pausanias (X 25,1 ff.) beschreibt diese Bilder erstaunlich genau. Dargestellt war in der einen Hälfte der Untergang Trojas und der Aufbruch der Achäer in die Heimat, in der anderen Odysseus, der in die Unterwelt gelangt und von zahlreichen Sagengestalten umgeben ist, wie man sie sich im Hades weiter existierend vorstellte. Die noch vorhandenen Grundmauern der Halle geben einen Eindruck von ihrer Ausdehnung, nämlich von knapp 20 Metern Länge und 10 Metern Tiefe. Die Wände boten Platz für rund 140 nahezu lebensgroße Figuren. Nach Pausanias' Beschreibung waren sie bildfüllend in drei Registern übereinander angeordnet, während sich Pflanzen, Felsen, Tiere, Möbel und Geräte auf das Notwendigste beschränkten.

Die Bildbeschreibungen des Periegeten Pausanias, der im 2. Jahrhundert n. Chr. in Griechenland Kunstwerke nicht nur registrierte, sondern einzelne auch ausführlich beschrieb, wurden erst relativ spät zur Kenntnis genommen. J. J. Winckelmann, der in seine epochemachende Kunstgeschichte der griechisch-römischen Antike auch einige Werke antiker Malerei einbezog, nimmt als ein Mann der Anschauung von den verlorenen Bildern des Polygnot von Thasos noch kaum Notiz,[88] aber er bereitet den Boden für das vertiefte Antikenverständnis der folgenden, den Klassizismus vertretenden Generation. Goethe versprach sich für die Künstler seiner Zeit vom Umgang mit antiken Stoffen eine Läuterung des Geschmacks und förderte diese Idee, indem er in den Jahren 1800 bis 1805 alljährlich Preisaufgaben in Deutschland ausschreiben ließ, deren eingesandte Ergebnisse er ausstellte und einer öffentlichen Kritik unterzog. Die Künstler hatten ihren Blick so weit an Kunstwerken der Antike geschult, daß sie sich der antiken Form weitaus erfolgreicher zu nähern wußten als noch die Maler der Frührenaissance oder des Barock. Freilich können auch sie ihre Zeit nicht verleugnen, nämlich eine für den Klassizismus bezeichnende Mischung aus Kühle und Sentiment, wie sie etwa eine Tuschzeichnung von Heinrich Kolbe zeigt, die als Beitrag zur ersten Preisaufgabe, „Hektors Abschied“ nach Homer, Ilias VI 395 f., eingesandt worden war (Abb. 16).[89]

1803 reichten die Gebrüder Franz und Johann Riepenhausen aus Göttingen zusätzlich 12 Zeichnungen „nach Polygnot“ ein, zu welchen die Beschrei-

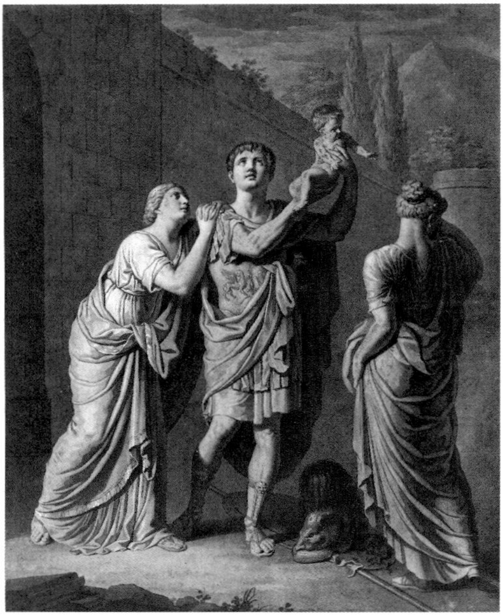

*16 Heinrich Kolbe, Hektors Abschied von Andromache, 1800 (Weimar)*

bung des Pausanias angeregt hatte. Sie fanden die erhöhte Aufmerksamkeit Goethes, der sie dem Publikum dadurch „interessanter und verständlicher" zu machen wußte, daß er „die Stelle des Pausanias nicht allein ausgezogen und übersetzt, sondern auch eine mutmaßliche Zusammenstellung der Gruppen beigefügt" hat. In den folgenden Jahren kam er wiederholt auf diesen Versuch der Gebrüder Riepenhausen zurück, die ihn denn auch fortsetzten, indem sie die Szenen der Unterwelt rekonstruierten, während sie 1803 lediglich die „Iliupersis" und die „Verherrlichung der Helena", wie Goethe einen Teil des Gemäldes nannte, berücksichtigt hatten.[90]

Als sich im Lauf des 19. Jahrhunderts die Altertumswissenschaft als akademische Disziplin etablierte, wurde die Beschreibung des Pausanias im Zusammenhang mit neuen Rekonstruktionsversuchen erneut vorgenommen. Zwar hatte schon Goethe auf die Bedeutung der bemalten Vasen hingewiesen, doch erst in einer von Carl Robert gegen Ende des 19. Jahrhunderts erarbeiteten Wiederherstellung wird der polygnotische Figurenstil der Frühklassik, wie ihn Vasen überliefern, in reiner Form befolgt (Abb. 17; vgl. Abb. 68).[91] Hier geht es nur noch um eine auf wissenschaftlichen Überlegungen beruhende, historisch möglichst zutreffende Rekonstruktion ohne persönliche künstlerische Ambitionen. Die Beschreibung des Pausanias kann nicht in ihrem ganzen Umfang zitiert werden, doch der Text, der den abgebildeten Ausschnitt betrifft, sei im Wortlaut wiedergegeben (X 30,5–31,1).

*„An Maira anschließend ist da Aktaion, der Sohn des Aristaios, und Aktaions Mutter, die ein Hirschkalb in den Händen halten und auf einem Hirschfell sitzen; ein Jagdhund liegt neben ihnen wegen der Lebensweise des Aktaion und der Art seines Todes.*

*Schaut man wieder zu den anderen Teilen des Gemäldes so sitzt des weiteren nach Patroklos Orpheus wie auf einem Hügel und faßt auch mit der Linken eine Kithara, in der anderen Hand sind es Weidenzweige, die er anfaßt, und er ist an den Baum gelehnt. Es scheint der Hain der Persephone zu sein, wo nach Homers Meinung Pappeln und Weiden wachsen. Das Aussehen des Orpheus ist griechisch, und weder seine Kleidung noch seine Kopfbedeckung ist thrakisch. An die Weide ist auf der anderen Seite Promedon angelehnt. Die einen meinen, der Name des Promedon sei von Polygnotos in dichterischer Absicht eingeführt worden, andere sagen, er sei ein Grieche, der jede andere Musik gern gehört habe und besonders den Gesang des Orpheus. An dieser Stelle des Gemäldes ist Schedios dargestellt, der Führer der Phoker nach Troia, und nach ihm Pelias auf einem Thron sitzend, gleichermaßen grau an Bart und Kopfhaar; er sieht auf Orpheus. Schedios hat einen Dolch und ist mit einem Wegekrautkranz bekränzt. Dem Thamyris, der ganz nahe bei Pelias sitzt, sind die Augen zerstört, und er macht einen ganz jämmerlichen Eindruck und hat viel Haar auf dem Kopf, und ebenso am Bart; eine Leier ist zu seinen Füßen hingeworfen mit zerbrochenen Armen und zerrissenen Saiten. Über diesem sitzt auf einem Felsen Marsyas, und*

*17 Die „Nekyia" des Polygnot, Rekonstruktion C. Robert (Ausschnitt)*

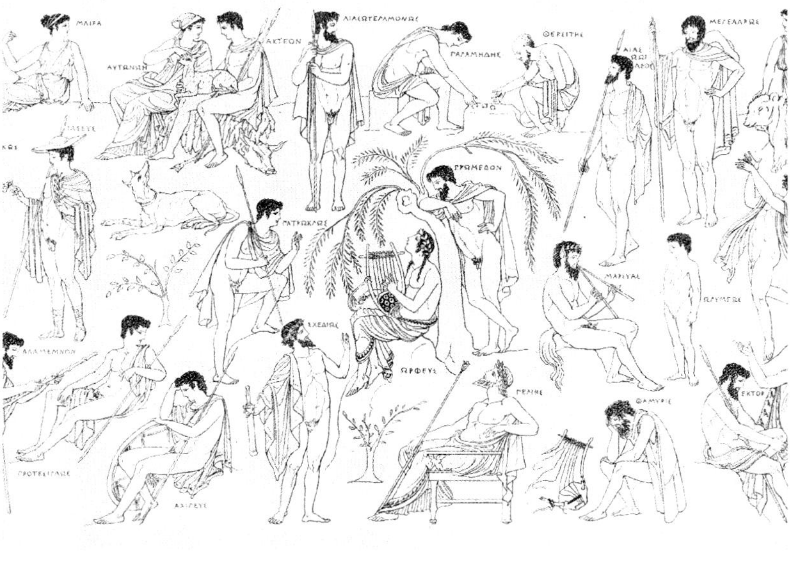

*neben ihm befindet sich Olympos in der Gestalt eines schönen Knaben, der im Flötenspiel unterrichtet wird. ... Sieht man wiederum auf den oberen Teil des Gemäldes, so sind da anschließend an Aktaion Aias aus Salamis und Palamedes und Thersites, die mit Würfeln spielen, der Erfindung des Palamedes; der andere Aias schaut ihnen beim Spielen zu. Dieser Aias ist in der Farbe so, wie ein Schiffbrüchiger wird, wenn ihm das Salz noch auf der Haut sitzt."*

Scheinbar läßt der Text mit seinen vielen Einzelheiten der Wiederherstellung wenig Spielraum, und doch sind letztlich zahlreiche Varianten in der Kleidung, den Gesten, Gesichtern, aber auch noch in der Anordnung denkbar, und der farbige, sinnliche Eindruck der Gemälde ist mit diesen Strichzeichnungen ohnehin nicht zurückgewonnen. Auch Goethes Einstellung zu den Rekonstruktionen blieb zwiespältig. Einerseits begann er schon bald, den Brüdern Riepenhausen Korrekturvorschläge zu machen, andererseits schien ihm der Versuch aber so lohnend zu sein, daß er begeistert äußern konnte: „Wir freuen uns schon auf die Zeit, wenn durch Bemühung tüchtiger deutscher Künstler alle diese Schatten (der Unterweltszene), die wir jetzt mühsam vor die Einbildungskraft rufen, vor unseren Augen in bedeutenden und schönen Reihen dastehen werden."[92] Tatsächlich sind solche Rekonstruktionsversuche nicht als müßiges Unterfangen abzutun, solange sie nicht als authentische Wiederherstellung verlorener Werke gemeint sind, sondern lediglich als eine Hilfe, unsere Phantasie anzuregen.

## 2. *Künstlergeschichte*

Die literarischen Quellen, die im 19. Jahrhundert zum meist erforschten und genutzten Gegenstand der klassischen Altertumswissenschaften gehörten, enthalten für die Geschichte der griechischen Malerei in erster Linie Angaben zu einzelnen Künstlerpersönlichkeiten. Unsere traditionelle Kunstbetrachtung mit ihrem Interesse an individuellen Leistungen tat das Ihre hinzu, daß man zunächst auch die antike Künstlergeschichte als solche erforschte. Schon in den 50er Jahren des 19. Jahrhunderts legte Heinrich Brunn eine „Geschichte der griechischen Künstler" vor, die auf Schriftquellen beruht und, von einigen epigraphischen Denkmälern abgesehen, so gut wie keine archäologischen Zeugnisse aufweist. Nur wenig später stellte Johannes Overbeck systematisch seine „Schriftquellen zur Geschichte der bildenden Künste bei den Griechen" (1868) zusammen, die innerhalb der Epochen ebenfalls nach Künstlern geordnet sind. Seit damals mehrten sich die monographischen Untersuchungen zu Oeuvre, Leben und Eigenart einzelner Meister, in die zunehmend nun auch archäologische Denkmäler einbezogen wurden. In unserem Jahrhundert setzte sich das Interesse an der Künstlergeschichte zunächst fort. Andreas

Rumpf hielt es 1951 noch für sinnvoll, in seiner Geschichte der Malerei die einzelnen Stilphasen jeweils unter den Namen eines großen Malers zu stellen. Freilich wollte er damit vor allem dokumentieren, daß heute der einst bedeutendere Teil der griechischen Malerei nicht mehr vorliegt. Er selbst kennzeichnet zutreffend die Überlieferungssituation, wenn er bemerkt, daß unter den erhaltenen Gemälden kaum eines sei, das sich mit einem großen Maler, mit einer der Schriftquellen sicher verbinden ließe. So besäßen wir literarisch eine Künstlergeschichte ohne Kunstwerke und monumental eine Kunstgeschichte ohne Künstler.[93] Durch neuere Funde und Forschungen wird zwar unsere allgemeine Vorstellung vom Aussehen der verlorenen Tafelbilder laufend vertieft, doch der alte Optimismus, man könne durch eine Kombination der verschiedenen Überlieferungszweige einzelne Gemälde zurückgewinnen, weicht wachsender Skepsis.[94]

### *Malernamen – Malerschulen*

Die antiken Autoren, in erster Linie Plinius, überliefern eine Fülle von griechischen Malernamen. Plinius macht daraus zusätzlich eine Geschichte der Malerei, indem er die Maler nach ihrem Akme-Datum, dem Höhepunkt ihres künstlerischen Schaffens, in eine zeitliche Abfolge bringt und wichtigste Leistungen und Werke anführt. Stilgeschichte verstand man in der Antike als eine Kette bedeutender, die Entwicklung vorantreibender „Erfindungen" einzelner Individuen. Die Kunstgeschichte des Plinius gibt für diese „heurematische" Betrachtungsweise ein gutes Beispiel ab.[95] Freilich ist dieser unvollständige Abriß durch die Auswertung weiterer Quellen zu ergänzen. Unsere heutige Vorstellung von der Abfolge der griechischen Maler veranschaulicht die Zeittafel auf Seite 59. Sie sei im folgenden in bezug auf die „Erfindungen" der Meister nur knapp kommentiert, da diese *inventa* die Stiletappen allenfalls grob markieren.

Zu den Anfängen der Malerei war zur Zeit des Plinius gewiß nichts Genaues mehr zu ermitteln. Darum bleiben seine Feststellungen sehr allgemeiner Art. Zuerst habe man die Figuren als Schattenrisse dargestellt, dann, obgleich immer noch ohne Farben, in einer Linienmalerei, als deren „Erfinder" er Kleanthes von Korinth angibt. Ohne Farben sollen auch noch Arideikes von Korinth und Telephanes von Sikyon gearbeitet haben, während Ekphantos von Korinth der erste gewesen sei, der Farbe aus zerriebenen Scherben verwendete. Der Umgang mit der Farbe wurde erst recht in der Folgezeit als wichtiges Kriterium beachtet. So soll der attische Maler Eumares für das weibliche Inkarnat die Farbe Weiß eingeführt haben, und ein wichtiger Schritt, der sich schon im 7. Jahrhundert vollzogen haben dürfte, war der Übergang von der monochromen zur polychromen Malweise. Die Vasenmalerei des geometrischen und archaischen Stils bestätigt und illustriert in ausreichendem Maß, was Plinius zu den Anfängen der Malerei lehrt

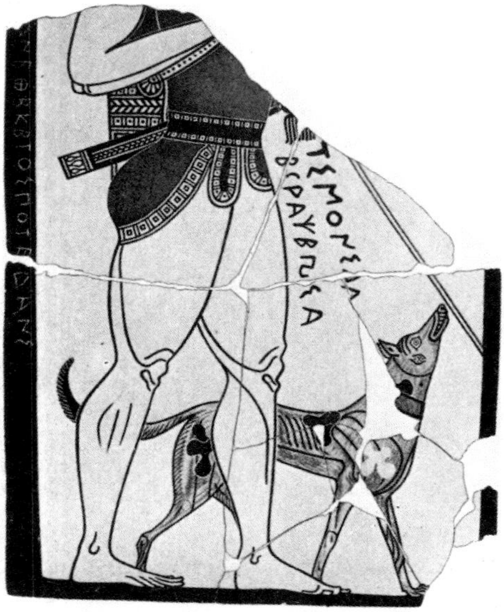

*18 Altkorinthische Linienmalerei. Tontafel des Timonidas, 6. Jh. v. Chr. (Berlin)*

(Abb. 18; 43–44). Als epochemachende, die Blütezeit der Malerei vorbereitende „Erfindung" galten die „Katagrapha" des um 500 v. Chr. anzusetzenden Kimon von Kleonai; es waren dies wohl verschiedene Darstellungsformeln der Körperverkürzung und komplizierterer Körperhaltungen. Auch soll Kimon an den Gliedern die Gelenke und an den Gewändern die Falten beachtet haben. Derartige Neuerungen lassen sich durch die Stilstufe der frührotfigurigen Vasenmalerei gut veranschaulichen (Abb. 45).

Im 5. Jahrhundert begann Polygnot von Thasos, ein nuancierteres Kolorit einzusetzen; er habe als erster die Malerei wirklich gefördert, meint Plinius (35,58). Man bewunderte an seiner Kunst insbesondere, daß er durchsichtige Frauengewänder (koloristisch) darzustellen vermochte und die Gesichter durch Ausdruck zu beleben verstand. Im späteren 5. Jahrhundert kam es zu der ebenfalls folgenreichen Einführung der Schattenmalerei durch Apollodoros von Athen. Plinius bemerkt, ähnlich wie zu Polygnot, er habe als erster „dem Pinsel zu Ansehen" verholfen (35,61). Der etwas jüngere Zeuxis von Herakleia soll das von Apollodoros „aufgestoßene Tor" dann durchschritten haben, indem er Licht und Schatten deutlich unterschied. Die Körpermodellierung betrachtete man zunehmend als Problem der Farbgebung; doch machte die Malerei damals auch noch in der zeichnerischen Darstellung der Körperverkürzung wichtige Fortschritte. Ein Zeitgenosse des Zeuxis, Parrhasios, muß diese Kunst weiterentwickelt haben, jedenfalls lobt Plinius an seinen Figuren vor allem die subtilen Konturlinien, die auf das hinweisen würden, was sie eigentlich verbergen (35,68). Den Wandel der Darstellungs-

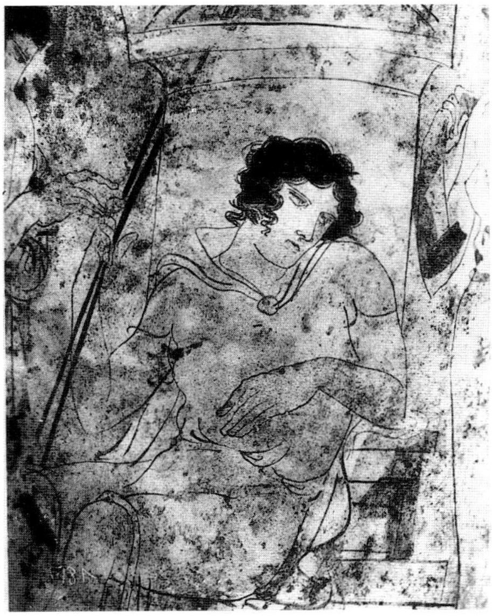
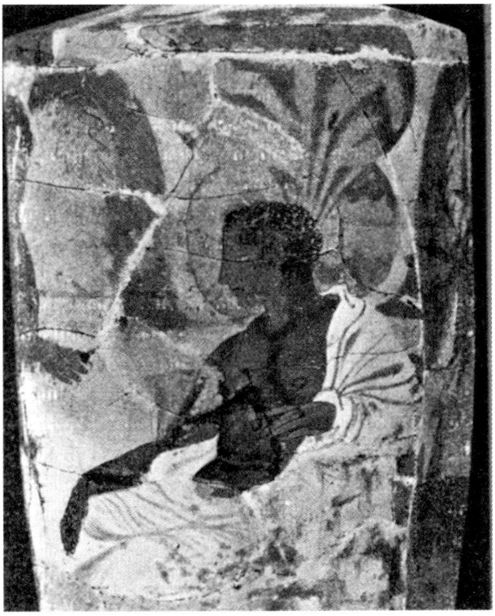

19 *Attisches Lekythenbild im Stil des Parrhasios (?), um 410 v. Chr. (Athen)*

20 *Anfänge der Schattenmalerei. Attische Lekythos, um 410 v. Chr. (Berlin)*

weise im Laufe des 5. Jahrhunderts belegt wiederum die erhaltene Vasenmalerei, wenngleich die große Malerei koloristisch nun rasch über diese hinauswuchs. Die Errungenschaften des Apollodoros und des Parrhasios hat man insbesondere an gleichzeitigen weißgrundigen Lekythen zu veranschaulichen gesucht (Abb. 19–20).[96]

Im 4. Jahrhundert v. Chr., der eigentlichen Blütezeit der griechischen Malerei, werden die Künstlernamen sehr zahlreich, doch die erwähnten Erfindungen beziehen sich nur noch auf Einzelheiten. So soll Aristeides von Theben als *omnium primus* die Empfindungen des Menschen ausgedrückt haben. Nikias von Athen führte neue Pigmente ein; maltechnisch scheint er auf die Wiedergabe des Fraueninkarnats besondere Sorgfalt verwandt zu haben, das bis dahin vernachlässigt worden war.[97] Zu den *inventa* des Apelles zählte man den feinen Atramentumüberzug seiner Gemälde. Die ungefähr einer Generation angehörenden Meister Apelles, Protogenes, Nikomachos und Aëtion führten um 330 v. Chr. die Malerei ihrer Vollendung zu. Die Vollkommenheit ihrer Werke, das *perfecta sunt omnia* bestand darin, daß man nun alle Mittel beherrschte, die Natur täuschend nachzuahmen. Koloristisch kam es nochmals zu einer Steigerung der von Zeuxis eingeführten Licht-Schatten-Malerei durch bewußt eingesetzte Glanzlichter bei sorgfältiger Abstufung der dunkleren Partien (Plinius 35,29).

Fast alle Kunstzentren Griechenlands trugen, ein jedes auf seine Weise, zur Entwicklung der Malerei bei. Für viele Maler ist die Vaterstadt angegeben. Dies bedeutet jedoch nicht, daß sie hier Zeit ihres Lebens wirkten, vielmehr zog sie oft schon die Notwendigkeit, ihren Aufträgen nachzugehen, auch an andere Orte. Es bildeten sich dennoch führende Zentren der Malkunst heraus. Schon früh muß die nordöstliche Peloponnes mit den Städten Korinth, Sikyon und Kleonai ein solches Zentrum gewesen sein. Es fällt auf, daß die meisten von Plinius aufgeführten Maler der archaischen Zeit von dort stammen. Zu dieser Überlieferung könnte allerdings auch die Tatsache beigetragen haben, daß später hier die Schule von Sikyon blühte, die eine Kenntnis der eigenen Vorläufer besonders gefördert haben dürfte. Immerhin gehören andere Maler der Frühzeit wie Bularchos oder Saurias dem ostionischen Kunstkreis an.

Athen war auf Grund seiner politischen Vorrangstellung im 5. Jahrhundert ein Anziehungspunkt für alle bedeutenden Künstler der Zeit; zwar konnten Mikon, Apollodoros oder Panainos es als ihre Vaterstadt bezeichnen, doch wirkten hier auch die aus der Fremde kommenden Maler Polygnot, Agatharch und Parrhasios. Von einer attisch-thebanischen Malerschule sprach man erst im 4. Jahrhundert v. Chr. (Plinius 35,75). Zu ihr gehörten Euphranor und Nikias sowie der Thebaner Aristeides, ferner deren Schüler und Söhne. Diese Schule tat sich vor allem in der Schlachtenmalerei hervor, und ihre Vertreter der zweiten Generation übernahmen größere Aufträge am makedonischen Hof.[98]

Zu hohem Ruhm stieg schon in der ersten Hälfte des 4. Jahrhunderts nicht zuletzt die Malerschule von Sikyon auf, von Pamphilos begründet und von Melanthios und Pausias fortgeführt. Als ihre wichtigste Leistung galt die Chrestographie, eine auf wissenschaftlichen Grundlagen beruhende, korrekte und objektive Wiedergabe von Figuren und Dingen. Von einer ostionischen Malerschule ist in den Quellen nicht ausdrücklich die Rede, doch hatten berühmte Maler wie Parrhasios und Apelles hier ihre Laufbahn begonnen. Die diesen Malern bescheinigte Subtilität und Grazie dürfte ionisches Erbe gewesen sein.

Unsere Kenntnis vom Leben und Wirken der Maler verdanken wir vereinzelten, ganz zufällig erhaltenen literarischen Zeugnissen. Welcher Art diese Quellenlage ist und welch lückenhaftes Bild sie vermittelt, sei im folgenden zumindest an den drei berühmtesten Malern der Antike, an Polygnot, Zeuxis und Apelles gezeigt.[99] Polygnot von Thasos lernte die Malerei bei seinem Vater Aglaophon, über den ebenso wenig bekannt ist wie über den Bruder Aristophon. Er selbst gelangte in Athen zu hohem Ruhm. Plutarch bezeugt seine Tätigkeit in Athen für die Zeit des Kimon (475–460 v. Chr.). Plinius widmet dem Maler nur wenig Raum, und er kann die Schaffenszeit, nämlich „vor der 90. Olympiade“ (420–417 v. Chr.), nur ungenau angeben. Zudem verwechselt er die Halle der Knidier in Delphi mit dem dortigen Tempel, den Polygnot seiner Meinung nach ausgemalt haben soll. Die ausführliche Be-

# ZEITTAFEL

| | | | | |
|---|---|---|---|---|
| | Kleanthes von Korinth | | Saurias von Samos | |
| | Ekphantos von Korinth | | Bularchos | |
| 600 v. Chr. | | | | 600 v. Chr. |
| | | Eumares von Athen | | |
| 500 | Kimon von Kleonai | | | 500 |
| | | Polygnot von Thasos (Athen) | | |
| | | Mikon von Athen | | |
| 450 | | Panainos von Athen | | 450 |
| | | Agatharch von Samos (Athen) | | |
| | | Pauson von Athen | | |
| | | Apollodoros von Athen | | |
| 400 | | Parrhasios von Ephesos (Athen) | Androkydes von Kyzikos<br>Zeuxis von Herakleia | 400 |
| | Eupompos von Sikyon | | Timanthes von Kythnos | |
| | Pamphilos von Amphipolis (Sikyon) | Aristeides von Theben | | |
| | | | Kydias von Kythnos | |
| 350 | Pausias von Sikyon<br>Melanthios von Sikyon | Euphranor vom Isthmus (Athen) | | 350 |
| | Nikophanes | Nikias von Athen | Protogenes von Kaunos | |
| | | Nikomachos von Theben (Makedonien) | Apelles von Kolophon (Makedonien) | |
| | | | Aëtion | |
| | | Aristeides II | | |
| 300 | | Philoxenos von Eretria (Makedonien) | Athenion von Maroneia | 300 |
| | | | Antiphilos von Ägypten | |
| | | Peiraïkos von Athen (?) | Theon von Samos | |

schreibung der Gemälde, die Pausanias in der Knidierhalle vornahm, brachte offenbar der römischen Bildungswelt diese Werke erst wieder in Erinnerung, sie werden jedenfalls erst nach Pausanias noch einige Male erwähnt. Dasselbe gilt für die „Iliupersis" in der Stoa Poikile in Athen, von der Pausanias ebenfalls eine Beschreibung gibt. Mit Mikon zusammen malte Polygnot ferner das Dioskuren-Heiligtum in Athen, das „Anakeion" aus; unsicher bleibt dagegen seine Beteiligung an den Wandgemälden des Theseions. Einzig dem Pausanias wird auch die Nachricht von den polygnotischen Gemälden im Athena-Tempel von Plataiai verdankt, während Plinius lediglich die sonst unbekannten, von Pausias später restaurierten Wandbilder in Thespiai erwähnt (35,123). Polygnots berühmteste Werke waren zweifellos Wandgemälde, doch sind auch Tafelbilder bezeugt. Pausanias sah solche noch in der Pinakothek der Propyläen von Athen und gibt auch ihre Themen an: „Odysseus und Nausikaa" und „Achill auf Skyros"; möglicherweise waren die vier anderen hier erwähnten Gemälde aber ebenfalls von Polygnot geschaffen. Dagegen erwähnt Plinius nur ein „Tafelbild" ohne Titel, das sich zu seiner Zeit in der Halle des Pompeius in Rom befand. Die künstlerische Bedeutung Polygnots betonen schon Platon und Aristoteles. Letzterer rühmte, wie erwähnt, mehrfach in ihm den großen „Ethographos", den Darsteller würdiger Charaktere. Cicero und nach ihm Plinius und Quintilian haben ferner Kunde von seiner Vierfarbenpalette. Von Polygnots fortschrittlichen „Erfindungen", die Plinius aufzählt, war schon die Rede. An diesen wenigen, verstreuten Nachrichten wird bereits deutlich, daß keine vollständige Überlieferung zu einzelnen Künstlern mehr zu erwarten ist. Es wird wesentlich mehr Werke des Polygnot gegeben haben, und über seine Eigenart wäre gewiß mehr zu sagen gewesen, als den späteren Angaben noch zu entnehmen ist.

Der gut zwei Generationen jüngere Zeuxis stammte aus Herakleia; unter den vielen antiken Städten dieses Namens kommt am ehesten das in Unteritalien gelegene in Betracht, denn Zeuxis soll bei einem Demophilos von Himera auf Sizilien gelernt haben, auch schenkte er später ein Gemälde, die „Alkmene", den Agrigentinern und malte für diese oder die Stadt Kroton seine „Helena". Den Höhepunkt seiner Schaffenszeit setzt Plinius ans Ende der 95. Olympiade (397 v. Chr.). Schon einige Jahre zuvor muß ihn Archelaos von Makedonien, der 399 v. Chr. starb, an seinen Hof geholt haben. Ruhm erntete Zeuxis aber auch in Olympia, Athen und Ephesos. Zusammen mit seinem Zeitgenossen Parrhasios zählte er, wie aus Erwähnungen bei Platon, Isokrates oder Xenophon zu schließen ist, zu den führenden Malern jener Epoche. Zweifellos war die „Helena" sein berühmtestes Werk, über dessen Entstehung mit Hilfe mehrerer Modelle Cicero und andere anekdotisch berichten. Des weiteren wird eine „Penelope" und eine zweite „Alkmene mit dem schlangenwürgenden Herakliskos" erwähnt. Die von Lukian ausführlich beschriebene „Kentaurenfamilie" des Zeuxis, ferner ein „Gebun-

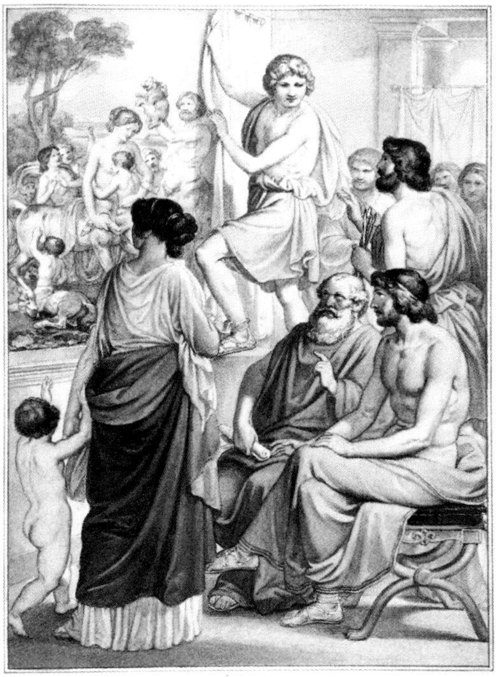

*21 Johann Georg Hiltensperger, Der Maler Zeuxis führt sein Kentaurenbild vor. Nach 1840 (München)*

dener Marsyas", ein „Boreas", ein „Triton" und ein „Pan" lassen auf ein besonderes Interesse des Malers an mythischen Fabelwesen schließen. Von seinen Götterdarstellungen werden dagegen nur ein „Rosenbekränzter Eros" und ein „Thronender, von Göttern umgebener Zeus" aufgeführt. Ebenso knapp ist die Kunde von den Werken, die in verschiedenen Anekdoten eine Rolle spielen, nämlich von einem „Athleten", einem „Alten Weib" und einem „Knaben mit Trauben". Was die Eigenart seiner Kunst angeht, so verurteilte Aristoteles den Mangel an Ethos. Spätere Kunstkenner wie Cicero und Quintilian würdigen aber seine Licht-Schattenmalerei, und an seinen Figuren wurde als charakteristisch die Proportionierung mit großen Köpfen und kräftigen Gliedern empfunden. Viele Anekdoten bildeten sich um sein anspruchsvolles Auftreten und seinen aufwendigen Lebensstil, worauf zurückzukommen ist. Die Quellen sagen also relativ wenig über die Eigenart seiner Kunst aus, bieten auffallend viel Anekdotisches und Biographisches, geben aber immerhin eine Reihe von Bildtiteln an, die ein Urteil über die Themenwahl zulassen.

Während zu Polygnot rund 40, zu Zeuxis knapp 60 Textstellen bekannt sind, belaufen sich die Schriftzeugnisse zu Apelles auf fast 100. Die hohe

Zahl ist im Ruhm dieses Malers begründet und ergibt sich aus einem beträchtlichen Anteil an Anekdoten, Epigrammen, späten Wiederholungen bekannter Fakten und kurzen Erwähnungen des Namens ohne informativen Wert. Apelles war seiner Abstammung nach Ostionier, sein Geburtsort Kolophon ist ebenso überliefert wie Ephesos als Stätte seiner Lehrzeit und seines ersten Wirkens. Um 360 v. Chr. begab er sich nach Sikyon in die Lehre des Pamphilos, um sein Können zu vervollkommnen. Von hier aus kam es vielleicht schon zu ersten Kontakten mit dem makedonischen Hof; ansässig wurde er dort mit Sicherheit in der Zeit Alexanders des Großen, für den er zeitweise ausschließlich arbeitete und in dessen Gunst er stand. Damals erreichte Apelles seine Akme, die Plinius in die 112. Olympiade (332–329 v. Chr.) setzt. Ferner gibt es Hinweise auf ein Wirken bzw. Besuche in Athen, Korinth, Rhodos, Kos und Alexandria. Nach dem Tod Alexanders lebte er wahrscheinlich wieder in Ephesos. Damals übernahm er auf Kos den Auftrag für ein zweites Aphroditebild, das aber unvollendet blieb. Sein am meisten gerühmtes Gemälde war die ebenfalls für Kos gearbeitete „Aphrodite Anadyomene", die sich später in Rom befand. Mit einer „Artemis", einer „Charis" und einer „Tyche" erschöpft sich bereits die uns bekannte Reihe von Götterbildern. Auch Heroengestalten malte Apelles offenbar selten. Dagegen könnten weitere Gemälde existiert haben, in denen er, wie in der „Verleumdung" oder einer Gruppe von „Donner, Wetterleuchten und Blitz", seine persönlichen Einfälle in Form von Personifikationen zum Ausdruck brachte. Berühmtheit wird er wohl vor allem durch seine Porträts erlangt haben, die in auffallend hoher Zahl erwähnt werden. Die meisten der genannten Gemälde zählt Plinius auf, doch wird dieser Katalog ergänzt durch Lukian, der die „Verleumdung" beschreibt, Pausanias, der ein Bild der „Charis" in Smyrna bezeugt, sowie spätantike Autoren, die einen „Alexander zu Pferd" und die „Tyche" erwähnen. Ein Epigramm der Anthologia Palatina spielt auf ein Selbstporträt des Apelles an, nahezu das einzige, von dem wir in der antiken Malerei Kunde haben. In auffallendem Gegensatz zu diesem umfangreichen, wenn auch gewiß nicht vollständigen Werkkatalog stehen die wenigen Angaben zur Eigenart seiner Kunst. Man rühmte an seinen Werken die „Grazie" ebenso wie die „Naturwahrheit"; offenbar ließ sich an etwas derart Vollkommenem nichts Charakteristisches mehr entdecken.

### *Verlorene Meisterwerke*

Plinius erwähnt einen besonders kunstvoll dargestellten „abgewendeten" Herakles des Apelles (35,94), den man im Telephosbild aus der Basilika von Herkulanum wiederzuerkennen glaubte. Es gibt zahlreiche Versuche, in dem heute noch vorliegenden Denkmälerbestand motivische Reflexe der literarisch erwähnten Meisterwerke zu finden oder sogar der verlorenen Bildkomposition insgesamt damit auf die Spur zu kommen. Eine Zeitlang hat diese

Motivsuche die Forschung sehr beschäftigt.[100] Die Vasen vermitteln in der Regel eher eine Vorstellung vom anonymen Formenrepertoire der Zeit, und nur in einzelnen Fällen scheinen Werke der Monumentalmalerei unmittelbar vom Vasenmaler übernommen worden zu sein. Aber wir besitzen die mehr oder weniger genauen „Kopien" griechischer Gemälde auf römischen Wänden. Vor allem letztere wurden von der Meisterforschung immer wieder herangezogen.

Zuverlässige Gemäldekopien, sogenannte *Apographa,* gab es seit hellenistischer Zeit in großer Zahl, aber als Tafelbilder aus Holz sind sie, wie ihre berühmten Vorbilder, zugrunde gegangen. Lediglich einige Mosaikkopien haben die Zeiten überdauert. Sie fehlen denn auch in keiner Geschichte der antiken Malerei. Ein großes Schlachtengemälde, das den Sieg Alexanders des Großen über Dareios darstellt und wohl von Philoxenos von Eretria im Auftrag Kassanders von Makedonien im späten 4. Jahrhundert v. Chr. geschaffen wurde, ist aller Wahrscheinlichkeit nach in einem Fußbodenmosaik aus dem spätrepublikanischen „Haus des Fauns" in Pompeji überliefert (Abb. 76; Taf. V).[101] Einige vom Mosaizisten belassene Nahtstellen sowie motivische Mißverständnisse weisen hier auf eine weitgehend mechanische Übertragung des Vorbildes hin. Der Zeugniswert dieser Kopie ist nie angezweifelt worden, weil Figurenstil und Komposition äußerst homogen wirken und dazu die Farbgebung dem entspricht, was von der Vierfarbenmalerei überliefert ist. Ein weiteres Argument bieten die dargestellten Realien, nämlich Kleidung, Waffen und Geräte, deren genaue Wiedergabe eine unmittelbare Kenntnis der historischen Wirklichkeit, auch persischer Beutestücke, voraussetzt.

Während das Alexandermosaik mit seinen Ausmaßen von 5,82 × 3,13 Metern ein monumentales Schlachtengemälde wiedergibt, überliefern die sogenannten Emblemata einfachere, kleinere Tafelbilder. Es sind qualitätvolle Mosaiken, die in späthellenistischen Häusern die Mitte repräsentativer Fußböden zierten. Sie wurden nicht wie das gröbere übrige Fußbodenmosaik vor Ort verlegt, sondern in der Werkstatt des Mosaizisten in flachen Terrakottakästen aus sehr kleinen und farbig differenzierten Steinchen vorgefertigt. In der „Villa des Cicero" vor dem Herkulaner Tor in Pompeji entdeckte man sehr kostbare Mosaikbilder mit Komödienszenen, die von einem Dioskurides signiert sind und auf hellenistische Gemälde des 3. Jahrhunderts v. Chr. zurückgeführt werden (Taf. VIII a).[102]

Mosaikkopien können bei guter Qualität auch die Farbgebung eines Bildes relativ genau überliefern, aber sie zerlegen in einzelne Teilchen, was der Pinsel in durchlaufenden Strichen und sanften Übergängen wiedergab, so daß die Farbnuancen in den Vorbildern noch feiner gewirkt haben dürften. Im Medium der Pinselmalerei befinden wir uns dagegen mit den beiden schon erwähnten Serien kleiner Kabinettbilder aus Herkulanum, nämlich den stark verblichenen Marmorbildern und den ausgeschnittenen Stuckbildern, die beide zum Einlassen in die Wand bestimmt waren.[103] Vor allem die Stuckgemälde können von griechischen Tafelbildern eine Vorstellung vermitteln, da jedes einzelne stilistisch geschlossen wirkt, sie sich voneinander aber, was den Zeitstil der Vorbilder angeht, deutlich unterscheiden. Allerdings lassen sich mit diesen kleinen Durchschnittswerken keine Meisternamen verbinden (Abb. 72).

Schließlich war bereits die Rede von jenen größeren, zentral plazierten Sagenbildern der Wände Pompejis, die mit ihren griechischen Vorbildern ebenfalls die Technik der Pinselmalerei gemeinsam haben (Abb. 6, 8). Daß ihnen vielfach Meisterwerke zugrunde liegen, glaubte man sowohl aus der Vielzahl der Repliken wie auch aus der auffallenden stilistischen Diskrepanz zwischen den Bildern und dem sie umgebenden Wanddekor schließen zu können. Ferner lassen sich Gruppenschemata und Figurentypen dieser Bilder in vielen Fällen auf die Kunst des 4. Jahrhunderts zurückführen. Wenn man sich allerdings vor Augen hält, daß die Arbeitsweise der römischen Wanddekorateure nicht einer unmittelbaren Kopistentätigkeit gleichkam, so schränken sich die Erwartungen ein, die man den pompejanischen „Tafelbildern" als Kopien griechischer Originale entgegenbringen kann. Der Vorgang der Übernahme griechischer Bilder gestaltete sich hier im Gegensatz zu den weitgehend mechanischen Übertragungstechniken der Kopisten wesentlich indirekter und ungenauer. Man hat sich die Zwischenstationen klar zu machen, die vom Vorbild zum Wandbild führten. Genaue Kopien mögen zunächst zur Verbreitung des Bildgutes beigetragen haben. Nach Originalen oder Kopien legten die Wanddekorateure, die Vorbilder bereits verkleinernd oder vereinfachend, einen Mustervorrat an, der dem Auftraggeber die Präzisierung seiner Wünsche erleichterte. Und schließlich verdünnte und verfälschte sich der Bildervorrat nochmals durch das Aufgreifen schon vorhandener Wandbilder, die ihrerseits den Mustervorrat jüngerer Dekorateure bereicherten. Nicht zuletzt hat man sich zu vergegenwärtigen, daß bei jedem Übertragungsvorgang auf die Wand auch die Leerstellen des Musters frei ergänzt werden konnten. Solche Abwandlungen, seien sie nun bewußt oder ungewollt geschehen, rücken die griechischen Vorlagen in weite Ferne, und mit Recht hat Bianchi-Bandinelli die gräzisierenden Tafelbilder der campanischen Wandmalerei als „gesunkenes Kulturgut" bezeichnet.[104] Wie schon gezeigt wurde, ahmte das mittelständische Bürgertum Pompejis in seinen üppig geschmückten Wänden etwas von der neuen Bildungsgesinnung der Nobiles nach, es ging aber längst nicht mehr um ein künstlerisch exaktes Kopieren der alten Gemälde, sondern in erster Linie um ein Zitieren griechischer Bildinhalte, die man zu bestimmten Bildprogrammen zusammensetzte.

Künstlerisch erweist sich die römische Wandmalerei insgesamt als ein äußerst differenziertes Endprodukt der hellenistischen Tradition. Die Motive des flott und sicher aufgesetzten dekorativen Beiwerks wie Ranken, Ornamentleisten, Architekturen, kleine Landschaften, spielende Eroten und andere, meist auf dunklen Grund gesetzte Figuren der Nebenfriese hatten hellenistische Vorstufen.[105] Für uns tritt allerdings diese Handwerkstradition mehr oder weniger unvermittelt erst um 50 v. Chr. ans Licht. Daneben entfaltete sich in den zentralen „Tafelbildern“ ein klassizistischer Stil, in dem griechische Gemälde imitiert wurden. Steif und unbeholfen gemalt, stehen sie oft in merkwürdigem Kontrast zur Virtuosität des Beiwerks. Allerdings hat sich gezeigt, daß das Altertümelnde dieser Bilder bis zur Nachahmung historischer Maltechniken und Koloritstile ging und es außerdem starke Qualitätsabstufungen innerhalb dieser Bildgattung gibt.[106]

Wesentlich eingeschränkt wird der Zeugniswert der römischen „Bildkopien“ nicht zuletzt durch die autonome Stilgeschichte der römischen Malerei, in die sie eingebunden sind.[107] Die klare, atmosphärelose Malweise des frühen zweiten pompejanischen Stils unterscheidet sich von der luftig weichen Farbgebung seiner späteren Phase nach der Mitte des 1. Jahrhunderts v. Chr., und die auffallend trockene, zeichnerische Manier augusteischer Figurenbilder des dritten Stils läßt sich gegen die zunehmend malerischen Effekte der folgenden Jahrzehnte absetzen, die im flimmernden, formverschmelzenden Malstil der neronischen Zeit ihren Höhepunkt finden. Demgegenüber gibt sich der Figurenstil der flavischen Stilphase durch einen handfesteren, voluminös modellierenden Malstil zu erkennen. Auch das Format der Bilder verändert sich im Lauf dieser Zeit. Aus den großen zentralen Ädikulabildern des späten zweiten und frühen dritten Dekorationsstils, die illusionistisch den Blick in eine mythologische Landschaft freigeben, werden später hochrechteckige Bilder ohne Ädikularahmen und schließlich breitformatige und quadratische Bilder, die auf echte Tafelbilder deutlicher Bezug nehmen.

Trotz solcher Einschränkungen hält die Forschung an einigen „Gemäldekopien“ fest, denn nur sie erlauben es, die Brücke zu einzelnen literarisch überlieferten Meisterwerken zu schlagen. Plinius (35,132) erwähnt beispielsweise eine berühmte „Io“ des Nikias von Athen, die sich in der frühen Kaiserzeit wohl in Rom befand und häufig kopiert worden sein dürfte. Jedenfalls führt man einige Wandbilder auf dieses Original zurück, wie das 2,30 Meter hohe, bereits um 30 v. Chr. entstandene Ädikulabild im Haus der Livia auf dem Palatin (Abb. 22), ferner ein nur 72 cm hohes flavisches Bild im Macellum von Pompeji (Abb. 23) und zwei weniger bedeutende Repliken, die lediglich zeigen, wie beliebt das Thema in dieser Bildfassung war.[108] Die von der Rache der Hera eingeholte Io sitzt auf einem Felsen und wird von Argos bewacht. In der frühen Replik ist der Gruppe eine dritte Figur, ein aus dem Hintergrund herantretender Hermes zugefügt und das Ambiente als ländliches Heiligtum charakterisiert; auch nimmt der landschaftliche Hintergrund mit Bäumen und offenem Himmel einen großen Teil der Bildfläche ein, in die die Figurengruppe des griechischen Vorbildes locker hineingesetzt ist. Enger rücken Io und Argos in der flavischen Replik zusammen, wo sie das Bild nahezu bis zum Rand füllen. Die fast frontal sitzende Io wendet sich

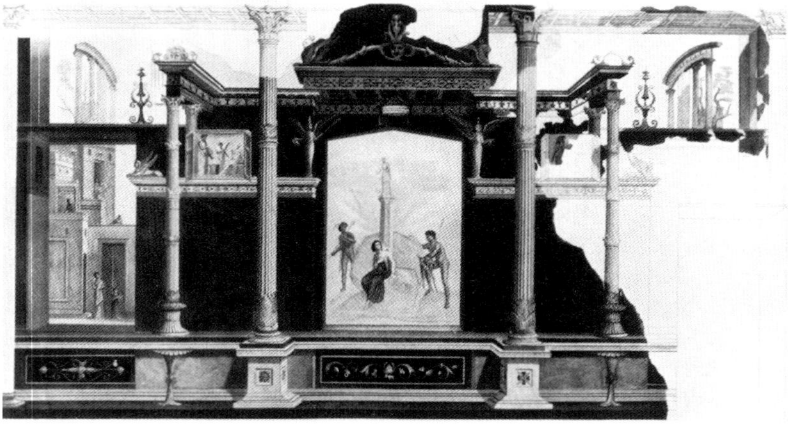

22 Wanddekoration im Haus der Livia, um 30 v. Chr. (Rom)

zu ihrem Bewacher um. Der Typus des leicht vorgebeugten, ausruhenden Argos ist ebenso wie das Sitzmotiv der Io häufig auf Vasen des 4. Jahrhunderts anzutreffen, so daß eine Zuweisung des Bildschemas an Nikias wahrscheinlich ist. Aber im Einzelnen, etwa in der Darstellung der Gewanddrapierung oder der Köpfe, weichen die Repliken beträchtlich voneinander ab. Das Bild im Macellum von Pompeji scheint am nächsten an das Werk des Nikias heranzuführen, hier ist auch die plastische Isolierung der Figuren vor einem neutralen Hintergrund erkennbar, die für die Gemälde des Nikias so bezeichnend gewesen sein soll.

Ferner erwähnt Plinius unter den Werken des Nikias eine „Andromeda". Da ein Bildtypus dieses Themas mit gleicher Farbgebung sich mehrfach in der pompejanischen Wandmalerei wiederholt, der dazu noch dem der „Io" eng verwandt ist, führt man auch diesen auf Nikias zurück.[109] Die flavische Fassung aus dem Haus der Dioskuren weist wiederum die am prägnantesten modellierten Figuren auf (Abb. 24), während einige ältere Repliken flächiger und atmosphärischer gemalt sind. Die frontal ausgerichtete Andromeda steigt vom Felsen herab, Perseus tritt von rechts sie stützend heran, das von ihm besiegte Seeungeheuer liegt links im Vordergrund. Im übrigen weichen die Repliken nicht nur in der Malweise, sondern auch motivisch in Einzelheiten voneinander ab. Am Original hat man sich gewiß die zur Pose erstarrte Haltung des Perseus belebter wie auch überzeugender verkürzt vorzustellen, während das fremd und kühl anmutende Fehlen einer Blickverbindung zwischen den Figuren durchaus ähnlich auf spätklassischen Vasen zu finden ist. Auch die Wahl des Momentes der Erzählung, nämlich des Triumphes und der Befreiung, nicht des Kampfes mit dem Ungeheuer, entspricht dem Bilddenken der Spätklassik. Die Replik im Haus der Dioskuren zeigt die Heroine allerdings in einem sehr stoffreichen Gewand, dessen Drapierung klassizistisch wirkt, so daß man sich fragte, ob hier überhaupt ein griechischer Entwurf zugrunde liegt. Nach solchen Einzelheiten kann man aber, wie bereits deutlich wurde, nicht urteilen.[110] Wenn die flavischen Repliken in der Regel „griechischer" aussehen als ältere Wandbilder, so mag dies einerseits am plastischen Malstil dieser Zeit liegen, andererseits ist aber auch nicht auszuschließen, daß die Maler jener Zeit sich nochmals genauer mit den Vorbildern auseinandersetzten.

Ein anderes Meisterwerk, das man in einem pompejanischen Wandbild wiederentdeckt zu haben glaubte, war das berühmte Iphigenienopfer des Timanthes. Die Beschreibung des Plinius (35,73) trifft allerdings auf das Bild aus dem Haus des tragischen Dichters (Abb. 26) in keiner Weise zu: Iphigenie stehe, dem Tode geweiht, am Altar, und alle Beteiligten zeigten den Ausdruck tiefer Trauer, Agamemnon aber verhülle sein Antlitz, da der Maler ihn, der als Vater das Opfer veranlaßt hatte, anders nicht würdig habe darstellen können. Im Wandbild findet sich lediglich der verhüllte Agamemnon wieder, während die übrigen Figuren beträchtlich von Plinius' Beschreibung abweichen und zugleich stilistisch in eine jüngere Zeit weisen als die Schaffenszeit des Timanthes, das frühere 4. Jahrhundert. Hierhin passen eher die Figuren eines römischen Rundaltars (Abb. 25). Der Meister dieses klassizistischen Reliefs könnte sich einer Vorlage aus der Malerei bedient haben, aber es

*23 Io, von Argos bewacht. Römisches Wandbild nach Nikias. Pompeji, Macellum*

*24 Perseus befreit Andromeda. Römisches Wandbild nach Nikias, aus Pompeji (Neapel)*

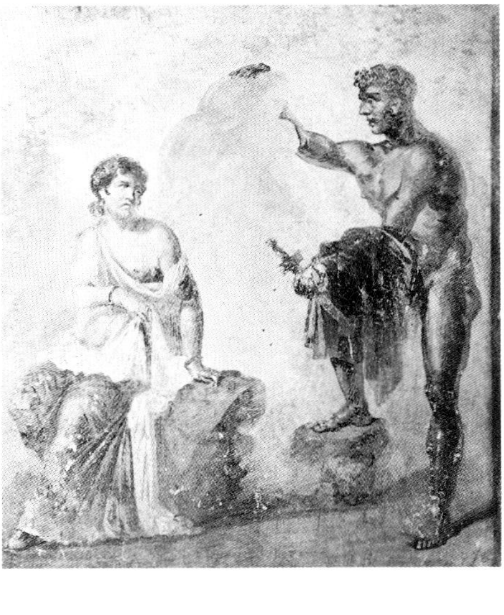

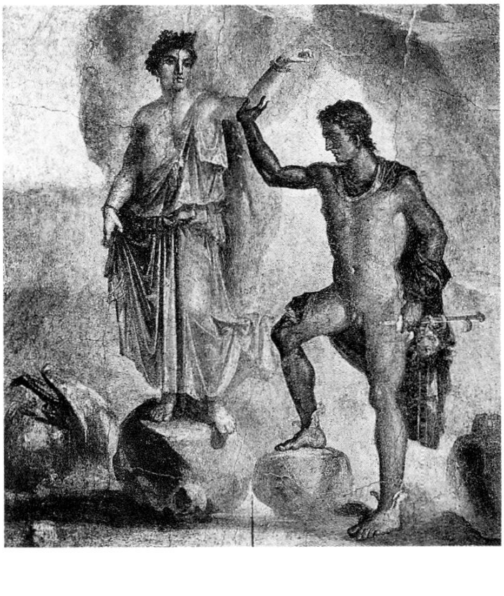

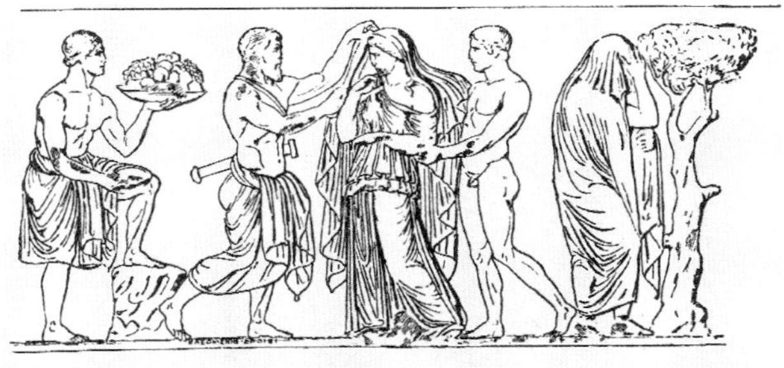

25 *Opferung der Iphigenie. Relieffries eines römischen Rundaltars, 1. Jh. v. Chr. (Florenz)*

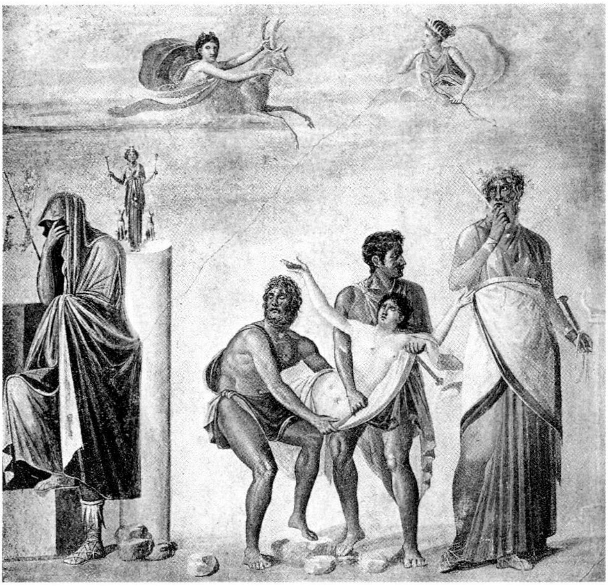

26 *Opferung der Iphigenie. Pompejanisches Wandbild (Neapel)*

fehlen auch hier Elemente des Timanthes-Gemäldes, nämlich der Altar und die Trauerhaltung der Umstehenden.[111]

Zwei sehr aussagekräftige Repliken liegen dagegen zu einem Meisterwerk der frühhellenistischen Zeit vor (Taf. VIb–VII). Das Thema betrifft wiederum die Vorgeschichte des trojanischen Krieges: Achilleus wird von Odysseus unter den Töchtern des Lykomedes entdeckt. In Mädchenkleidern verborgen, sollte er vor der Teilnahme am Krieg bewahrt bleiben. Doch der Held verriet sich durch seine spontane Reaktion, als Odysseus Waffen vor ihm ausbreiten und zugleich die Kriegstrompeten erschallen ließ. Überliefert ist das Bild unter anderem in zwei pompejanischen Wandbildern, leider ist das bessere, aus flavischer Zeit stammende nur zu zwei Dritteln erhalten (Taf. VII). In der Mitte wird Achill von Odysseus und Diomedes gepackt, seitlich schrecken die Töchter des Lykomedes entsetzt zurück und oberhalb von Achill taucht im Eingang des Palastes der König auf, umgeben von den Soldaten des Odysseus. Das Kolorit beider Repliken ist in seiner rot-braunen Tönung sehr ähnlich, es paßt zur *austeritas* der Farbgebung, die für den Maler Athenion von Maroneia bezeichnend gewesen sein soll (Plinius 35,134). Von diesem nämlich erwähnt Plinius ein Gemälde, das Achill darstellte, „wie er, in ein Mädchengewand versteckt, von Odysseus ertappt wurde". An den Unterschieden der beiden römischen Fassungen wird wiederum der große Spielraum bei der Übertragung bestimmter Vorbilder deutlich, andererseits gibt es zahlreiche Übereinstimmungen, die dem griechischen Vorbild zuzuschreiben sind. Im Gegensatz zum Iphigenienbild im Haus des tragischen Dichters vermitteln diese Repliken auch einen guten Eindruck von griechischer Bildkonzeption. Für den raumgreifenden Stand der Figuren und ihre emphatische Bewegtheit lassen sich Parallelen in der Originalkunst des späteren 4. Jahrhunderts anführen, also aus der Schaffenszeit des Athenion, der das Vorbild gemalt haben dürfte.[112]

Die campanischen Wandmaler verfügten in ihrem Mustervorrat auch über isolierte griechische Figurentypen, die sie gleich Versatzstücken nach Belieben verteilen und kombinieren konnten. Nicht selten kam es dabei zu eklektischen Kompositionen, die sich aus Modellen ganz verschiedenen Stils zusammensetzten.[113] Eine freie Verwendung vorhandener Bild- und Figurentypen gehörte ohnehin zur antiken Kunsttradition. Man kannte nicht den Begriff des Plagiats, so gern man später auch die „Erfindungen" einzelner Meister rühmte. Besäßen wir noch den gesamten antiken Bildervorrat, würde er sich als eine Kette sehr ähnlicher, nur langsam sich abwandelnder Bildtypen und Formeln erweisen, zumal vom Auftraggeber auch immer wieder dieselben Themen gefordert waren.

Auf diese relativ konstante Typenverwendung wirft ein Neufund in Vergina ein bezeichnendes Licht. Er zeigt, daß Werkstatt-Traditionen dabei eine wichtige Rolle spielten. Plinius führt unter den Werken des Nikomachos ein berühmtes Bild, den „Raub der Proserpina" an, das sich zu seiner Zeit in Rom befand (35,108). Es fiel einem Tempelbrand zum Opfer, doch glaubt man, es heute noch in römischen Mosaiken und Reliefs fassen zu können (Abb. 27).[114] Die Darstellung zeigt ein nach links gerichtetes, von Hermes angeführtes Hadesgespann, auf dessen Wagen der Gott die verzweifelt sich wehrende Persephone gefaßt hält. Derselbe Bildtypus liegt nun im Persephonegrab von Vergina aus der Zeit des Nikomachos, dem späteren 4. Jahrhundert v. Chr., vor (Taf. IV). Der Kreis schien sich zu schließen und eine Weile hielt man es für möglich, in dem Originalgemälde ein Werk des Meisters selbst zu

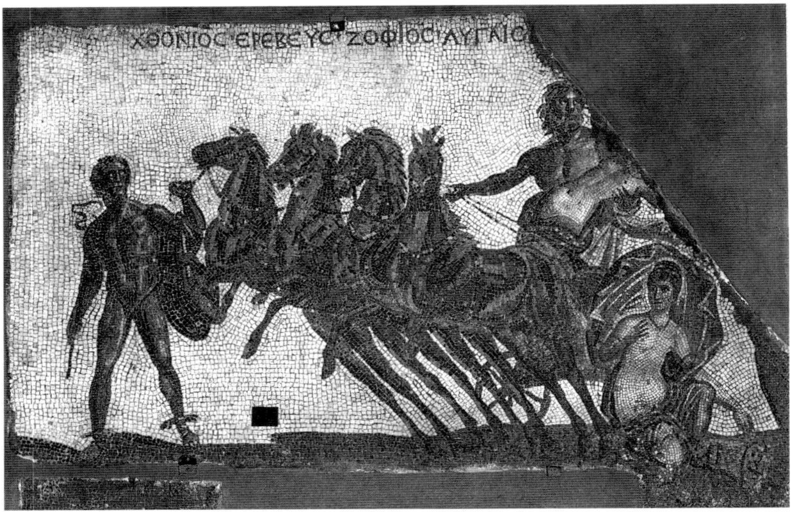


*27 Hades raubt Persephone. Römisches Mosaik nach griechischem Gemälde des Nikomachos (Rom)*

besitzen, zumal es die flotte „Schnellmalerei“ illustrieren würde, die Nikomachos beherrscht haben soll. Auch hat Nikomachos nachweislich für den makedonischen Hof gearbeitet. Andere machten auf motivische Übereinstimmungen mit dem Alexandermosaik aufmerksam,[115] dessen Vorbild dem Nikomachosschüler Philoxenos zugeschrieben wird. Aber auch ein uns unbekannter Schüler oder Werkstattgenosse des Nikomachos kann das Grabgemälde geschaffen haben. Jedenfalls wurde hier ein Bildtypus verwendet, dem das nach Rom gelangte, nur noch in Reflexen bezeugte Meisterwerk sehr ähnlich war. Umgekehrt bildet das Grabgemälde, da es aus dem unmittelbaren Wirkungsbereich des Nikomachos stammt, eine neue Bestätigung für den Zeugniswert der römischen Mosaikkopien.

Die wenigen hier gezeigten Beispiele machen deutlich, daß die römischen Nachbildungen griechischer Originalgemälde uns nur noch eine recht grobe Vorstellung vom Vorbild vermitteln können. Motivische Details und die Ausschmückung der Erzählung folgen meist römischem Geschmack. Nur wenn man diese römische Geschmacksgeschichte einerseits, die griechische Stilgeschichte andererseits kennt, kann der Versuch Erfolg versprechen, in den „Kopien“ das Römische vom Griechischen zu sondern. Dennoch läßt sich meist nicht viel mehr als ein ikonographisches Gerüst der verlorenen Bilder zurückgewinnen. Eine Meisterforschung, der es um Rekonstruktion und Vergegenwärtigung einzelner Werke zu tun ist, stößt demnach rasch an ihre Grenzen. Doch die Schriftquellen überliefern darüber hinaus eine Fülle von

Fakten, die sich für andere Fragen der Künstlergeschichte auswerten lassen, vor allem die nach dem antiken Malerberuf, nach der gesellschaftlichen Stellung des Malers und den äußeren Voraussetzungen seines Schaffens. Im Vergleich zu den Fragen der traditionellen Meisterforschung wecken diese Aspekte heute sehr viel stärkeres Interesse.

### *Der Malerberuf*

Als im 5. Jahrhundert v. Chr. auf der Akropolis von Athen der Parthenon errichtet wurde, beschäftigte Perikles nicht nur Steinmetzen, Zimmerleute und Bildhauer, sondern für den Zierat des Tempels auch Kupferschmiede, Färber, Goldarbeiter, Elfenbeinschnitzer, Sticker, Graveure und Maler (Plutarch, Perikles 12). Letztere führten auf ihren Gerüsten den ornamentalen Schmuck an Wänden und Baugliedern aus und verzierten Türrahmen und Kassetten. Solche Arbeiten würde man heute als dekorative Kunst bezeichnen, Plutarch nennt die Maler aber *zographoi* – Maler von Lebewesen – und verwendet damit die traditionelle griechische Berufsbezeichnung.[116] Das Verb *graphein* bedeutete eigentlich „einritzen" bzw. jede Art von Festhalten eines Bildes oder Textes auf einer Fläche, also sowohl „schreiben" wie auch „zeichnen" oder „malen". Natürlich konnte diese Berufsbezeichnung nur entstehen, weil der *zographos* im Gegensatz etwa zum Schriftkünstler fähig war, das Leben in Farben und Formen unmittelbar nachzubilden.

In der Frühzeit wurde ohnehin kein Unterschied zwischen dekorativ und darstellend arbeitenden Malern gemacht, die „hohe" Kunst war noch mit dem Handwerk identisch, und die Maler gehörten wie andere Kunsthandwerker zur Gruppe der Cheirotechniten, die mit ihrer Hände Arbeit und Geschick ihre Werke vollendeten. Politisch rechnete man sie in archaischer Zeit zum Stand der Demiourgen, der für das Gemeinwohl tätigen Spezialisten, die sich aus Künstlern, Handwerkern, aber auch Herolden, Sängern und Ärzten zusammensetzten.[117] Öffentliche Aufgaben hatten die Maler insofern zu erfüllen, als sie vorwiegend Tempel und Gräber schmücken halfen und die Gemeinschaft mit den im Ritus notwendigen Bildern versorgten. Daß Maler und andere Kunsthandwerker zur selben sozialen Schicht gehörten, machen einige Verwandtschaftsbeziehungen deutlich. Der attische Maler Eumares dürfte mit dem inschriftlich genannten Vater des Bildhauers Antenor identisch sein und in Euthymides, dem erfolgreichen Vasenmaler, der wohl auch größere Pinakes schuf, erkannte man den Sohn des Bildhauers Pollias.[118] Phidias' Bruder Panainos, der in Olympia mit diesem zusammenarbeitete und als Maler die Schranken, die das Kultbild des Zeus umschlossen, mit Bildern versah, war auch für die farbige Ausschmückung des Goldelfenbeinbildes selbst zuständig (Pausanias V 11,6). Ähnliche Beispiele könnten für die jüngere Zeit angeführt werden. Ohnehin beherrschten die darstellenden Künstler meist verschiedene Techniken, und von mehreren Malern wie Poly-

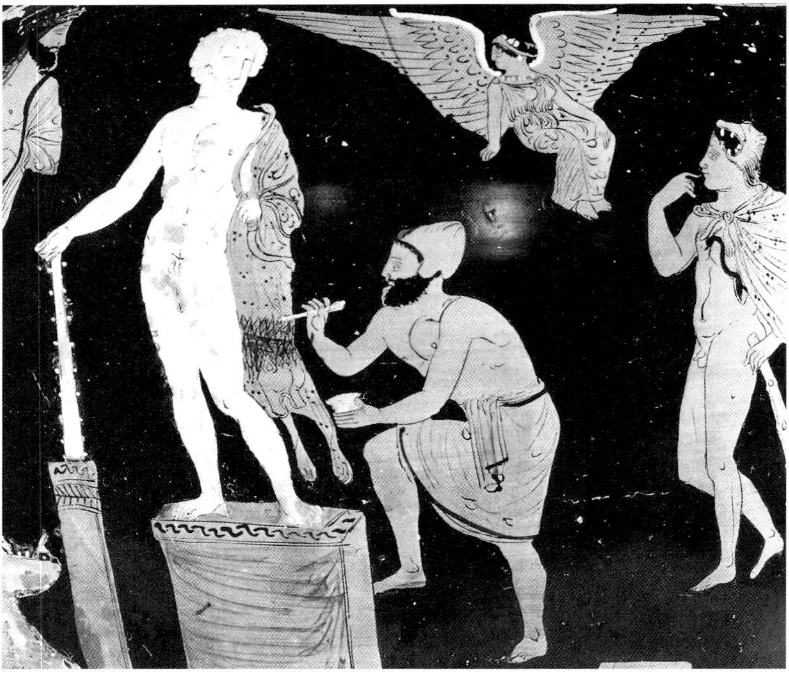

*28 Eine Statue des Herakles wird bemalt. Apulisches Vasenbild, 4. Jh. v. Chr. (New York)*

gnot, Mikon, Euphranor, Aëtion oder Protogenes wird überliefert, daß sie sich auch als Bildhauer betätigten. Es galt für einen zu Ruhm gelangten Maler demnach nicht als Schande, in der Bildhauerwerkstatt die *circumlitio,* die Bemalung von Statuen zu übernehmen (Abb. 28). Praxiteles soll sogar diejenigen seiner Statuen besonders geschätzt haben, die von Nikias farbig gefaßt waren (Plinius 35,133).

Seit dem 5. Jahrhundert begann sich jedoch die Kluft zwischen Publikum und Handwerkern langsam zu vertiefen. Erst seit dieser Zeit ist die abwertende Bezeichnung *banausos* (Ofenhocker) bezeugt, mit der man den Handwerker allgemein charakterisierte, weil er zu körperlicher Arbeit verurteilt war und keine Muße fand, sich um Weisheit und Bildung zu kümmern. Mehrfach äußert Platon diese Ansicht, aber auch noch Plutarch vertritt sie, wenn er meint, daß man sich oft an einem Kunstwerk erfreue, denjenigen aber verachte, der es geschaffen habe, wozu er auch berühmte Meister wie Phidias zählt.[119]

Was über die gesellschaftliche Stellung der Maler im besonderen seit dem 5. Jahrhundert bekannt ist, fügt sich allerdings in dieses Bild nicht ganz ein.

Dafür lassen sich Gründe nennen. Zum einen war die Tätigkeit des Malens nicht in dem Maß mit physischer Anstrengung und schmutzigen Werkstattbedingungen verbunden wie andere Techniken, die geforderte Bewältigung der Materie war geringer, der Weg von der Inspiration zur Ausführung müheloser. Zum anderen müssen die Maler der täuschenden Effekte wegen, die sie seit der Klassik hervorzubringen wußten, gleich Zauberern bewundert worden sein. Das Malen war sogar seit dem 4. Jahrhundert gesellschaftsfähig geworden, freigeborene Knaben wurde in Sikyon darin unterrichtet, Philosophen und Dichter konnten nebenher die Malerei betreiben, denn sie gehörte zu den freien Künsten, und in der Spätzeit finden wir in zunehmendem Maß auch vornehme Frauen damit befaßt (Abb. 30).[120]

Die Zeugnisse einer positiven Einschätzung des Malerberufs beginnen mit Polygnot von Thasos, der aufgrund seiner Leistungen als besondere Ehrung das Bürgerrecht der Stadt Athen erhielt, das gewöhnlich dem aus der Fremde kommenden, zum Metökenstand gehörenden Handwerker versagt blieb. In Delphi, wo Polygnot die allgemein bestaunten großen Wandbilder der Knidierhalle schuf, gewährte ihm die Amphiktyonie freie Unterkunft. Auch später noch gelangten Maler wie Apollodoros, Euphranor oder Nikias zu hohem Ansehen, weil sie öffentliche Aufträge übernommen und damit zum Ruhm der Stadt beigetragen hatten. Parrhasios erhielt aus gleichen Gründen das Bürgerrecht seiner Vaterstadt Ephesos. Unentgeltliches Arbeiten oder das Herschenken eigener Werke an die Gemeinde bezeugen indirekt auch eine wirtschaftliche Unabhängigkeit des betreffenden Künstlers.[121] Zeuxis soll allerdings seine Bilder verschenkt haben, weil nach seiner Meinung ihr künstlerischer Wert mit Geld nicht aufzuwiegen war (Plinius 35,63). Dies mag anekdotenhaft übertrieben sein, doch auf den Boden der Tatsachen führt ein Zeugnis, das Nikias von Athen als Stifter eines choregischen Weihgeschenks nennt. Auch wissen wir, daß die Athener diesem Maler die Ehre eines öffentlichen Begräbnisses zuteil werden ließen (Pausanias I 29,15).[122]

Anekdotisch gefärbt sind wiederum die Nachrichten über den zur Schau getragenen Kleiderluxus von Parrhasios und Zeuxis. Letzterer soll sich in Olympia in einem Mantel gezeigt haben, in den mit goldenen Buchstaben sein Name eingewebt war (Plinius 35,62), und Athenaios berichtet von Parrhasios, daß er sich aus Prunksucht in Purpurgewänder gekleidet, einen goldenen Kranz, einen goldenen Stock sowie goldverzierte Sandalen getragen habe. Reich gemusterte Gewänder waren in den Jahren um 400 v. Chr. tatsächlich beliebt (Abb. 29), und selbst wenn diesen Berichten moralische Kritik an einem maßlosen Lebensstil zugrunde liegt, werden sie nicht völlig aus der Luft gegriffen sein.[123]

Von zahlreichen griechischen Künstlern wird ferner überliefert, daß sie Lehrschriften zu ihrer Kunst hinterlassen haben. Keine dieser Schriften ist mehr erhalten, aber die Tatsache als solche verrät einen gewissen Bildungsstand. Zunächst dürften solche Lehrbücher eher technische Regeln und Rezepte enthalten haben, später müssen aber auch ästhetische Fragen behandelt worden sein, vor allem das Problem der Proportionierung des menschlichen Körpers und seiner idealen Maßverhältnisse, das nicht nur Polyklet in seinem „Kanon" zu lösen versuchte, sondern das auch von Parrhasios und Euphranor erneut angegangen wurde (Plinius 35,67; 128). Auf strenge theoretische Grundlagen stellte Pamphilos die Malkunst in der von ihm gegründeten Malerschule. Als Mann von umfassender Bildung soll er sich unter anderem mit Arithmetik und Geometrie beschäftigt haben, und noch eine späte Quelle lobt seine Vielseitigkeit und bezeichnet ihn als Philosophen unter den Malern.[124]

Wachsendes künstlerisches Selbstbewußtsein spricht nicht zuletzt aus der Art, in der die Maler ihre Werke kommentierten. Unter einem Gemälde des Apollodoros – Plinius (35,63) nennt statt dessen Zeuxis – soll die Signatur durch den Hinweis ergänzt gewesen sein, daß Tadeln leichter als Nachahmen sei, was sich im Griechischen als witziges Wortspiel ausnahm. Als man die Fähigkeit des Bühnenmalers Agatharchos lobte, in kurzer Zeit sehr vieles malen zu können, soll Zeuxis wiederum in Form eines Wortspiels entgegnet haben, er male zwar langsamer, dafür aber für lange Zeit, d. h. er versprach sich für seine Werke einen dauerhaften Ruhm.[125] Ehrgeiz hat die Maler zu unablässiger Übung angetrieben: Nikias war nach Aelian derart von seiner Kunst besessen, daß er oft Bad und Frühstück vergaß, und Apelles ließ

*29 Die Dioskuren überwinden den Riesen Talos. Attisches Vasenbild aus der Zeit des Zeuxis (Ausschnitt), um 400 v. Chr. (Ruvo)*

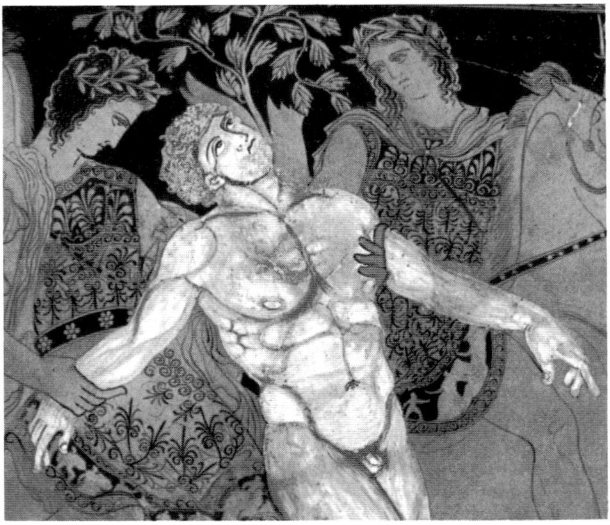

keinen Tag vergehen, ohne sich im Ziehen von Linien zu üben (Plinius 35,84). Von Apelles berichtet Plinius auch (35,79–80), daß ihm ein kleinliches Konkurrenzdenken fremd war, daß er sich vielmehr anerkennend über die Werke anderer äußerte und an ihnen lobte, worin sie seine eigene Kunst übertrafen. Vor allem die Nachrichten über Apelles zeigen außerdem, daß ein zu Ansehen gelangter Maler sich der Gunst seines fürstlichen Patrons erfreuen und ein beträchtliches Maß an sozialer und wirtschaftlicher Unabhängigkeit erreichen konnte.

Solchen Zeugnissen, die Geltung und Wohlstand mancher Maler belegen, ist eine authentische Quelle aus dem 3. Jahrhundert v. Chr. gegenüberzustellen, die Einblicke in die Existenz eines einfachen Malerhandwerkers gewährt, eines gewissen Theophilos, der Eingaben an Zenon, den Sekretär eines mächtigen Bezirkskommandeurs im Fayum zur Zeit des Ptolemaios Philadelphos macht. Sie betreffen die Ausmalung des Wohnhauses eines Beamten Diotimos.[126] Die beiden Briefe, auf Papyrus geschrieben, haben sich unter der reichhaltigen Korrespondenz des Zenon erhalten. Sie seien hier im Wortlaut wiedergegeben, da sie nicht nur die berufliche Situation eines solchen Malers beleuchten, sondern auch Hinweise zur Ausmalung von Wohnhäusern in der Zeit um 260 v. Chr. geben.

*„Eingabe von Theophilos dem Sohne des N.N. Betrifft die Arbeiten im Hause des Diotimos. Von der Vorhalle erkläre ich mich bereit zu malen (ein Stück als) Mantel mit Purpursaum, einen Obersockel mit Verzierungen, einen Untersockel im Erbsenmuster und den Säuleneingang mit geädertem Bande; wenn ich mir alles selbst besorge, für 30 Drachmen. Ferner vom Siebenpolsterzimmer das Gewölbe zu machen so wie ihr das Muster gesehen habt, den Untersockel in hübschem Anstrich, ferner die Lesbische Hohlkehle zu malen; wenn ich mir alles selbst besorge, für 20 Drachmen. Sodann vom Fünfpolsterzimmer will ich die Hohlkehle malen, wenn ich mir alles selbst besorge, für 3 Drachmen. Macht zusammen 53 Drachmen. Besorgt aber ihr alles, so macht es 30 Drachmen. Leb wohl.“*

Der andere Brief lautet:

*„Eingabe an Zenon vom Maler Theophilos. Da die Arbeiten für dich fertig sind und es nichts mehr zu tun gibt, und ich dasitze ohne auch nur das Nötigste, wirst du gut tun, wenn doch noch einige von den Tafelbildern bei dir zu machen sind, sie mir zu übergeben, damit ich Arbeit und das Nötigste habe. Gibst du sie mir aber nicht, so wirst du gut tun, mir etwas zum Reisegelde beizusteuern, damit ich zu meinen Brüdern in die Stadt gehen kann. Heil Dir.“*

Die angegebenen Drachmenbeträge stehen zu den später überlieferten Gemäldepreisen der großen Meister oder zum Lehrgeld des Pamphilos in sprechendem Kontrast. Bemerkenswert frei bittet Theophilos in den Eingaben

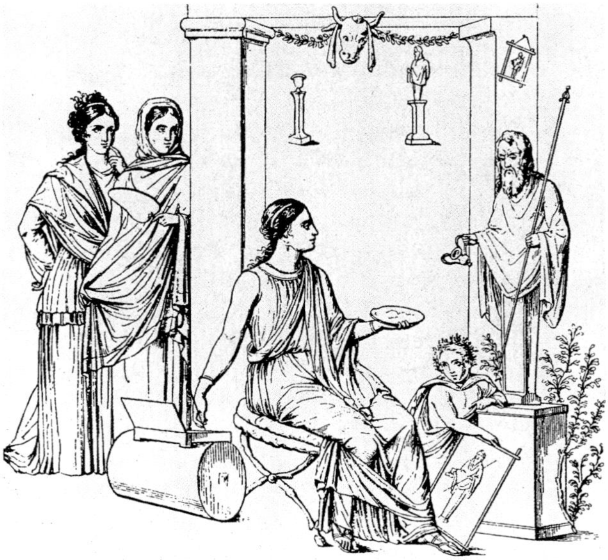

30 *Malerin im Heiligtum. Pompejanisches Wandbild (Neapel)*

um Arbeit, zugleich aber seine Not darstellend. Er gehörte zu den bescheidenen Handwerkern, deren Broterwerb keineswegs gesichert war.

Verständlicher wird auch die Behauptung des Plinius, daß nur die Tafelmaler zu Ruhm gelangen konnten (35,118). Das Verzieren von Wänden galt als handwerkliches Gewerbe, das dem Ingenium keinen Spielraum ließ, und man muß sich fragen, ob die im zweiten Brief erwähnten Tafelbilder nicht, gemessen an den Meisterwerken, die Plinius in Betracht zieht, ebenfalls bescheidene Durchschnittsprodukte darstellten. Trotz ihres anekdotischen Charakters ist auch die Geschichte nicht ganz unglaubwürdig, daß Alkibiades den Bühnenmaler Agatharchos, als dieser sein Haus ausmalen sollte, darin einsperrte. Gewiß hatte Alkibiades keine Skrupel, Agatharch wie einen Sklaven zu behandeln, war er doch nur ein Dekorationsmaler, der vielleicht, wie Plinius von einem späteren Skenographen sagt, nicht einmal Menschen malen konnte (35,113). Ein Sklave durfte die Tafelmalerei als eine freie Kunst erst gar nicht erlernen (35,77). Daß Agatharch für seine Zeit ganz neuartige perspektivische Darstellungsweisen erfand und diese auch in einem Lehrbuch erläuterte, spielte für einen Auftraggeber wie Alkibiades wohl kaum eine Rolle.[127]

Ähnlich wie die Skenographie oder die dekorative Wandmalerei war auch die Schiffsmalerei eine Arbeit, die mehr Ausdauer als Erfindungsgeist erforderte. Protogenes verdiente sich lange Zeit damit seinen Lebensunterhalt, ehe seine Begabung von Apelles entdeckt wurde (Plinius 35,101). Andere für uns anonym bleibende Maler, die Häuser und Grabkammern ausmalten, Grabstelen und Weihegemälde von durchschnittlicher Qualität fertigten, mögen sich mit einer ähnlich bescheidenen Existenz begnügt haben wie der zufällig bekannte Theophilos.

Auch in das Auftragswesen geben die Briefe an Zenon einen authentischen Einblick. Die Arbeiten konnten mit und ohne Kosten für das verwendete Material abgerechnet werden. Die Dekorationsmuster wurden aufgrund von Entwürfen vorher abgesprochen. Bei dem erwähnten Muster für das Gewölbe dürfte es sich um ein Kassettenornament gehandelt haben, das bei Einwilligung des Auftraggebers verwendet werden sollte.

Was den Verkauf größerer Tafelbilder und den Kontakt der Maler zu möglichen Abnehmern angeht, so kann man den Kunstbetrieb nur aus beiläufigen Bemerkungen in der Literatur erschließen. Der Schuster-Anekdote (Plinius 35,58) ist beispielsweise zu entnehmen, daß man seine Werke vor dem Haus ausstellte, um die Passanten zu interessieren. Es gab weder Galerien noch Salons oder Kunstausstellungen, die Maler mußten die Öffentlichkeit auf andere Art erreichen. Sie zeigten ihre Werke darum gern auch während der panhellenischen Spiele und konnten sich dabei besonders effektvolle Formen der „Inszenierung" einfallen lassen. Aelian berichtet, der Maler Theon habe einen äußerst furchterregenden, offenbar lebensgroßen Krieger in Angriffsstellung gemalt, dessen Wirkung er folgendermaßen steigerte: Er stellte einen lebenden Trompeter vor dem verhängten Bild auf und ließ zum Kampf blasen, als er das Bild enthüllte. Vorhänge boten den Bildern nicht nur Schutz, sondern erhöhten bei der Kunstbetrachtung auch die Spannung. Mehrfach berichten die Quellen ferner von Malerwettbewerben, die ebenfalls in den Heiligtümern stattfanden. Hier entstand also ein Forum für die nötige Kunstkritik. Den Anekdoten ist auch zu entnehmen, daß die Maler jede Kritik ernstnahmen und bei negativer Reaktion des Publikums durchaus zu Änderungen bereit waren. Zeuxis freilich konnte von seiner „Helena" so überzeugt sein, daß er Eintrittsgeld von denjenigen forderte, die sie bewundern wollten.[128]

## 3. *Gemäldefunde und Maltechniken*

Wie zur Künstlergeschichte geben auch zur antiken Maltechnik die literarischen Quellen zahlreiche Hinweise, doch wird ihr Sinn oft erst durch die noch erhaltene Originalmalerei verständlich und anschaulich gemacht. Derartige Gemäldefunde, die in den letzten Jahrzehnten beträchtlich zugenommen haben, dürften zwar nur selten an die Qualität der verlorenen Meisterwerke herankommen, doch vermitteln sie von der Maltechnik, dem Umgang mit der Farbe und der Farbenwahl noch eine gewisse Vorstellung. Dabei muß in Kauf genommen werden, daß sie wegen der Empfindlichkeit der Malschicht und mancher Pigmente ihre ursprüngliche Farbigkeit meist eingebüßt haben. Immerhin bieten die vorhandenen Reste für die moderne naturwissenschaftliche Analyse und für die laufend verbesserten fotografischen Methoden noch genügend Möglichkeiten der Untersuchung.

Die Anwendung bestimmter Maltechniken war weitgehend abhängig vom Material des Bildträgers. In der Regel wurde auf Holztafeln gemalt, doch auch Malerei auf Stuck, Stein und gebranntem Ton war üblich. Leinwand ist dagegen erst für die frühe Kaiserzeit erstmals bezeugt.[129] Die Gemälde auf Ton und Stein machen der besseren Haltbarkeit der Bildträger wegen den Hauptbestandteil erhaltener Beispiele aus, in der Antike müssen sie dagegen hinter der bedeutenderen Tafelmalerei auf Holz zurückgetreten sein. Die Art der Bildträger ist auch in den einzelnen Epochen unterschiedlich gewichtet. Soweit archäologische und literarische Quellen deutlich werden lassen, war das bevorzugte Material der Frühzeit der gebrannte Ton. Die Marmormalerei begann sich erst in der Mitte des 6. Jahrhunderts v. Chr. zu entfalten und erreichte im späten 4. Jahrhundert eine hohe Qualität, während die Tafelmalerei auf Holz erst seit dem späten 5. Jahrhundert beträchtlich zunahm. Was die Wandmalerei angeht, die mit einigen archaischen, vor allem aber bedeutenden frühhellenistischen Grabgemälden vertreten ist, so vermitteln diese Funde vom einstigen Bestand insofern ein äußerst einseitiges Bild, als die ehemals zahlreichen Wandgemälde in Tempeln und anderen öffentlichen Bauten nicht mehr vorhanden sind.

### *Keramische Malerei*

Im Gegensatz zu den Marmorgemälden, die meist nur noch geringe Farbreste aufweisen, ist auf den gebrannten Tontafeln die Farbgebung recht gut zu beurteilen, da man vorwiegend brennfeste Erdfarben verwendete, wie sie im keramischen Gewerbe allgemein üblich waren. Sie widerstanden der Hitze im Töpferofen, wo ihre farbige Wirkung „fixiert“ wurde, so daß sie später auch physikalische und chemische Einflüsse weitgehend unversehrt überstanden. In der Frühzeit diente als gängige Malsubstanz ein dunkel brennender, eisenhaltiger Tonschlicker, dessen Qualität in archaischer Zeit fortlaufend verbessert wurde. Einer einfachen Pinselmalerei folgte im frühen 7. Jahrhundert der archaische „schwarzfigurige“ Stil, dessen in schwarzem Glanzton aufgetragene Figuren durch Ritzlinien gegliedert und durch die Deckfarben Rot, Violett und Weiß-Gelb farblich bereichert wurden. Neben dieser Technik wandte man auf den Tongefäßen auch eine polychrome Deckfarbenmalerei an, die die Nuancen der brennbaren Erdfarben zwischen Weiß und Braun, Rot und Violett feiner ausnützte und die sonst übliche dunkle Glanztonfarbe männlicher Figuren durch bräunliche Töne ersetzte. Buntintensivere Pigmente, die im Töpferofen ihre Farbigkeit verloren hätten, trug man gelegentlich nach dem Brand auf und verwendete sie vor allem in der weniger

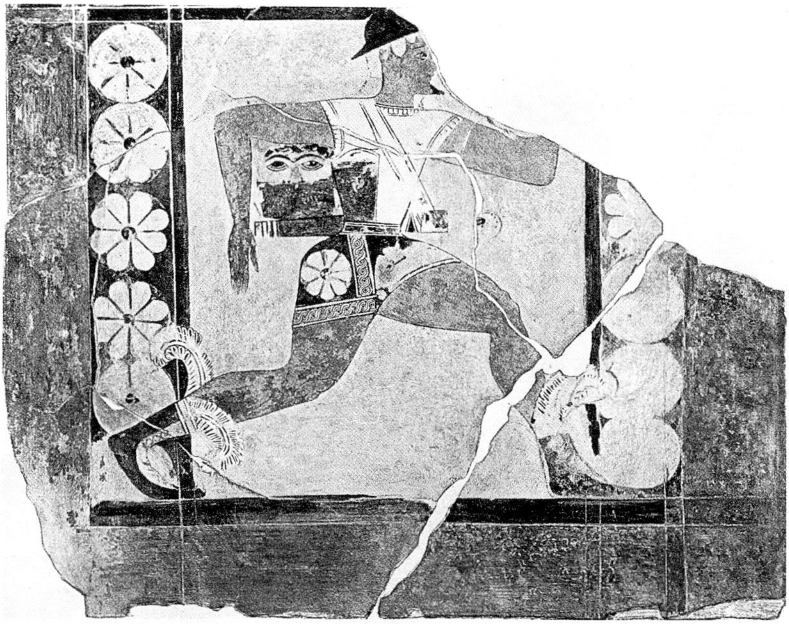

31 *Perseus auf der Flucht. Tonmetope von Thermos, um 620 v. Chr. (Athen)*

32 *Drei Göttinnen. Hellenistische Ersatzmetope von Thermos (Athen)*

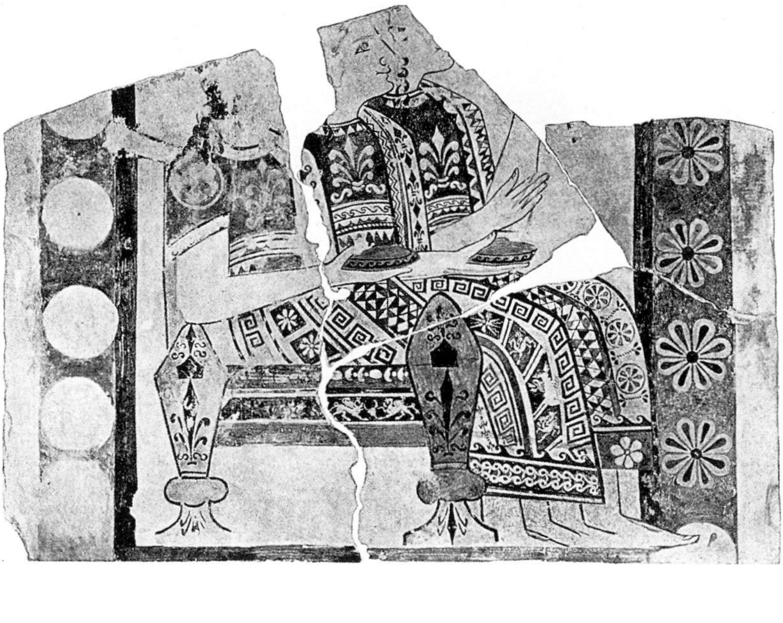

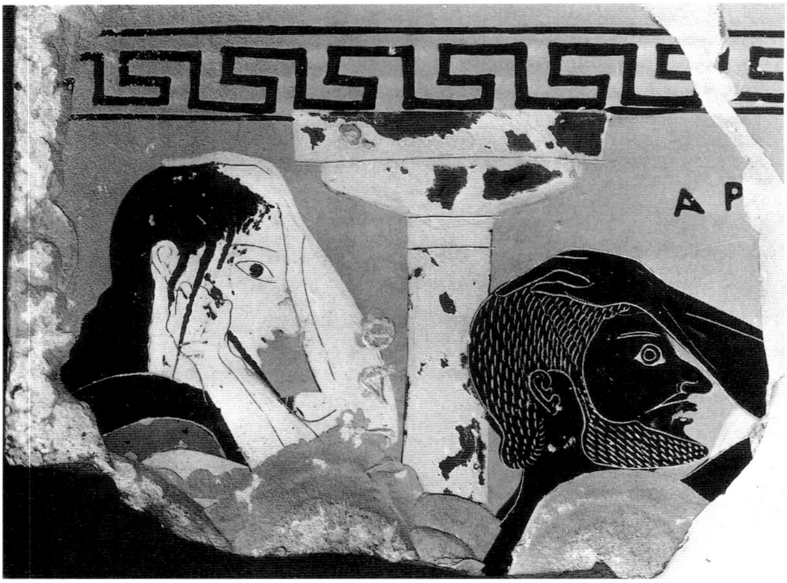


*33 Totenklage. Fragment einer Tontafel des Exekias, um 540 v. Chr. (Berlin)*

dauerhaft gearbeiteten Totenkultkeramik, die einem späteren Gebrauch entzogen war. Hierzu gehörten leuchtende Gelb- und Rotpigmente, vor allem aber Grün und Blau.[130]

Archaische Tonpinakes sind in großer Zahl erhalten. In manchen Heiligtümern bildete sich die Sitte heraus, der Gottheit vorwiegend solche Täfelchen zu weihen. Ein umfangreicher Fund stammt aus einem bei Korinth gelegenen Poseidon-Heiligtum: kleine 10 bis 15 cm hohe, meist zerbrochene Terrakottapinakes aller Qualitätsabstufungen der keramischen Malerei (Abb. 18). Auch auf der Akropolis von Athen wurden größere Mengen vorwiegend spätarchaischer Tonpinakes geborgen. Auf diesen meist schwarzfigurig bemalten Tafeln gibt es Malersignaturen und -handschriften, die auch aus der gleichzeitigen attischen Vasenmalerei bekannt sind. Größere 40 bis 60 cm hohe Terrakottatafeln mit einer Stärke bis zu 5 cm dienten gewöhnlich als Verkleidungsplatten. Eine attische Serie gelangte in das Antikenmuseum Berlin. Einst muß sie einen Grabbau geschmückt haben, denn die Platten zeigen Szenen des Totenkults: Totenklage (Abb. 33), eine Trauerversammlung, Teile eines Leichenzuges. Ihrer Stärke gemäß sind sie aus gröberem Ton gefertigt, aber der geglättete Malgrund ist nochmals in feinerem Ton aufgetragen und die Malerei selbst in schwarzfiguriger Technik ausgeführt. Man konnte diese sehr qualitätvolle Arbeit dem attischen Töpfer und Vasenmaler Exekias zuweisen.[131]

Auch in der frühen, aus Holz bestehenden Tempelarchitektur trugen größere bemalte Tontafeln zum Schmuck der Bauten bei. Erhalten sind beispielsweise einige Metopen der Tempel von Thermos (Abb. 31–32) und Kalydon. Die Grundierung besteht hier aus cremig-hellem Tonschlicker, und die Figuren weisen eine reichere Erdfarbenpolychromie auf als die schwarzfigurigen Bilder. Für eine ähnliche Tafel spätarchaischer Zeit, die auf der Akropolis von Athen gefunden wurde, ist der ursprüngliche Kontext nicht mehr auszumachen, vielleicht handelte es sich um ein Weihgeschenk (Taf. I). Sie zeigt einen behelmten Krieger bzw. Waffenläufer im Lendenschurz, ausgerüstet mit Lanze und Schild. Der Maler bedient sich hier einer Mischtechnik: „Schwarzfigurig" sind Hüftmantel und Schildzeichen gemalt, der Körper des Kriegers aber ist durch eine rötlich-braune Deckfarbe charakterisiert und durch dunklere Pinsellinien konturiert. Bereits an den Metopen von Thermos sind die Männerkörper in dieser Farbe wiedergegeben, während die Haut der Frauen durch Deckweiß gekennzeichnet ist. Auch verschiedene Rot- und Brauntöne bereichern die Farbskala dieser frühen keramischen Malerei.[132]

Größere, in gleicher Technik bemalte Terrakottatafeln sind ferner aus Etrurien bekannt. Sie dienten als Wandverkleidungen in einer Zeit, in der sich die Wandmalerei noch nicht voll entfaltet hatte. Wenn Plinius (35,17–18) die gute Erhaltung älterer Tempelmalerei in Ardea, Lanuvium oder Caere lobt, könnte er sich auf Tontafeln dieser Art beziehen, jedenfalls sind insbesondere in Caere solche Platten gefunden worden.[133]

Während bis ans Ende der archaischen Zeit die keramische Malerei mit der Tafel- und Wandmalerei offensichtlich künstlerisch Schritt zu halten vermochte, fiel sie seit dem 5. Jahrhundert, als die freie Pinselmalerei ihren Aufschwung nahm, hinter dieser rasch zurück, und bezeichnenderweise liegen Tonpinakes aus klassischer Zeit kaum noch vor. Ein spätes Beispiel des 4. Jahrhunderts v. Chr. ist der von einer Niinnion in das Demeter-Heiligtum von Eleusis geweihte Pinax, der in rotfiguriger Technik gefertigt ist (Abb. 70). Diese Mal- bzw. Zeichentechnik, die auf dem Prinzip der Aussparung der Figuren beruht und ihre scharfen Glanztonlinien zu einer reichen Detaillierung nutzt, kam um 530 v. Chr. in attischen Töpferwerkstätten auf und zeitigte ihre besten Produkte schon in den Jahrzehnten um 500 v. Chr. mit einer Fülle erstklassiger Vasenmaler (Abb. 45).[134]

Einige Sondergattungen bemalter Keramik aus klassischer und hellenistischer Zeit ergänzen unsere Kenntnis vom Umgang mit der Farbe. In Athen wurden im 5. Jahrhundert v. Chr. weißgrundige Lekythen als Totenkultgefäße verwendet, die zunächst unbunte Glanztonzeichnungen, später aber eine farbig reiche Pinselmalerei aufweisen bis zur Verwendung von leuchtendem Gelb und Rot, von Blau und Grün. Zu den Ausläufern der Gattung gehören um 400 v. Chr. monumentale Exemplare, die die Errungenschaften der gleichzeitigen Schattenmalerei imitieren (Abb. 20). Ferner wurde in Unteritalien in der zweiten Hälfte des 4. Jahrhunderts eine Keramik produziert, deren

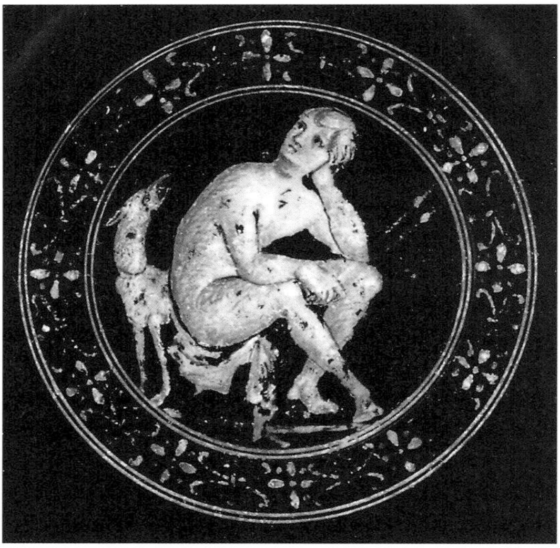

*34 Ausruhender Jäger. Innenbild einer Trinkschale, frühes 3. Jh. v. Chr. (London)*

Figurenschmuck in rötlichen, gelben und braunen Erdfarben mit dem Pinsel auf den schwarzen Glanztonüberzug der Gefäße gesetzt war. Diese Technik findet sich auch noch an einigen italisch-frühhellenistischen Trinkgefäßen, deren Figuren sich durch plastisch modellierte Körper auszeichnen (Abb. 34), wie sie erst recht in der großen Malerei dieser Zeit üblich waren. Für die Frage der hellenistischen Farbenwahl sind die polychrom verzierten Grabgefäße aus Centuripe auf Sizilien von Interesse, die vor einem leuchtend blauen oder rosavioletten Hintergrund meist weibliche Figuren mit hellen, nur zart getönten Gewändern zeigen (Abb. 55).[135]

## *Malerei auf Stein*

Wie farbenprächtig sich im Vergleich zu den Erdfarben der Keramik die Malerei auf Stein, vor allem auf Marmor einst ausnahm, ist heute nur selten noch erkennbar. Geringe Farbspuren verraten im besten Fall, welche Motive dargestellt waren, und aus spärlichen Pigmentresten lassen sich farbige Rekonstruktionen herstellen, doch ursprüngliche Farbenfülle und Leuchtkraft sind verloren. Nicht zuletzt darum macht dem heutigen Betrachter auch die Vorstellung Schwierigkeiten, daß Architekturglieder und Statuen in der Regel farbig gefaßt waren.[136] Man weiß inzwischen, daß bereits an den einfach gestalteten archaischen Statuen manche Gewandteile lediglich in Malerei ausgeführt waren, daß aufgemalte Webmuster und gestickte Bordüren die Buntheit der Figuren steigerten und auch Augen, Lippen, Haare und Schmuck durch Farbe verdeutlicht wurden. Der Maler stand dem Bildhauer bei, lebensnahe Werke zu schaffen, und angesichts dieser Tradition verwundert nicht, daß die Statuenmalerei als anspruchsvolle Kunst galt (Plinius 35,133).

Doch auch ganze Bilder wurden auf Stein gemalt. In den Heiligtümern entsprachen den Weihreliefs Marmorgemälde gleicher Größe, und ebenso gab es in den Nekropolen neben den Reliefs auch bemalte Grabstelen, wobei die lediglich gemalten Bilder wohl die weniger kostspielige Form darstellten, denn auch an den Reliefs fehlte die Farbe nicht. Was einst zu sehen war, läßt sich an den archaischen Stelen relativ gut rekonstruieren. Zwar sind die Pigmente häufig vergraut oder chemisch umgeschlagen, so daß ihr ursprünglicher Farbwert nicht mehr erkennbar ist, oder sie sind überhaupt stark verwittert, aber da man in archaischer Zeit die Farbe kompakt und gleichmäßig auftrug, genügen geringe Spuren, um die ursprüngliche Farbgebung rekonstruieren zu können. Erleichternd für das Verständnis der Darstellungen wirkt sich häufig auch aus, daß die Konturen nicht mit Farbe dunkel nachgezogen, sondern in den Stein geritzt sind.[137]

In dem Maß aber, in dem im 5. Jahrhundert die Pinselmalerei differenziertere Techniken entwickelte, hatte auch die Marmormalerei höheren Anforderungen zu genügen, und die nun in mehreren Schichten aufgetragenen Gemälde bereiten der Rekonstruktionsarbeit kompliziertere Probleme. Dies gilt im besonderen für die bemalten Grabstelen aus Athen, Makedonien und anderen Bereichen der alten Welt. Große Mengen von Stelen und Loculusplatten, mit denen man die Grabstätten verschloß, findet man seit dem 19. Jahrhundert in den ausgedehnten Nekropolen von Alexandria in Ägypten, wo dem trockenen Klima eine relativ gute Erhaltung der Farben zu verdanken ist.[138] Ebenfalls nach Nordafrika führt ein seit längerem bekannter Fund aus Kyrene, der aber erst kürzlich genauer untersucht wurde: Es handelt sich um bemalte Metopen von beträchtlicher Größe, die das Atrium eines frühhellenistischen Kammergrabes zierten und sich heute im Louvre befinden.[139] In den Jahren 1907–1925 entdeckte der griechische Archäologe A. S. Arbanitopoulos in Demetrias bei Volos in Thessalien eine große Zahl hellenistischer Grabstelen. Dem Umstand, daß man sie in späthellenistischer Zeit in die antike Stadtmauer verbaute, verdanken sie eine relativ gute Konservierung. Vorsorglich bewahrte Arbanitopoulos außerdem die Lehmbettungen auf, in denen sich die oberen Malschichten abgedrückt hatten. Solche Spuren sind für die heutige naturwissenschaftliche Analyse besonders ergiebig.[140] Zum Teil gut erhaltene Farben weisen schließlich auch zahlreiche Grabstelen auf, die in Makedonien gefunden wurden, vor allem in dem großen Erdhügel, der die Königsgräber von Vergina bedeckte. Der Tumulus wurde während der Belagerung des antiken Vergina (Aigai) durch Pyrrhos von Epirus im Jahre 274/73 v. Chr. offenbar in großer Eile und unter Einbeziehung einer benachbarten Nekropole aufgeschüttet, so daß für die Stelenfunde dieser *terminus post quem non* gegeben ist.[141]

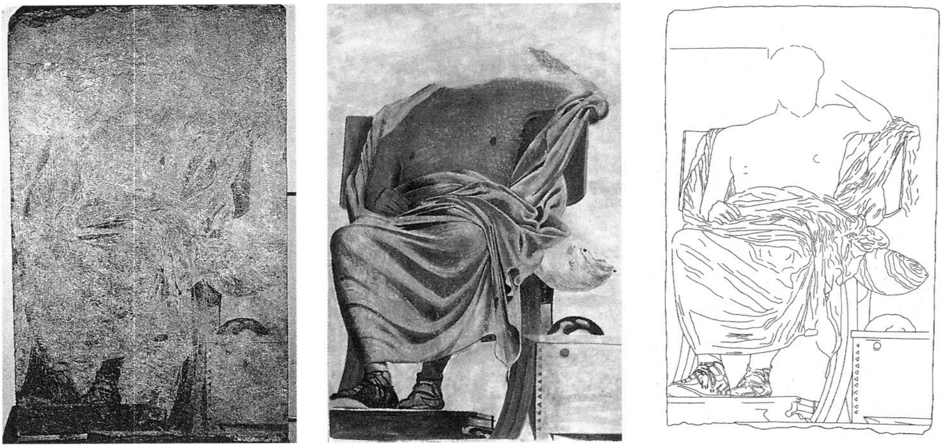

35 Grabmal des Hermon, Tempera auf Marmor, um 330 v. Chr. (Athen)
a Erhaltungszustand b Rekonstruktion K. v. Woyski
c Rekonstruktion V. v. Graeve

Es ist eine alte Streitfrage, ob sich die griechische Malerei auf Marmor der enkaustischen Maltechnik oder der Temperatechnik bediente. Da die Stelen im Freien fortwährend der Witterung ausgesetzt waren und das Bindemittel Wachs eine besondere Haltbarkeit der Malerei garantiert, gab man lange Zeit der These von der Enkaustik den Vorzug. Auch stellte man sich vor, daß die lasierende Eigenschaft der heiß aufgetragenen Wachsfarben im Verbund mit der kristallinen Marmoroberfläche eine besonders leuchtende Wirkung der Farben bewirkt haben müsse. Doch Volkmar v. Graeve und Frank Preußer konnten in den 70er Jahren den Stelen von Volos mit modernen Untersuchungsmethoden neue Informationen abgewinnen und ermitteln, daß als gängige Technik der meist matt und pastos wirkenden Stelenbilder Eitempera anzunehmen ist, die ebenfalls eine besondere Wetterfestigkeit besitzt. Ähnliche Ergebnisse zeitigten die Untersuchungen an den Metopen des Grabes von Kyrene, die eine italienische Forschergruppe durchführte.[142]

Die oberste Malschicht ist heute nur noch in seltenen Fällen unversehrt erhalten, der endgültige Zustand eines Gemäldes meist also nicht mehr zu beurteilen. Um so besser ließen sich allerdings an den jüngeren Grabstelen die darunter liegenden Schichten und damit die Stufen des Farbauftrags untersuchen. Zu den Erkenntnissen, die man mit bloßem Auge gewinnen konnte, gesellten sich Beobachtungen mit Hilfe der Ultraviolett-Fluoreszenzfotografie, die verblaßte Farben wieder zum Vorschein kommen läßt, sowie der Infrarot-Reflektografie, die vollständiger erhaltene Gemälde durchleuchten hilft. Mikroskopische Analysen von Pigmenten und Querschnitten der Malschicht wie schließlich deren chemische Untersuchung kamen hinzu.

Danach ergab sich vom Malvorgang folgendes Bild. Auf eine Grundierung wurde bei Marmor verzichtet, man malte direkt auf den Stein. In schwarzer Farbe wurde zunächst die Unterzeichnung aufgetragen, eine linear gehaltene Vorzeichnung, die alle wichtigen Formelemente, also nicht nur die Konturen, sondern auch Binnenzeichnungen und Schattenpartien, festlegte. Flächendekkend erfolgte dann an den Figuren eine dünne Untermalung in einem mittleren Farbton, der die Vorzeichnung durchscheinen ließ und noch nicht die endgültigen Lokalfarben, wohl aber bereits andeutend die Modellierung enthielt. Erst in der dritten Malschicht sind stärkere Buntwerte zu unterscheiden, wurden auch die Schattenpartien mit entsprechenden Pigmenten vollendet und Glanzlichter in gelblichem Weiß aufgesetzt.[143]

Zu den Problemen der Rekonstruktion von Marmormalerei noch ein weiteres Beispiel. 1963 wurde im Kerameikos von Athen das Marmorgemälde eines sitzenden Mannes gefunden, das ursprünglich die Rückwand eines Grabnaiskos bildete und um 340 v. Chr. datiert werden kann.[144] Einige Zeit nach der Auffindung versuchte man, den einstigen farbigen Zustand wiederherzustellen, indem man die Darstellung kopierte und zugleich ergänzte (Abb. 35a–b). Aber eine erst später gemachte UV-Aufnahme verdeutlichte, daß diese Rekonstruktion mancher motivischer und stilistischer Korrekturen bedurfte, die mit der nötigen Vorsicht und Zurückhaltung in einer Strichzeichnung festgehalten sind (Abb. 35c). Von der plastischen und farblichen Gesamtwirkung kann demnach die erste Kopie einen prägnanteren Eindruck vermitteln, doch mit Sicherheit vergröbert und verfälscht sie den originalen

*36 Kentaurenkampf. Römisches Marmorgemälde nach griechischer Vorlage, aus Herkulanum (Neapel)*

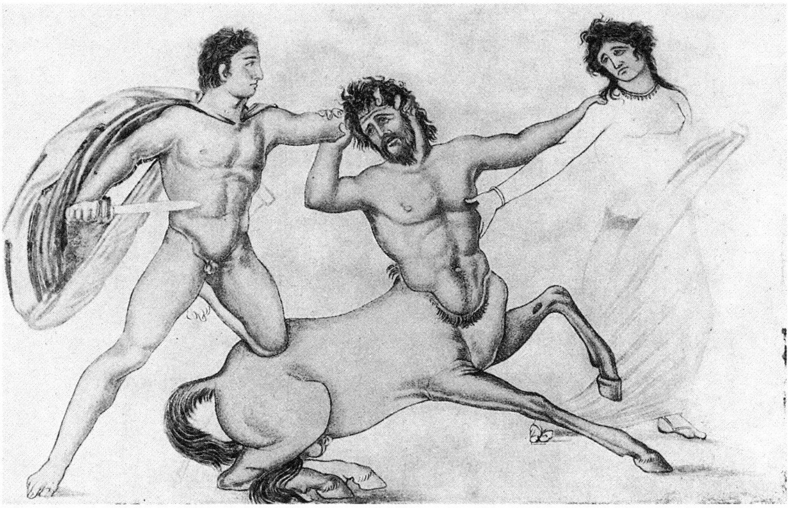

Sachverhalt stellenweise, so daß man den Eindruck durch die feineren Beobachtungen der Strichzeichnung zu ergänzen hat.

Oft bleichen die Farben an der Luft schon innerhalb weniger Wochen nach der Auffindung aus, mit einer Bestandsaufnahme von Neufunden ist also so bald wie möglich zu beginnen. Doch wir besitzen auch Marmorgemälde, die schon seit dem 18. Jahrhundert bekannt sind und die darum heute erst recht sehr viel farbschwächer sein dürften als zum Zeitpunkt ihrer Auffindung. Dies ist der Fall mit einer Serie kleiner Marmorbilder aus Herkulanum, die als Kopien meist älterer griechischer Originale gelten. Durch heutige Untersuchungsmethoden hat man auch ihnen neue motivische und maltechnische Informationen abgewonnen. Von besonderem Interesse ist beispielsweise, daß ein Kentaurenbild (Abb. 36), das man bisher für eine monochrome Darstellung in Rötel hielt, einst die Farben Dunkelrot, Gelb, Rosa, Schwarz und Braun aufwies. Zudem machen die neuen Aufnahmen deutlich, mit welch feiner Strichelung die Körperkonturen modelliert sind.[145]

Während hier isolierte Tafelbilder vorliegen, war es in klassischer Zeit üblich, auch Marmorgeräte wie Throne oder Sarkophage sowohl mit Ornamenten wie auch mit figürlichen Darstellungen zu bemalen. Schon seit längerer Zeit bekannt ist ein gut konservierter, in Temperatechnik bemalter Alabastersarkophag des 4. Jahrhunderts v. Chr., der in der etruskischen Nekropole von Tarquinia zutagekam, nach Stil und Qualität aber großgriechische Einflüsse aufweist.[146] Dargestellt ist eine um den ganzen Sarkophag herumgeführte Amazonomachie. Die Figuren der Langseite heben sich vor einem rosa Hintergrund ab, die der Schmalseiten vor einem dunklen, wohl ehemals blauen (Taf. IIb). Die reiche Polychromie setzt sich zusammen aus weißen, hellblauen, roten Gewändern, dem intensiveren Blau, Goldgelb und Braun von Waffen und Geräten, sowie der Elfenbeinfarbe der Pferdekörper und nicht zuletzt den kontrastierenden Inkarnattönen von Griechen und Amazonen. Zarte Pinselschraffuren an menschlichen Gliedern und Pferdekörpern tragen zur plastischen Wirkung bei, und die Gesichter sind auf sublime Weise durch abgestufte Lasurschichten farblich gestaltet.

Als überraschend erwies sich ein Neufund jüngster Zeit, nämlich der bemalte Marmorthron aus einem Kammergrab in Vergina, das um 350 v. Chr. zu datieren ist.[147] Das Gemälde auf der Thronlehne stellt Hades und Persephone zu Wagen dar (Taf. IIa). Wahrscheinlich hat sich der Maler in diesem Bild, das in gedecktem, bräunlichen Kolorit gehalten ist, bewußt an die Palette der „Vierfarbenmalerei“ gehalten, auf die noch einzugehen ist. Für das dekorative Beiwerk bevorzugte er dagegen klare, kontrastierende Buntwerte. Dieser Gegensatz zweier Farbsysteme läßt sich auch in der Wandmalerei makedonischer Kammergräber wiederholt feststellen. Offensichtlich folgte das „ornamentale“ Farbenprinzip den Regeln der Architekturmalerei, während die Farbgebung „darstellender“ Bilder mit ihren feineren Übergängen jenen der Tafelmalerei entsprach.

*Wandmalerei*

Im Gegensatz zur vereinzelt bezeugten Wandverkleidung mit bemalten Tafeln aus Holz oder gebranntem Ton war die direkte Bemalung des Wandbewurfs die geläufigere Art der Wandverzierung. Der Malgrund bestand dabei aus einer mehr oder weniger gut geglätteten Kalkmörtelschicht. Technische Hinweise gibt hierzu erst die römische Fachliteratur. „Wenn der Wandverputz nicht dreimal mit Sand- und zweimal mit Marmormörtel aufgetragen wird, hat er nicht genügend Glanz . . . In Griechenland wird für die Wandverkleidungen sogar der Sandmörtel vor dem Auftragen in einem Mörser mit hölzernen Stößeln bearbeitet" (Plinius 36,176–177). Genauer beschreibt Vitruv entsprechende Verfahrensweisen (VII 4). Es kam darauf an, die Mörtelschichten, die nach oben hin immer feiner wurden und auch mit Marmormehl versetzt waren, so aufzubringen, daß sich im *tectorium,* dem Wandverputz, später keine Risse bilden konnten und die Oberfläche für die Bemalung fehlerfrei vorbereitet war.

Trägt man auf den noch feuchten Mörtel die Farbe auf, so garantiert das chemische Abbinden des trocknenden Kalks an der Luft eine besondere Haltbarkeit der Farben. Darum trugen die Maler im Mittelalter jeweils nur so viel Mörtel auf, wie sie an einem Tag bemalen konnten. Für die Antike ist diese „Tagwerk"-Technik noch nicht nachweisbar, wohl aber ein vorheriges erneutes Befeuchten der jeweils zu bemalenden Fläche, so daß die Frescotechnik im Prinzip bereits als bekannt vorausgesetzt werden darf. Zum Befeuchten wurde wahrscheinlich Kalkmilch verwendet. Chemisch ist das Verfahren für die Wandmalerei der etruskischen Kammergräber nachgewiesen,[148] doch auch mit Mischtechniken ist zu rechnen, beispielsweise einem Frescoauftrag der Untermalung und einer nachfolgenden Seccoausführung der zweiten Malschicht. Als Bindemittel dienten die in der Temperatechnik üblichen, vor allem Leime, doch auch Kasein dürfte verwendet worden sein. Die auffallend hohe technische Qualität der römischen Wandmalerei, ihr Glanz und ihre Haltbarkeit rühren einerseits von der besonders sorgfältigen Ausführung des Wandbewurfs mit seinen zunehmend feiner werdenden Schichten her, andererseits auch vom Festklopfen und Glätten der obersten, als Malgrund dienenden, mit Kreide versetzten Schicht. Auch achtete man darauf, daß jeweils vor dem Auftragen einer neuen Schicht die vorherige vollkommen getrocknet war. Zuletzt polierte man die fertige Malerei nochmals gründlich mit punischem Wachs.[149] Eine monochrome Grundierung der ganzen Wand oder größerer Teilflächen konnte auch durch Vermischen der Mörtelmasse mit dem betreffenden Pigment erreicht werden. Vielleicht deutet ein durch Plinius überliefertes Kuriosum darauf hin, daß man dieses Verfahren bereits in Griechenland kannte (36,177): „In Elis steht ein Tempel der Athene, bei dem Panainos, der Bruder des Phidias, einen aus Milch und gelbfärbendem Safran bereiteten Stuck verwendet haben soll; wenn man an der Wand mit dem feuchten Daumen reibt, nimmt man darum heute noch Geruch und Geschmack von Safran wahr."

Die Kunst der Wandmalerei war schon in kretisch-mykenischer Zeit hoch entwickelt. In den Palästen von Knossos auf Kreta oder in Tiryns und Pylos kamen Reste von bemaltem Wandstuck in größeren Mengen zutage, und auf Thera hat der Vulkanausbruch der Zeit um 1500 v. Chr. in einigen Wohnhäusern des antiken Akrotiri vollständige Raumdekorationen konserviert. Diesem neueren Fundkomplex kamen die inzwischen verfeinerten modernen Methoden der Rekonstruktion und Konservierung von Fresken zusätzlich zugute.[150] Die kretisch-mykenische Wandmalerei setzte ihre Figuren gewöhnlich auf einen weißen oder blauen Grund, seltener ist der Hintergrund nochmals in verschiedenfarbige Felder unterteilt. Bevorzugte Farben sind außer hellem Ägyptischblau und neutralem Weiß zahlreiche Ockertöne zwischen Rostrot und Gelb, ferner ein bräunliches Schwarz. Die dunklen Umrißlinien wirken kräftig, und auch ohne zusätzliche Farben wurde mit ihnen auf die weiße Wand gezeichnet. Die meisten Bilder weisen allerdings mehrere Farben auf, die entweder als gleichmäßig buntintensive Flächen erscheinen oder durch zusätzliche lineare Übermalung in anderer, meist dunklerer Farbe Gewandmuster oder die Maserung von Holz und Felsen kennzeichnen sollen. Das Inkarnat der männlichen Figuren ist gewöhnlich in Rostrot wiedergegeben, die hellere Frauenhaut auf buntem Grund in Deckweiß, während auf weißem Grund lediglich die Körperkonturen erscheinen.

Was sich an handwerklichen Kenntnissen der kretisch-mykenischen Malerei durch die „dunklen" Jahrhunderte bis in die griechische Zeit bewahrt hat, ist schwer zu beurteilen, da keine Architektur aus den frühen Jahrhunderten erhalten ist, die in gleicher Weise hätte ausgeschmückt werden können wie die mykenischen Paläste. Erst aus dem späteren 7. Jahrhundert v. Chr. bezeugt ein vereinzelter Fund wieder den Gebrauch von farbiger Malerei auf Stuck: Die Außenwände des älteren Poseidon-Tempels von Isthmia bei Korinth müssen mit ausgedehnten Gemälden verziert gewesen sein.[151] Dieser frühe Tempel ging durch Brand zugrunde, und von der Malerei liegen nur noch kleinere Fragmente vor, die allenfalls erkennen lassen, daß die Wandbemalung in gerahmte Bildfelder unterteilt war. Bis auf ein Mäanderband und eine Pferdemähne ist gegenständlich nichts mehr auszumachen. Das Farbenrepertoire wirkt bei dunklem Purpur, Rostbraun, Grau, Hellblau, kalkigem und rötlicherem Gelb zarter abgestuft, weniger bunt als das der kretisch-mykenischen Zeit. Die in feinen rostroten Linien gezogenen Konturen und Binnengliederungen zeugen von großer Sorgfalt. Mancher der von Plinius eigens erwähnten frühen Meister der korinthischen Schule könnte hier tätig gewesen sein (vgl. oben S. 55ff.).

Etwas jüngere, aber noch archaische Funde führen nach Kleinasien, in das dem griechischen Ostionien benachbarte Fürstentum Lykien. Ein hier bei Elmali entdecktes Kammergrab wies bedeutende Reste einer Ausmalung auf, deren Figurenstil gleichzeitigen ostgriechischen Vasenbildern nahesteht. Maltechnik und Farbenwahl lassen sich der assyrischen Wandmalerei vergleichen, in der ebenfalls Rot, Blau und Weiß dominieren und kräftige, schwarze Konturen zur Gesamtwirkung wesentlich beitragen. In einem anderen, in der Nähe freigelegten Kammergrab aus dem frühen 5. Jahrhundert v. Chr. steht die Malerei technisch in unmittelbarer Nachfolge des älteren Grabes, aber die Zeichnung ist feinteiliger, und die verwendeten Pigmente erweisen sich als vielfältiger. Die Umrisse sind in Rötel angelegt und abschließend nochmals in Schwarz nachgezogen. Grün und hellerer Purpur treten als neue Pigmente hinzu.[152]

Während diese Beispiele aus Kleinasien erst vor wenigen Jahrzehnten von amerikanischen Archäologen entdeckt wurden, ist die etruskische Grabmalerei zum Teil schon seit dem 18. Jahrhundert bekannt und seit langem erforscht. Ihre Blüte erreicht sie in den Gräbern des späten 6. und frühen 5. Jahrhunderts. Obwohl sie die Entwicklung der griechischen Malerei widerspiegelt und ihre gute Erhaltung zu genauerem Studium einlädt, muß sie hier weitgehend unberücksichtigt bleiben, da diese Wandmalerei nach Farbgebung, Stil und Ikonographie einem eigenen Kunstbereich angehört.

Im griechischen Unteritalien bestattete man die Toten häufig in bescheidenen Kastengräbern, die man in Anlehnung an die etruskischen Grabsitten ebenfalls ausmalte. Als herausragender Fund kann das in Paestum zutage gekommene „Grab des Tauchers" eine Vorstellung von griechischer Wandmalerei des frühen 5. Jahrhunderts v. Chr. vermitteln. Das namengebende Bild, ein kopfüber in die Wellen springender Taucher, befindet sich an der Deckplatte des Grabes, während an den Wänden ein Symposionbild umläuft (Abb. 63; Taf. Ib).[153] Die Malerei ist auf weißen Grund gesetzt, die Sockelzone rostbraun von diesem abgehoben. Ihr entspricht farblich das Inkarnat der Männerkörper, die zum leuchtenden Blau der durchlaufenden Klinenpolster kontrastieren. Zusätzlich werden in geringerem Umfang an Möbeln, Textilien und Attributen leuchtendes Rot, helles Beige, blasses Gelb (Kränze) und Grauschwarz (Gefäße, Haare) verwendet. Das Gesamtkolorit bleibt einfach in seinem rhythmischen Wechsel der Buntwerte Rostrot und Blau, es überwiegt der Eindruck einer kolorierten Zeichnung. Unter der Malschicht haben sich stellenweise die von der endgültigen Ausführung leicht abweichenden Vorzeichnungen erhalten. So aufsehenerregend dieser Fund sein mag, hat man sich doch vor Augen zu halten, daß hier eine handwerkliche Durchschnittskunst vorliegt. Sie würde sich vermutlich recht bescheiden ausnehmen neben Werken eines Kimon von Kleonai oder des eine Generation später wirkenden Polygnot von Thasos, zwischen deren Schaffenszeit das Grab von Paestum zu datieren ist.

Zu den Randgebieten der griechischen Kultur, in denen wie in Lykien und Etrurien Bestattungen in Tumulusgräbern schon seit der Frühzeit üblich waren, gehörte auch der südliche Balkan mit Illyrien, Thrakien und dem griechischen Makedonien. Ein thrakisches Kammergrab aus frühhellenistischer Zeit wurde 1944 bei Kazanlak in Bulgarien entdeckt.[154] Die Ausmalung besteht im Dromos, dem zur Grabkammer führenden Gang, aus einem Fries mit Kriegern und in der Kuppel des Grabraumes aus einem hohen, umlaufenden Figurenbild mit dem Verstorbenen und seinem „Hofstaat". Man hat festgestellt, daß dieses Figurenbild in Frescomalerei, das übrige in Temperatechnik gearbeitet ist. Die Palette zeigt Braunrot an Männerkörpern und Pferden, gelben Ocker an Möbeln sowie Gelb, Braunrot und Weiß an den Gewändern der Frauen; nur sehr sparsam sind dagegen Grünblau, Violett, Rosa und ein leuchtendes Rot verwendet.

Ebenfalls im frühen 3. Jahrhundert entstand die Fassadenmalerei eines makedonischen Grabes bei Lefkadia (Abb. 62).[155] Hier zeigen die großen Einzelfiguren eine wesentlich sorgfältigere Malweise als im thrakischen Grab von Kazanlak. Weicher sind die Stoffpartien modelliert und feiner die Körperkonturen gestrichelt. Auch werden die Farben differenzierter verteilt. Ockergelb, ein leuchtendes Rot und helles Blau treten als Gewandfarben besonders hervor.

Bedeutende Funde erbrachte in Makedonien vor allem das schon mehrfach erwähnte Vergina. Zwei Gräber mit erhaltenen Gemälden sind seit längerem bekannt (Taf. III a),[156] hinzu kamen 1977 die wichtigen Entdeckungen von Manolis Andronikos, nämlich drei mit Malerei ausgestattete Kammergräber, die sich unter dem großen Erdtumulus nahezu unversehrt erhalten hatten.[157] Die Wandgemälde, die von hoher Qualität sind, haben unsere Kenntnis von der Blütezeit der griechischen Malerei entscheidend bereichert. Das um 335 v. Chr. angelegte „Philippsgrab" zeigt auf der Attika der Fassade eine vielfigurige Jagdszene (Abb. 37–38), in der Andronikos Philipp von Makedonien und den jugendlichen Alexander als Hauptfiguren zu erkennen glaubte. Im Wandbild des kleineren „Grabes der Persephone", das innen ausgemalt ist, entführt Hades die Tochter der Demeter (Taf. IV). In einer dritten Kammer, dem „Grab des Prinzen", ist über weißen Wänden ein blaugrundiger Fries mit dahineilenden Nikegespannen sehr gut erhalten. Diese „Königsgräber" waren offensichtlich Auftragswerke des makedonischen Herrscherhauses, denn wir befinden uns in Aigai, der älteren Hauptstadt Makedoniens. Sie dürften uns nahe an die große verlorene Malerei heranführen, vergegenwärtigt man sich, daß damals am makedonischen Hof Apelles, Nikomachos und andere Meister tätig waren. So verwundert auch nicht, daß man den Jagdfries mit dem Stil des attischen Malers Nikias verbunden hat und das Hadesbild auf Nikomachos persönlich zurückführte, von dem, wie bereits erwähnt, ein Bild gleichen Themas literarisch bezeugt ist. Die Maltechnik der Wandbilder ist unterschiedlich, zeugt aber von großer Könnerschaft. In dem leider schlecht erhaltenen Jagdfries hoben sich die Figuren der Jäger in kräftigeren Farben der Gewänder vor einer in Blaugrau gehaltenen Landschaft mit Felsen, Bergkonturen und Bäumen ab. Im Gegensatz zur Lichtschattenmalerei und

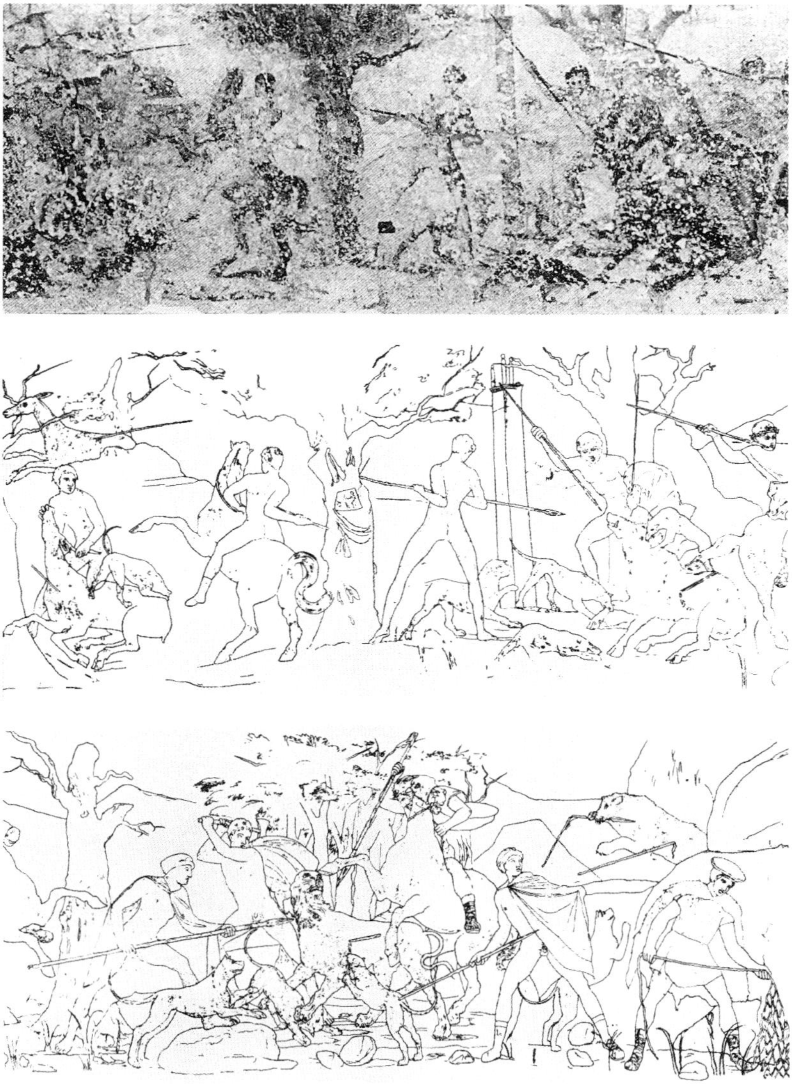

*37a–c* *Königliche Jagd. Attikafries an der Fassade des „Philippsgrabes“ von Vergina, um 335 v. Chr. (Umzeichnungen M. Andronikos)*

dem nuancenreichen Einsatz der Farbe im Jagdbild ist das Persephonebild einfacher und rascher gemalt, die Sitzfiguren der anschließenden Wände scheinen sogar unvollendet geblieben zu sein. Alle Figuren sind unmittelbar auf das neutrale Weiß der Wand gesetzt. An zahlreichen Stellen lassen sich noch Vorritzungen ausmachen, denen die Ausführung nur sehr frei folgt (Abb. 39). Mit sicherer Hand wurden die Körperkonturen gezogen, ihre Schattenstreifen weisen eine zusätzliche schwache Schraffierung auf. Im Faltenwurf wird ganz auf Modellierung verzichtet, die Faltentäler sind lediglich durch flott gemalte Streifen in dunklerer Abstufung des Lokaltons angedeutet. An der Gestalt des vor dem Gespann herlaufenden Hermes erkennt man noch Reste des rostroten Inkarnats und des hellroten Mantels; ein leuchtenderes Rot zeigt der Wagenkorb und eine hellviolette „Purpur"-Farbe der Mantel des Hades. Die am Boden kauernde Ortsnymphe oder Gespielin der Persephone trägt einen ockergelben Mantel mit Purpursaum. Der lockere,

*38 Fassade des „Philippsgrabes" von Vergina (Rekonstruktion M. Andronikos)*

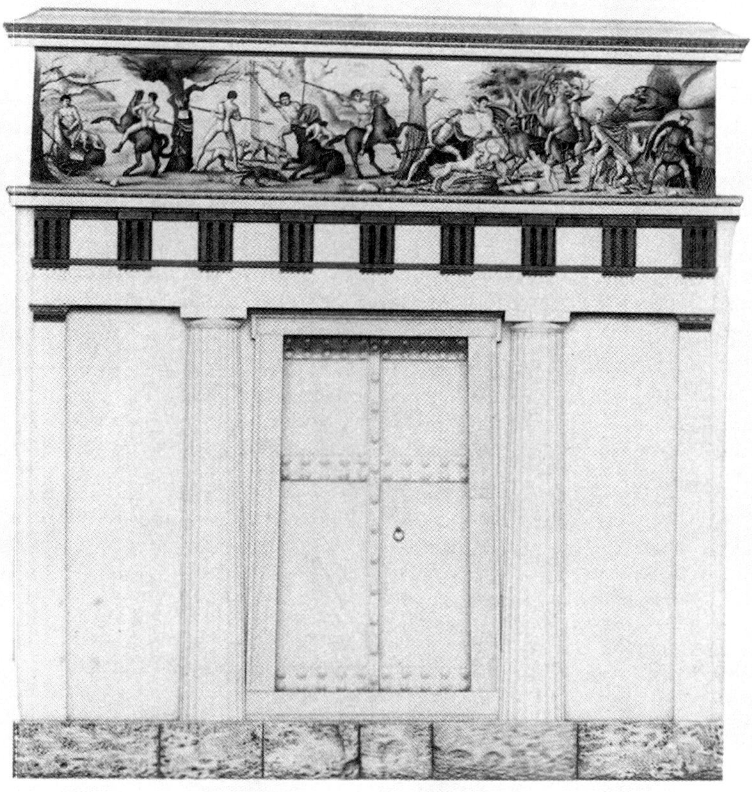

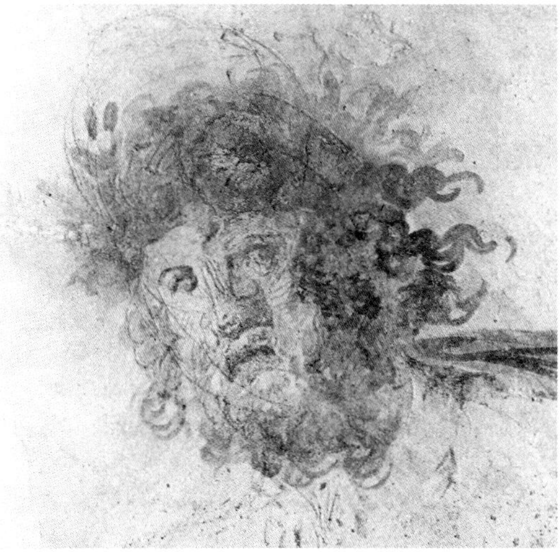

*39 Kopf des Hades. Wandmalerei im „Persephonegrab" von Vergina, spätes 4. Jh. v. Chr.*

unruhige Pinselstrich läßt sich besonders gut am flatternden Haar und den bewegten Gewändern studieren.

Die Menge bereits bekannter makedonischer Kammergräber wird durch neue Funde laufend vermehrt. Noch nicht allzu lang bekannt ist beispielsweise das Grab der Brüder Lyson und Kallikles bei Lefkadia.[158] Es zeigt an den Wänden gemalte, von Tänien umwundene Blattgirlanden, während in den Lunetten des tonnengewölbten Raumes „aufgehängte" und „niedergelegte" Waffen und Rüstungsteile dargestellt sind. Der Maler beherrscht die Mittel des Trompe-l'œil, er wendet Schattierung, Verkürzung und Farbabstufung an, um eine ganze Grabausstattung vorzutäuschen, aber Figurenbilder fehlen. Die Decke dieses Grabes schmückt ein gemalter „Teppich" mit umlaufendem Zinnenmuster. Das Motiv ist auch aus anderen Gräbern in Makedonien und Ägypten bekannt; freilich wurden gern auch Kassettendekken imitiert.[159] Eine ganz außergewöhnliche Deckenbemalung fand sich in einem Grab zwischen Lefkadia und Naussa.[160] Die Wände des Vorraums sind gelb gehalten, aber schmucklos. Um so üppiger kontrastieren hierzu die Ranken- und Blütenornamente der Decke, und zwar im einen Register alternierende Palmetten und Lotosblüten, im anderen perspektivisch dargestellte, geöffnete Blütenkelche. Alle Ornamente heben sich in Weiß-Rosa, Gelb und Grau vor einem hellblauen Hintergrund gut „modelliert" ab. Beide Gräber gehören bereits der hellenistischen Zeit, ungefähr der Mitte des 3. Jahrhunderts an.

Bei der Erforschung des hellenistischen Wohnviertels auf Delos entdeckten französische Archäologen schon gegen Ende des vorigen Jahrhunderts Reste bemalten Stucks, die eine Anschauung von späthellenistischer Wandmalerei vermitteln können (Taf. IIIb). Der schlechte Erhaltungszustand dieser Friesbänder rührt zum Teil bereits von den mehrfachen kriegerischen Überfällen her, die die Stadt im 1. Jahrhundert v. Chr. erleiden mußte. Doch reichten die Fragmente für eine Untersuchung von Maltechnik und Farben aus.[161] Die schmalen Friese, die im Dekorationssystem der Wände das obere Drittel der Wand begleiteten (Abb. 82b), weisen flott hingepinselte, zum Teil rein dekorative Motive auf. Der zuvor glatt polierte Malgrund bot für diese Art Schnellmalerei gute Voraussetzungen. Reizvoll ist der Kontrast zwischen dunkel-monochromem Hintergrund und hellen, in Pastelltönen gemalten Figuren. Es ließen sich zwei Gattungen unterscheiden, nämlich monochrom in weißgelb gehaltene Darstellungen auf farbigem Grund, der zwischen Braun, Rot und Violett schwankt, sowie eine buntere Figurenmalerei auf schwarzem Grund. In einem Fries mit Schauspielerfiguren, der erst nach dem Zweiten Weltkrieg gefunden wurde, wechseln die Hintergrundfarben auf gleichgroßen Feldern.[162]

### *Malerei auf Holz und die Enkaustik*

Erst mit der Technik der Staffelei- bzw. Tafelmalerei befinden wir uns im zentralen Bereich der Malkunst. Wie mehrfach betont, ist keines der von den antiken Autoren erwähnten Werke erhalten. Diese Zerstörung konnte auch nicht dadurch verhindert werden, daß die Tafeln aus besonders dauerhaftem Holz gefertigt waren. Man bevorzugte in der Antike das Holz des Buchsbaumes, ein dichtes, helles, sehr widerstandsfähiges Holz, das Plinius als Material der Tafelmalerei dort, wo er von ihrer Bedeutung spricht (35,77), ausdrücklich erwähnt. Ferner bot die Ulme ein festes, auch im Freien beständiges Holz, das an Stärke aber noch von dem des ägyptischen Maulbeerbaumes, der Sykomore, übertroffen wurde. Während man letzteres seiner Haltbarkeit wegen bevorzugt im Schiffsbau verwendete, wird in der Tafelmalerei wie auch bei der Herstellung von Schreibtafeln außer Buchs noch das Holz von Lärchen, Zypressen, Tannen und Linden erwähnt. Um ein späteres Reißen oder Verziehen der Tafeln zu vermeiden, ließ man das Holz vor der Verarbeitung gut austrocknen. Kleinere Bilder bestanden aus einem einzigen Brett, größere fügte man aus mehreren Teilen zusammen, indem man sie gut verdübelte, verleimte und vielleicht auch bereits, wie in der Neuzeit üblich, mit querlaufenden Einschubleisten versah.[163]

Das Gemälde selbst schützte man durch einen Vorhang oder Teppich, und viele Bilder waren außerdem durch Klapptüren verschließbar. Die Klapptürbilder hatten in der Regel ein kleines Format, und ihre Türen dienten im Gegensatz zu jenen der großen christlichen Flügelaltäre nicht als zusätzliche Bildträger (Abb. 85). Freilich gab es neben solchen, meist querformatigen *pinakes tethyromenoi,* wie man sie nannte, auch andere Bild- und Rahmen-

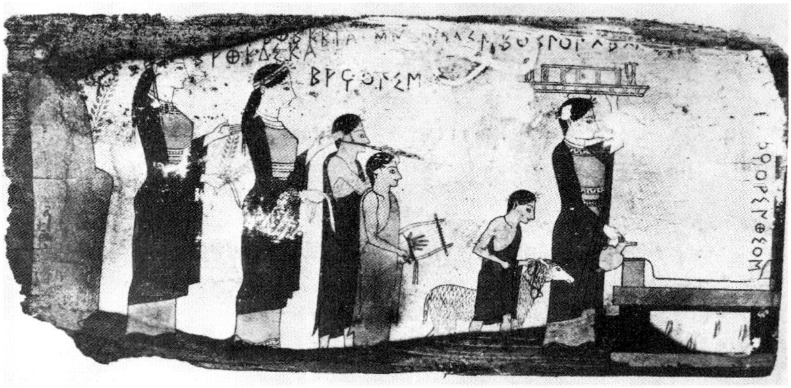

*40 Opferzug. Tempera auf Holz. Korinthisch, um 540 v. Chr. (Athen)*

formen. Durchgehend findet sich beispielsweise die Naiskos- bzw. Ädikulaform mit oberem Giebelabschluß, und in späterer Zeit wurde bei annähernd quadratischen Bildern der Achtendrahmen beliebt, bei dem die Rahmenleisten an den Ecken überstehen und sich kreuzen (Abb. 86).[164]

Sehr große Tafelbilder, *sanides* genannt, dienten zur Verkleidung von Wänden, zumindest findet sich bei einem späten Autor diese Bezeichnung für die großen Wandgemälde des Polygnot in der Bunten Halle von Athen. Solche Bilder ließen sich bereits in der Werkstatt mit Sorgfalt malen, und gewiß war dies eine anspruchsvollere Art der Wanddekoration als die Frescomalerei. Auch die Attika der Fassade des „Prinzengrabes" von Vergina war mit einem Gemälde auf Holz verkleidet, wie geringe Reste und Einlaßspuren noch erkennen ließen, ohne allerdings vom Gemälde selbst noch etwas zu zeigen.[165] Auf entsprechende Spuren ist vielleicht bislang nicht ausreichend geachtet worden, jedenfalls ist mit dieser Art von Wandmalerei in größerem Umfang zu rechnen, als archäologische Indizien heute noch vermuten lassen.

Originalgemälde auf Holz, die sich zufällig konserviert haben, sind nur noch in ganz vereinzelten Fällen auf uns gekommen. Besonderes Aufsehen erregte seinerzeit der Fund von Pitsà in der nördlichen Peloponnes. Bei diesem nahe Sikyon gelegenen Dörfchen wurde 1934 in einer Höhle eine Kultstätte mit zahlreichen Weihgaben entdeckt, darunter kleine Votivfiguren, eine Öllampe und Münzen, vor allem aber die Reste von vier kleinen Pinakes aus Zypressenholz, die sich auf dem Grund der Höhle im Schlamm relativ gut konserviert hatten.[166] Das am besten erhaltene Exemplar (Abb. 40) mit einer Opferszene trägt zusätzlich eine Weihinschrift an die Nymphen. Ein anderes, ebenfalls ganz erhaltenes Täfelchen weist leider nur noch geringe Spuren der Malschicht auf; von den restlichen Pinakes liegen zwar nur Fragmente vor, doch zeigt die noch sichtbare Malerei gut konservierte Farben. Dem Faltenstil der Gewänder ist zu entnehmen, daß das älteste Fragment der Serie, drei

Frauen in einem Mantel zeigend, noch vor der Mitte des 6. Jahrhunderts entstanden ist, die Opferszene etwa um 540 v. Chr. und das andere Fragment mit bereits „räumlich" gestaffeltem Faltensaum um 510 v. Chr. Die übrigen Weihgeschenke der Grotte entstammen wesentlich späterer Zeit; vielleicht hat man den Brauch, solche Pinakes zu weihen, später aufgegeben. Die Malerei ist in Temperatechnik auf eine gelblich-weiße Kreidegrundierung aufgebracht. Von ihr heben sich die Gestalten der Opferszene in ihren hellblauen Chitonen und roten Mänteln prägnant ab. Durchwegs sind die Farbflächen dunkel konturiert, lediglich für die Umrißlinien des helleren Fraueninkarnats ist ein rötlicher Ton gewählt. Im Gesamtkolorit dominiert der Blau-Rot-Kontrast, dies gilt auch für die beiden Fragmente. Sehr sparsam werden dagegen außer Schwarz ein blasses Gelb-Grün und ein dunkles Violett-Rot verwendet.

Mehr als zwei Jahrhunderte jünger ist das 18,4 cm hohe Fragment einer Holztafel mit einer thronenden Frau, das 1970–71 von britischen Forschern im ägyptischen Sakkara gefunden wurde.[167] Auch auf dieser Tafel dient die grauweiße Grundierung zugleich als neutraler Bildhintergrund. Der elfenbeinfarbene Thron ist mit roten Palmetten und Rosetten verziert, und über dem Sitz liegt ein Tuch vom gleichen Rot. Der durchsichtige, blaßblaue Chiton der Frau ist mit Goldstickerei versehen, an dem weißen Mantel hat sich dagegen keine Binnenzeichnung erhalten. Die schwach getönten Hautpartien weisen Abschattierungen, aber auch noch schwarze Konturlinien auf. In flotter Manier ist das schwarze Haupthaar mit seinen üppigen Schulterlokken dargestellt. Die eher handwerkliche Qualität des Pinax entspricht der Malweise auf gleichzeitigen frühhellenistischen Grabstelen.

Ebenfalls in Ägypten, nämlich in der Nekropole der Oase Fayum, haben sich schließlich in großer Zahl kaiserzeitliche, bemalte Holztafeln erhalten, die als Mumienbildnisse dienten.[168] Obwohl in sehr viel späterer Zeit entstanden, können sie hier nicht übergangen werden, da sie maltechnisch die griechische Tradition fortsetzen und vom Aussehen der antiken Tafelmalerei eine farbige Vorstellung vermitteln. Die Bildnisse geben die individuellen Gesichtszüge des Verstorbenen oft in frappierender Lebendigkeit wieder. Das Gesicht des Leichnams bedeckend, waren sie in die Mumie eingebunden. Viele Exemplare sind in einfacher Temperatechnik gemalt, für die eine matte Oberfläche charakteristisch ist, wobei die Buntwerte ihre Intensität aber nicht verlieren. Auch heben sich die Farben meist von einer weißen Kreide- oder Gipsgrundierung ab, nur gelegentlich sind sie unmittelbar auf das Holz gesetzt.

An einem unvollendeten Beispiel in Berkeley haben sich die Vorzeichnungen erhalten, dazu inschriftliche Angaben zur noch nicht ausgeführten Farbgebung.[169] Wenn an den betreffenden Stellen vermerkt wird, daß die Dargestellte „ein grünes Kettchen" trug, am Gewand ein Purpurstreifen verlaufen solle oder welche Augenfarbe zu beachten sei, so wird damit ein Einblick in die Entstehung solcher Tafeln gewährt. Offenbar ließ man die Bildnisse vorsorglich anfertigen und bewahrte sie bis zum Todesfall auf. Der Notizen hätte es wohl nicht bedurft, wenn der Maler nicht das Gemälde in der eigenen Werkstatt hätte fertigstellen wollen. Bei der Tafel in Berkeley kam es aber aus uns unbekannten Gründen nicht mehr dazu.

Brillanter als die Temperabildnisse wirken die enkaustisch gemalten Mumienporträts; sie zeichnet allgemein ein leuchtendes, sehr differenziertes Kolorit aus. Wie man am pointillistisch wirkenden Farbauftrag erkennt, wurden meist nur die Gesichtszüge in dieser feineren Technik ausgeführt, während an den Gewandpartien ein breiterer Pinselstrich die flüchtigere Malweise verrät (Abb. 41). Die oft ungeglättete Oberfläche der Inkarnatpartien rührt von der Arbeit mit dem Cauterium her, einem schmalen Bronzelöffelchen, mit dem man die Farbe auftrug. Als Bindemittel diente eine Emulsion aus Bienenwachs, das mit dem Pigment vermischt vor dem Auftragen erhitzt wurde. Die Cauterium-Enkaustik forderte vom Maler Sorgfalt und Geduld, da jeweils nur sehr kleine Farbmengen verarbeitet werden konnten, die, nebeneinander gesetzt, sich erst allmählich zur gewünschten Gesamtwirkung zusammenfügten. Aber diese Technik verlieh dem Gemälde Glanz und besondere Tiefe.[170] In der als „Wachstempera“ bezeichneten Mischtechnik konnte durch Anwendung eines besonders flüssigen Wachses die Masse mit

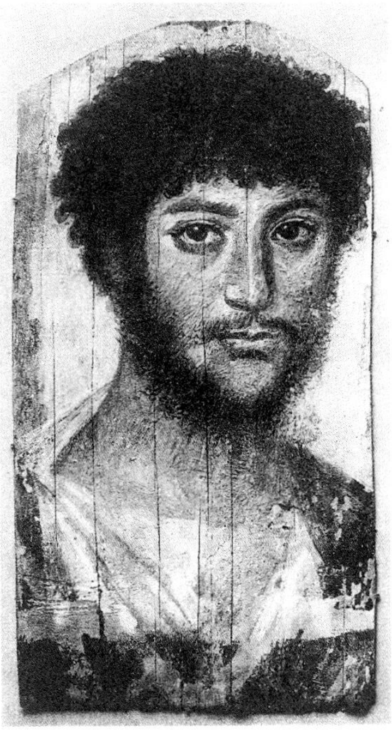

*41 Mumienbildnis eines Mannes. Enkaustik auf Holz, 2. Jh. n. Chr. (Berlin)*

dem Pinsel, also rascher als mit dem Cauterium verteilt werden. Solche Bilder erwiesen sich jedoch als weniger haltbar. Mithin hat man den Gesichtern der Mumienbildnisse durch die Cauteriumtechnik nicht nur eine intensivere Farbwirkung, sondern auch bessere Haltbarkeit verliehen.

Was diese wenigen Originale antiker Tafelmalerei auf Holz zu unserer Kenntnis beitragen, verlangt eine Ergänzung durch die Hinweise des Plinius, die sich unmittelbar auf die Technik der verlorenen Meisterwerke beziehen. In seinem Malerkatalog geht er in einem gesonderten Teil auf diejenigen Maler ein, die sich in der Enkaustik einen Namen gemacht haben (35,53 ff.). Zu ihnen gehörten Euphranor, Nikias, Pausias und Athenion (35,122). Die Mehrzahl der Maler arbeitete aber in der von Plinius nicht eigens beschriebenen, weil als üblich betrachteten Temperatechnik. Die Wachsmalerei galt als die vornehmere und effektvollere Kunst. Die Frage nach den Anfängen der Enkaustik vermag Plinius nicht zu beantworten, sicher scheint aber, daß die Technik, Bilder mit heißem Wachs „einzubrennen", im 4. Jahrhundert einen hohen Stand erreicht hatte und damals erst mit der Temperamalerei zu konkurrieren begann. Angesprochen wird auch das Zeitraubende der Technik und das gewöhnlich daraus resultierende kleine Format enkaustischer Bilder.

Im übrigen sind verschiedene enkaustische Techniken bekannt gewesen: „In alter Zeit hat es zwei Arten, enkaustisch zu malen, gegeben, die mit Wachs und die auf Elfenbein mit dem Cestrum (Brenngriffel), bis angefangen wurde, die Kriegsschiffe zu bemalen. So kam die dritte Art hinzu, heißflüssige Wachsfarben mit dem Pinsel aufzutragen, eine Malerei, die an den Schiffen weder durch die Sonne noch durch das Salzwasser oder durch Winde verdorben wird" (35,149 ff.). Gemeinsam ist diesen Techniken nach Plinius offenbar das Einsetzen von Wärme. Seine Unterteilung bezieht sich auf die jeweils verwendeten Malgeräte, wobei allerdings das *cauterium* (griech. *rhabdion*) nicht nochmals eigens genannt ist.

Die Schiffsmalerei spielte in Griechenland eine wichtige Rolle, auch sie hatte gewiß als einfacher Handwerkszweig eine alte Tradition, und Plinius erwähnt sie als letzte in seiner chronologischen Abfolge, weil sie wohl seit dem 4. Jahrhundert reichere Formen annahm (vgl. Plinius 35,101; 135). Selbstverständlich wurde hier angesichts der großen Flächen mit einem gröberen Werkzeug, dem Borstenpinsel, gearbeitet.

Plinius liefert auch einige Informationen zu den in der Antike verwendeten Bindemitteln. Wachs mußte zu einer Emulsion aufbereitet werden, um die Farbe verstreichbar zu machen. Man vermutet, daß es sich dabei vorwiegend um das häufig erwähnte punische Wachs handelte, dessen Herstellungsrezept Plinius an anderer Stelle beschreibt (21,84). Von Interesse sind ferner verstreute Angaben zu den in der Temperatechnik üblich gewesenen Bindemitteln. Danach ist die Eitempera ebenso bezeugt wie die Verwendung von Gummi und von Leim, den man aus Stierohren oder Stierhoden kochte.[171]

Unter den Malgeräten der Temperatechnik ist außer dem Pinsel aus feinen

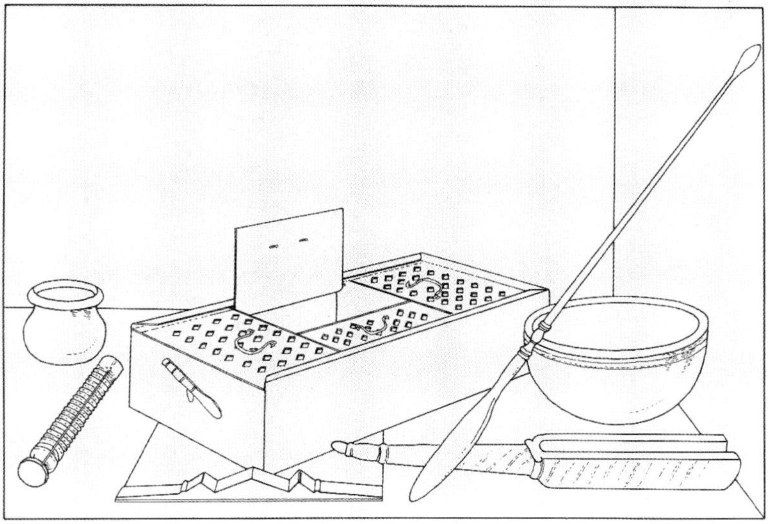

42 *Malgeräte. Beigaben eines römischen Malergrabes bei Fontenay-le-Comte.*

Haaren, dem *penicillum* (gr. *grapheion* oder *graphis*) auch der Schwamm zu nennen. Man hatte ihn nicht nur zur Reinigung und zum Auswischen mißlungener Teile stets zur Hand, sondern konnte mit kleineren Stücken, die an einem Griffel befestigt waren, auch Farbe auftragen (Plinius 9,148).[172] Es muß offen bleiben, welche Form des Schwamms man sich vorzustellen hat, als Protogenes bzw. Nealkes damit den Effekt des Schaumes vor dem Maul des Tieres erzeugte. Möglicherweise ist in den Anekdoten das Malgerät selbst gemeint.

Zusätzliche Informationen lassen sich schließlich aus den Beigaben römischer Malergräber und bildlichen Darstellungen von Malerwerkstätten gewinnen.[173] Das Grab von St. Médard-des-Prés bei Fontenay-le-Comte (Abb. 42) enthielt neben zahlreichen Farbnäpfchen und einem Mörser aus Alabaster ein Bronzekästchen mit Schiebedeckel, das in vier mit einem Silberrost oben abgedeckte Behälter unterteilt ist, ferner ein Etui mit zwei Bronzelöffelchen, zwei kleine Schaufeln aus Bergkristall und zwei 12 cm lange Pinselstiele aus Bein. Bei den Löffelchen handelt es sich offenbar um Cauteria; am einen Ende zeigen sie den sehr schmalen Löffel, am anderen eine Verdickung zum Verstreichen oder Festdrücken der Farbe. In dem Kästchen fanden sich auch Farbreste, und man vermutet, daß es zum wechselweisen Erhitzen der Cauteria diente. Bildliche Darstellungen römischer Zeit weisen dagegen Kästchen auf, in denen Farbnäpfe stecken; wahrscheinlich handelt es sich um die von Varro erwähnten *arculae loculatae*.[174] Die Bilder zeigen außerdem, daß der

Maler noch keine Palette der heutigen Form verwendete, sondern in der linken Hand die Farben in einer Schale oder Muschel bereit hielt. Die Holzgestelle, die als Staffelei dienten, ähneln dagegen verblüffend den heute noch verwendeten Formen.

### *Die Farben*

Das Farbenreiben war in den Malerwerkstätten ein alltägliches Geschäft, das man Lehrlingen und jüngeren Gehilfen überließ. Die Farbmittel wurden in Brocken gehandelt, nämlich als Kreiden oder Mineralien, wie sie die Natur hergab. Für die aus Pflanzen oder tierischen Substanzen gewonnenen Farbstoffe dienten weiße zerstoßene Kreiden als Farbträger, die aber gefärbt ebenfalls wieder zu Klumpen trockneten.[175] Erst zum Zweck des Malens wurden solche Brocken zu feinem Pulver, dem eigentlichen Pigment, zerrieben und mit dem gewählten Bindemittel aufbereitet.

Welche Pigmente in der Antike gebräuchlich waren, ist durch chemische Analysen erhaltener Malschichten in einzelnen Fällen untersucht worden; wichtige ergänzende Hinweise verdanken wir aber den antiken Autoren, vor allem Vitruv, der die in der römischen Wandmalerei verwendeten Pigmente bespricht, und Plinius, der im 33. und 35. Buch seiner Naturgeschichte ebenfalls auf die Pigmente eingeht, soweit sie sein naturwissenschaftliches Thema, die Metalle hier, die Erden dort, betreffen. Weitere Informationen geben Theophrast und der Arzt Dioscurides sowie einige nachantike Autoren, nämlich Isidorus von Sevilla, der sich im wesentlichen an Plinius hält, oder Heraclius, von dem eine Schrift „De coloribus et artibus Romanorum" überliefert ist.[176]

Die optische Erscheinung von Farben erlaubt Benennungen wie Rot, Blau, Gelb, Grün, aber solche Buntwirkungen können maltechnisch betrachtet mit ganz verschiedenen Farbmitteln hervorgebracht werden. Neben den aus anorganischen Substanzen hergestellten Pigmenten, also Erd- und Mineralfarben, sowie den aus Pflanzen oder Tieren gewonnenen Farbstoffen, heute auch Lacke genannt, kannte die Antike bereits künstliche Farben, die als Imitationen von wertvolleren natürlichen Pigmenten in der Kaiserzeit beträchtlich zunahmen. Plinius und andere teilen verschiedene Rezepte zur Herstellung solcher Farben mit.

Welche Pigmente der griechischen Malerei zur Verfügung standen, sei im folgenden kurz aufgeführt.[177] Als Weißpigment dienten seit frühester Zeit verschiedene Kreiden, deren Eigenschaften von ihrem Herkunftsgebiet abhingen und deren Sorten nach diesen benannt wurden. Besonders beliebt war das leicht gelbliche *Paraetonium,* nach einem Ort bei Alexandria bezeichnet, das man seiner fetten, dauerhaften Konsistenz wegen zum Grundieren von Gemälden verwendete. Andere Kreiden stammten aus Selinunt, Eretria oder Melos. Die *Cerussa,* das Bleiweiß, erzeugte man auf künstliche Weise aus

Essig und Blei, ihr Herstellungsverfahren schildert Plinius (34,175). Weiße Tonerde, das Kaolin, spielte vorwiegend als keramische Farbe eine Rolle.

Der Ocker war eine eisenhaltige Erde von sattem Sandgelb. „Attischer Ocker" wurde seit dem 5. Jahrhundert v. Chr. in den attischen Silberminen als Nebenprodukt gewonnen und blieb später noch besonders geschätzt. Aber es ist anzunehmen, daß auch die archaische Zeit schon über verschiedene Ockersorten anderer Herkunft verfügte. Weniger buntintensiv waren die blaßgelben Kreiden. Einen ins Orange spielenden Gelbton zeigte das in Erzgruben anstehende giftige *Auripigmentum,* ebenso wie die seit dem 4. Jahrhundert bekannte Mennige, das gebrannte Bleiweiß *(cerussa usta).*

Auf der Basis von Eisenoxyd entstanden die reichlich vorkommenden roten Erden. Der beste Rötel stammte aus Sinope am Pontus, darum wurde die Bezeichnung *sinopis* für Rötelerde allgemein gebräuchlich, auch wenn diese aus anderen Gebieten kam. *Miltos (rubrica)* nannte man eine Erde von besonders frischem Rot, gewöhnlich näherte sich der Farbton der roten Erden aber eher einem Rotbraun. Das intensiv leuchtende *minium,* den Zinnober, stellte man aus einem seltenen, darum kostbaren Mineral her. Noch wertvoller war der Purpur, ein aus den Drüsen von Purpurschnecken hergestellter Farbstoff, der in erster Linie zum Färben von Gewändern diente, aber an dem besonders geeigneten Farbträger *creta argentaria* oder anderen Kreiden den Malern auch als Pigment zur Verfügung stand. Die Kostbarkeit erklärt sich aus dem komplizierten Herstellungsverfahren und der Tatsache, daß beträchtliche Mengen von Schnecken nötig waren, um auch nur geringe Mengen des Farbstoffes zu gewinnen. Je nach der Lage der Fanggebiete schwankte das Rot des Purpurs zwischen tiefem Weinrot, bräunlichem Rot und zartem Rosaviolett.[178]

Das schon in vorgriechischer Zeit gängigste Blaupigment war die Glasfritte, zerstoßenes blaues Glas, das man aus Kalk, Sand, Soda und Kupferoxyd zusammengeschmolzen hatte. Sie kann als älteste künstlich gewonnene Farbe gelten. Je feiner das Glas verstoßen wurde, um so heller wirkte das Blau. Nach den Herkunftsgebieten unterschied die Antike drei Arten des Himmelblau *(caeruleum),* wie schon Theophrast in seiner Lehre von den Steinen angibt (De lapid. 55), nämlich das ägyptische, das skythische und das kyprische Blau.[179] Offensichtlich verbirgt sich hinter dem Ägyptischblau die Glasfritte, während das skythische Blau aus dem natürlichen Halbedelstein Lapislazuli produziert wurde. Jedenfalls deckt sich das Herkunftsland des eurasischen Steppenvolks der Skythen ungefähr mit den Fundgebieten des Lapislazuli, Afghanistan, Tibet und Baikalsee. Von der Beliebtheit des Steines schon in frühgriechischer Zeit zeugt die Tatsache, daß die Farbe Blau wie auch der Stein selbst mit demselben Wort *kyanos* bezeichnet wurden. Die reichen Kupfervorkommen auf Zypern schließlich machen es wahrscheinlich, daß hier das für Erzgruben typische Azurit anstand, das in der Antike den Namen *armenium* hatte. Während sich das ägyptische und das skythische

Blau durch hohe Licht- und Wetterbeständigkeit auszeichneten, konnte das *armenium* aufgrund seiner Kupferverbindungen unter ungünstigen chemischen Einflüssen, die oft schon das Bindemittel verursachte, in Grau oder Grün umschlagen. Zu den aus Pflanzen produzierten Blaupigmenten zählte das aus Indien bezogene *indicum* sowie dessen aus Färberwaid gewonnene Imitation.

Das Grünpigment *chrysocolla* war pulverisiertes Malachit. Eine geringere Leuchtkraft als dieses dürften die grünen Kreiden, selbst das dunkle *appianum* besessen haben. Die Schwarzpigmente wurden gewöhnlich durch Verbrennung organischer Stoffe gewonnen, so das blaustichige *atramentum* aus verkohltem Holz oder Trester (Rebenschwarz, griech. *tryginon*), ferner das eher braunstichige *elephantinum* aus verbranntem Elfenbein oder Bein, das Apelles erfunden haben soll. Auch schwarze Erden und das aus Ruß gewonnene Lampenschwarz dürften verwendet worden sein, selbst wenn beide in den Quellen nicht ausdrücklich erwähnt sind.

Was die Autoren über die künstlerische Anwendung der Farben überliefern, hat sich an verschiedenen erhaltenen Originalgemälden bestätigt. Von Interesse sind zunächst Hinweise auf die historische Entwicklung des Kolorits. Des öfteren wird der *simplex color* der archaischen Zeit angesprochen, wie ihn die Gemälde von Pitsà oder aus Elmali illustrieren können: Abtönungen und Mischungen bereichern diese Palette noch nicht. Der Kunst des Pinsels, d. h. der Malerei im engeren Sinne zum Durchbruch verhelfen, hieß die Farbe nuancenreicher einsetzen. Dem Polygnot von Thasos und seiner Zeit wurde dieser erste Schritt zugeschrieben. Er habe nicht nur mit den alten, hergebrachten Farben Rot, Schwarz und Weiß gearbeitet, sondern das Gelb hinzugenommen und die ersten Mischungen aus diesen vier Farben hervorgebracht.

In der späteren Kunstkritik soll der Hinweis auf die einfache Palette der „Vierfarbenmalerei" verdeutlichen, mit welch bescheidenen Mitteln die griechischen Meister ihre außergewöhnlichen Leistungen erzielten. Plinius führt auch die Pigmente der Vierfarbenmaler im einzelnen auf, nämlich attischen Ocker, weiße Erde von Melos, Rötel aus Sinope und das *atramentum*. Er empört sich zugleich über den geschmacklosen Farbenluxus seiner Zeit, der sich zur malerischen Ausstattung der Räume teuerster exotischer Pigmente bediene (35,50). Tatsächlich weisen einige Bildkopien nach Werken des 4. Jahrhunderts, allen voran das Alexandermosaik, darauf hin, daß die Vierfarbenmalerei in jener Zeit eine bewußt geübte Farbgebung war, die offenbar traditionelle Werte vertreten sollte. Das Alexandermosaik zeichnet sich durch ein toniges, bräunliches Gesamtkolorit aus, in dem Blau und Grün keine Rolle spielen, wohl aber zahlreiche Mischungen aus Rot, Gelb, Schwarz und Weiß vorliegen (Taf. V). Wenn Plinius einzelne Maler der Spätklassik wie Apelles, Nikomachos oder Aëtion ausdrücklich zu den Vierfarbenmalern zählt, bestätigt das die Ausübung eines Stils mit beschränkter Palette.[180]

Selbstverständlich stand den Malern damals eine größere Vielfalt an Pigmenten zur Verfügung, wie es manche erhaltene Originalgemälde auch zeigen. Platon und Aristoteles würdigen die Malerei mehrfach als eine Kunst der schönen Farben, die in solchen Bildern gewiß stärker zur Wirkung kamen als in der zurückhaltenden, lediglich plastische Werte herausholenden Vierfarbenmalerei.[181]

In die Frage der Vierfarbenmalerei spielt auch Plinius' Scheidung der Pigmente in *colores floridi et austeri,* nämlich blühende und ernste Farben, hinein (35,30). Kriterien der Unterscheidung sind nach Plinius nicht nur deren Farbwirkungen, sondern auch ihre Herstellungsweise und die damit verbundenen Preise. Zu den teuren *floridi,* die der Auftraggeber dem Maler zur Verfügung stellte, zählt er Zinnober, Armenium, Drachenblut, Chrysocolla, Indicum und Purpurissum, während es sich bei den *austeri* vorwiegend um Erdfarben handelte, nämlich Sinopis, Rubrica, Paraetonium (bzw. andere Kreiden) oder Ocker, aber auch das Atramentum und die *cerussa usta* gehörten offenbar dazu. In der Vierfarbenmalerei wurden also ausschließlich *austeri* verwendet. Die vorwiegend exotischen *floridi* trugen dagegen erst zum Farbenluxus der Kaiserzeit bei; ihre Verschwendung wird sowohl von Plinius wie von Vitruv kritisiert.

Auf die maltechnischen Eigenschaften der beiden Pigmentgruppen ist ebenfalls hingewiesen worden.[182] Ausgehend von der mittelalterlichen Scheidung in *colores clari et spissi* mögen auch in der Antike bereits die *floridi* als lasierende, die *austeri* als deckende Farben gegolten haben, aber es gibt in beiden Gruppen Ausnahmen, und Plinius hatte bei seiner Unterscheidung offensichtlich eher ästhetische und ökonomische Aspekte im Sinn. Maltechnische Eigenschaften der Pigmente werden von Plinius nur am Rande angesprochen. Von Interesse ist sein Hinweis (35,49), daß sich bestimmte Pigmente, nämlich Purpurissum und Indicum, Caeruleum, Melinum, Appianum, Auripigment und Cerussa nur auf Kreidegrund, nicht auf der feuchten Wand, also nur in Secco-, nicht in Frescotechnik verarbeiten ließen. Dies ließe auf eine Seccotechnik aller frühen, auch vorgriechischen Wandgemälde schließen, die Caeruleum oder Appianum aufweisen.

Die Schriftquellen überliefern ferner für einzelne Maler einen individuellen Umgang mit der Farbe bzw. besondere koloristische Entdeckungen. Wie Polygnot und Mikon erstmals Ocker und Tryginon verwendet haben sollen, so führte angeblich Nikias die im 4. Jahrhundert durch einen Zufall entdeckte *cerussa usta* als erster in die Malerei ein. Apelles „erfand" das *elephantinum,* ein lasierendes Schwarz, mit dem er seine Bilder abschließend überzogen haben soll. Der Überzug sollte nicht nur die Gemälde vor Staub und Schmutz schützen, sondern hatte auch den ästhetischen Effekt, die Farben angenehmer erscheinen zu lassen und den allzu „leuchtenden Farben unvermerkt einen tieferen Ton" zu verleihen.[183] Von Zeuxis werden als koloristische Besonderheiten seine *monochromata ex albo* erwähnt, bei denen allerdings nicht klar ist, ob es sich um Grisaillen auf dunklem Grund oder einfarbig abschattierte Bilder auf weißem Grund handelte.[184] Als ausgesprochen hart empfand man die Farbgebung des Aristeides wie auch die des Nikophanes, der übermäßig viel Ocker verwendet haben soll. In *coloribus severus,* nämlich herb in der Farbenwahl, galt Antidotos, und eine besondere *austeritas* des Kolorits schrieb man dem Athenion von Maroneia zu. Plinius zählt dennoch beide zu den enkaustisch arbeitenden Malern.[185]

Nicht zuletzt sprechen die Autoren häufig von den Fortschritten der Schattenmalerei, bzw. der Körpermodellierung, die, verglichen mit den bis in das frühe 5. Jahrhundert geübten Maltechniken, einen neuartigen Umgang mit der Farbe forderte. Darum schreibt Plinius (35,60) dem ersten „Schattenmaler" Apollodoros das Verdienst zu, der Pinselkunst zum Durchbruch verholfen zu haben. Auf die stilgeschichtliche Bedeutung dieses Wandels wird zurückzukommen sein. Hier sei nur daran erinnert, daß der Lexikograph Pollux (VII 126) noch im 2. Jahrhundert n. Chr. unter dem Stichwort „Skiagraphia" die einzelnen Arbeitsgänge des Farbauftrags, nämlich Unterzeichnung, Untermalung und Ausführung aufführt, die auch an erhaltener Originalmalerei nachgewiesen werden konnten und offenbar während der ganzen Antike die Regel geblieben sind.[186]

Zu effektvoller Modellierung luden insbesondere die dunkel gebräunten männlichen Körper ein (Taf. Va); die „weiße Frauenhaut" war dagegen von derartigen Fortschritten zunächst ausgeschlossen. Dies hatte seinen Grund nicht zuletzt in der Tatsache, daß die Modellierung vor allem ein koloristisches Problem darstellte, und die Maler fortwährend mit der Aufgabe befaßt waren, die richtige Inkarnatfarbe zu treffen.[187] Wenn Plinius (33,160) bemerkt, daß die nachpolygnotische Malerei den attischen Ocker für die hellen Teile *(lumina),* für die Schatten dagegen skyrischen oder lydischen Ocker benutzte, wird deutlich, in welchem Maß man auch die dunkleren Partien des Inkarnats farbig zu gestalten hatte. In Ergänzung hierzu erfahren wir (35,38), daß später ohne *cerussa usta,* die Nikias in die Malerei eingeführt hatte, keine Schatten mehr gelangen. Eine geringere Sorte Mennige aus gebranntem Ocker soll dagegen der Maler Kydias erfunden haben, überliefert Theophrast, und Platon legt dar, daß man in Analogie zum Lautgemisch der Sprache bei den Malern ein Gemisch von Farben finde, insbesondere bei der Nachahmung der Fleischfarben.[188] Eine Anschauung zu solchen Texten können jetzt die Inkarnatpartien des Jagdfrieses von Vergina geben. Während nämlich die Gewänder in klaren Buntwerten erscheinen, deren Faltentäler allenfalls durch dunklere Schraffuren modelliert sind, setzen sich die nackten Körperteile aus einer Vielzahl feiner Strichelungen abgestufter Töne der Rot-Braun- bzw. Gelb-Weiß-Gruppe zusammen. Hängen hier noch die „farbigen Schatten" mit dem Problem der Inkarnatdarstellung zusammen, so scheinen später gewagtere koloristische Effekte in der Schattenmalerei aufgekommen zu sein, jedenfalls läßt sich Plinius' Bemerkung (33,163), daß man in der Malerei das (bläuliche) *indicum* verwendete, um den Schatten vom Licht zu trennen, erst an Werken der frühhellenistischen Zeit illustrieren.[189]

Lange Zeit hat man die meisten Pigmente unvermischt verwendet. Doch mit ihren ersten mimetischen Absichten war die Malerei auch vor die Aufgabe der Farbenmischung gestellt, und seit den ersten Versuchen des Polygnot in der Vierfarbentechnik wird man damit experimentiert haben.[190] Diese Palette war zwar beschränkt, aber es ließ sich das blaustichige Schwarz sowohl mit Gelb zu einem stumpfen Grün als auch mit Weiß zu einem Graublau mischen. Grundsätzlich erreichte man Farbmischungen entweder durch ein Vermengen der Pigmente vor der Bindung oder durch lasierenden Auftrag verschiedener Farbschichten übereinander, schließlich durch ein auf Fernwirkung berechnetes Nebeneinandersetzen kleinster Farbpartikel.

Die zufällig auf uns gekommenen Nachrichten zur Maltechnik verhelfen in ihrer Gesamtheit, und selbst ergänzt durch die erhaltene Malerei, nur zu einer schwachen Vorstellung von der einstigen sinnlichen Wirkung der verlorenen Tafelbilder. Relativ hart und atmosphärelos müssen sich die plastischen Körper vor einem häufig noch neutralen Hintergrund abgehoben haben. Scharfe Umrisse und feine Schraffuren erhöhten den Eindruck einer kühlen Klarheit. Eigentlich malerische Effekte hat die Blütezeit der griechischen Malerei offensichtlich noch nicht gekannt. Es wäre beispielsweise verfehlt, sich die berühmten Trauben des Zeuxis, die die Vögel anlockten, mit Heinrich Brunn wie solche eines niederländischen Stillebens vorzustellen, nämlich mit einer „Darstellung des Farbenspiels, welches sich an der Traube in doppelter Weise, teils durch die besondere Beschaffenheit der Haut, welche die wirkliche Farbe bricht und nur durchschimmern läßt, teils durch die Wirkungen von Licht, Schatten und Reflexen bilden muß".[191] Bedenkt man, daß kaum eine Generation vor Zeuxis die Schattenmalerei überhaupt erst eingeführt worden war, so können derart illusionistische Effekte, wie sie die abendländische Malerei auch noch zu Brunns Zeiten hervorbrachte, keineswegs um 400 v. Chr. bereits erreicht worden sein.

Vor einer ähnlichen Versuchung steht der heutige Interpret, wenn er bei Platon oder Artistoteles Hinweise auf eine divisionistische Farbenmischung zu finden meint.[192] Sich unter Berufung auf die Farbtheorien des Impressionismus vorzustellen, daß man bereits im 4. Jahrhundert die Möglichkeit der optischen Mischung von Komplementärfarben durch pointillistischen Auftrag kannte, dürfte verfehlt sein. Vielmehr lehren die Denkmäler, daß man sich für Gewänder und Gegenstände klarer Buntwerte bediente, die man allenfalls in einer dunkleren Abstufung des Lokaltons abschattierte. Divisionistisch ging die Malerei lediglich in der Darstellung der Hautfarbe vor, wie sowohl erhaltene spätklassische Marmor- und Wandgemälde als auch noch die Mumienbildnisse erkennen lassen. Aber bezeichnenderweise sind auch in diesem Fall keine Komplementärfarben betroffen, sondern nur die in sich verwandten Buntwerte der Inkarnatfarben. Feststellungen von Platon und Aristoteles, vor den Bildern sei der Betrachter bei nahem Standpunkt oft verwirrt und erkenne nichts mehr,[193] mögen sich auf kleinteilige Pinselschraffierungen ebenso beziehen wie auf die ersten Erscheinungen der Schnellmalerei, für die eine flüchtige Pinselführung bezeichnend war. Was die Zeitgenossen an der Malkunst der Spätklassik beschäftigt haben muß und Platon zu seiner Verurteilung der Scheinmalerei veranlaßte, war nicht ein Pointillismus impressionistischer Art, sondern allgemein die frappierende Täuschung des Auges. Sie stellte plastische Körper dar, die in Wirklichkeit nicht greifbar waren.

Fachgerecht baute man die Gemälde auf und widmete der letzten Malschicht, die den sinnlichen Reiz der Bilder ausmachte und die Apelles zusätzlich mit dem sanften Schimmer des Elephantinum-Überzugs versah, besondere Sorgfalt. Während die Oberfläche der enkaustischen Gemälde einen durch das Bindemittel Wachs bedingten Glanz aufwies, zeigten die Temperagemälde eine mattere Oberfläche. Die Quellen bezeugen nicht eigens, daß außer mit Pigmenten auch mit den Bindemitteln experimentiert wurde, aber dies ist vorauszusetzen; gewiß entwickelten die Maler ihre besonderen Rezepte, die sie möglichst geheimzuhalten versuchten. Öle und Harze sollen in geringen Mengen schon beigefügt worden sein, aber eine reine Ölmalerei mit ihrem für die abendländischen Gemälde so bezeichnenden Oberflächenglanz kannte die Antike offensichtlich noch nicht.

## *4. Stilphasen*

Einzelbeobachtungen und Einzelergebnisse der archäologischen Forschung sind letztlich Bausteine für eine Rekonstruktion komplexer historischer Vorgänge und Zusammenhänge. Jedes Kunstschaffen vollzieht sich vor einem zeitspezifischen sozioökonomischen und geistesgeschichtlichen Hintergrund, der die Zusammenhänge herstellt. Solange freilich im engeren Sinne Kunstbetrachtung betrieben wird, wie es auch im folgenden zunächst geschieht, ist „historische Entwicklung“ lediglich als „Stilgeschichte“ zu verstehen, nämlich als Wandel der künstlerischen Darstellungsmittel. Das Altertum setzte seine Kunstgeschichte mehr oder weniger der „Künstlergeschichte“ gleich, die heute aber nicht mehr mit der nötigen Anschauung zu belegen ist. Allenfalls läßt sich noch die kunsthistorische Gesamtsituation umschreiben, aus der die individuellen Leistungen erwachsen sind bzw. zu der sie beigetragen haben. Die kontinuierlich vorliegenden bemalten Vasen können hierzu Wesentliches beitragen.[194]

Die Stilgeschichte der antiken Malerei vermag man heute durch eine Fülle von Beispielen zu illustrieren. Der folgende Abriß beschränkt sich jedoch notgedrungen auf eine knappe Bildauswahl; dazu auf nur wenige Aspekte der Stilkritik, die aber schon die antike Kunstkritik beachtet hat.[195] Sie beziehen sich in erster Linie auf die Darstellung der menschlichen Figur als dem

Hauptbestandteil aller Bilder. Den Figurenstil kennzeichneten Körperproportionen *(symmetria),* Motive der Bewegung und Schemata der Verkürzung *(katagrapha),* ferner eine mehr oder weniger genaue anatomische Wiedergabe *(akribeia).* Durch seelische Affekte *(pathos)* wurde die Einzelfigur zusätzlich charakterisiert, sie dienten jedoch zugleich einer Verdeutlichung des Bildgeschehens und sollten den Betrachter erschüttern. Auf die Erzählweise achtete man insofern, als die Wahl des Handlungsmoments eine große Rolle spielte und Handlungsbezüge oft beschrieben werden. Wo es um die Gruppierung von Figuren bzw. die Bildorganisation im ganzen ging, sprach man von der *dispositio.* Nicht wahrgenommen hat man offenbar die schrittweise Eroberung eines „Bildraumes", vielmehr scheint die Zunahme plastischer und räumlicher Effekte unter dem Aspekt der *mimesis* rangiert zu haben, die als wichtigster Gradmesser künstlerischer Qualität galt.[196]

*Die Frühzeit*

Was die kretisch-mykenische Kunst um die Mitte des 2. Jahrtausends v. Chr. an qualitätvoller Monumentalmalerei bereits hervorgebracht hatte, fand in den folgenden Jahrhunderten kriegerischer Wirren offenbar keine Nachfolge. Eine bescheidenere Malerei auf Tongefäßen, die es erlaubt, die Entwicklung zwischen 1300 und 900 v. Chr. zu verfolgen, bezeugt lediglich eine Rückläufigkeit künstlerischer und technischer Möglichkeiten, der ein ökonomischer Tiefstand entsprochen haben muß. Im „geometrischen" Stil des 9. und 8. Jahrhunderts kommt schließlich eine neue Bilderwelt auf, deren Formenrepertoire im Vergleich zur kretisch-mykenischen Kunst stark reduziert ist. In auffallendem Kontrast steht das Schemenhafte des geometrischen Figuren- und Erzählstils auch zur gleichzeitigen epischen Dichtung, die in farbiger, bilderreicher Sprache die heroischen Ereignisse der Vergangenheit schildert. Man braucht dies jedoch nicht, wie es zuweilen geschieht, als Widerspruch zu empfinden, denn beide, Dichtung und Bildkunst, wurzeln in derselben ungebrochenen Vorstellungskraft, die sich im Medium der Sprache ganz unmittelbar äußert, bei der Aufnahme sichtbarer Bilder aber gerade keiner zusätzlichen Stützen bedarf. Entsprechend zeichenhaft einfach spiegeln sich in diesen frühen Bildern die Lebensverhältnisse jener Zeit wider (Abb. 43). Darstellungen der Totenklage, von Leichenzügen und festlichen Reigen geben Einblick in das kultische Leben; Kriegerfiguren und Schiffskämpfe reflektieren vielleicht aktuelle Konflikte an fremden Gestaden, nach Meinung anderer beziehen sie sich eher auf die in den Epen geschilderten „homerischen" Kämpfe.

Im Zeitalter der Kolonisation, dem Übergang zur archaischen Epoche, nahmen im Zuge eines allgemeinen wirtschaftlichen und politischen Aufschwungs auch die Handelskontakte zum Vorderen Orient und Ägypten zu, und die importierten Gegenstände des orientalischen Kunsthandwerks regten

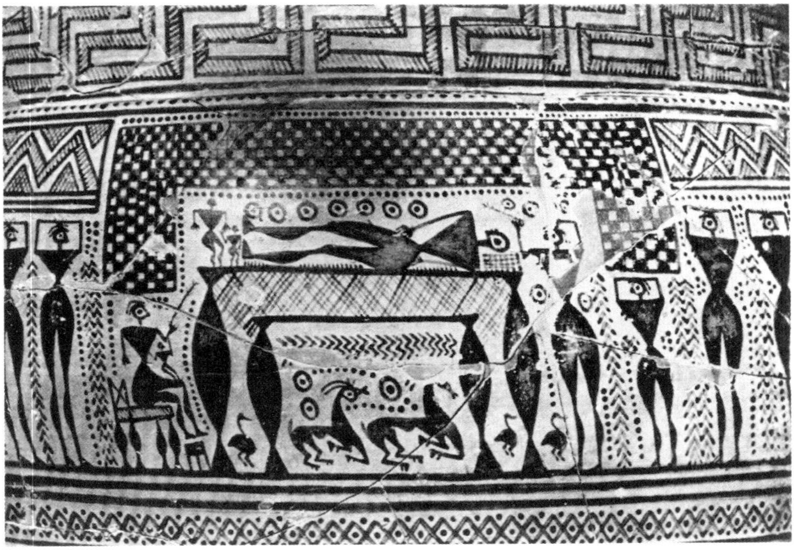

43 *Totenklage. Attisches Vasenbild, 8. Jh. v. Chr. (New York)*

die griechischen Künstler zu einer neuen Formensprache an, die zur Auflösung der geometrischen Stilformen führte. Mit ihren Tierfiguren und neuartigen Ornamenten, Fabelwesen und geflügelten Dämonen spiegelt diese archaische Ikonographie eine durch orientalische Bildmuster geprägte Phantasie, doch zeugen gleichzeitige Kriegerbilder und Sagendarstellungen auch von einer starken Bindung der frühgriechischen Adelskultur an die eigene heroische Vergangenheit.

Archaische Bilder liegen heute in erster Linie noch auf den bemalten Tongefäßen vor, es muß jedoch eine Parallelentwicklung in der Tafel- und Wandmalerei gegeben haben. Angesichts der spärlichen Überlieferung fragt sich, ob die archaische Zeit überhaupt schon eine nennenswerte Monumentalmalerei hervorgebracht hat.[197] Wahrscheinlich waren die meisten in die Heiligtümer gestifteten Votivtafeln eher kleinformatig, aber sowohl die wenigen Reste einstiger Wandmalerei wie auch einige bemalte Grabstelen bezeugen anspruchsvollere Formate. Außerdem setzen die von Plinius (35,15f.; 55f.) angedeuteten Entwicklungsstufen der Frühzeit bereits eine florierende Malkunst voraus.

Der Figurenstil der „geometrischen" Zeit verwendet einfache Bildchiffren, die als dunkle Silhouetten nur das Wesentliche, etwa beim Krieger Schild und Helmbusch oder am männlichen Körper kräftige Schenkel und breite Brust, verdeutlichen. Die Köpfe bleiben auffallend klein, dem Stand der Figuren fehlt ein fester Bezug zum Boden. Die Beweglichkeit der Glieder wird noch nicht durch organische Zusammenhänge markiert. Im 7. Jahrhundert beginnen sich die Figuren organischer, fließender zu bewegen, und mit zunehmendem Volumen wächst auch das Pondus der Körper, ihr Stand wird sicherer. Zugleich führt die früharchaische Kunst den Betrachter gleichsam näher an den Gegenstand heran, man artikuliert nun die Glieder, betont an den Köpfen Augen, Haare, Ohren, Nase und Kinn und versieht die Gewänder mit reichen Mustern. Die Körperproportionen sind zunächst auffallend unausgewogen (Abb. 44), erst im Lauf des 6. Jahrhunderts gleichen sie sich aus. Ein typisches Merkmal der archaischen Figurenwiedergabe bleibt die sogenannte Wechselansichtigkeit,[198] die alle Einzelteile jeweils in ihrer eindeutigsten Ansicht wiedergibt, den Oberkörper also meist von vorn, Beine und Kopf im Profil (Abb. 31; ebenso noch Taf. Ib).

Nur langsam erwacht das Interesse an der Darstellung seelischer Affekte. Zunächst beschränkt sie sich auf besondere Körperhaltungen und Gesten. So kann die gebeugte Haltung des Priamos, der von Achill die Leiche seines Sohnes Hektor erbitten muß, für sein Leiden einnehmen, oder der expressive Griff zum gebeugten Haupt den Gram des Vaters kennzeichnen, der seinen Sohn in den Krieg ziehen läßt (Abb. 46b). Eine frühe physiognomische Darstellung des Leidens gelang dem attischen Vasenmaler Exekias auf einer Amphora in Boulogne. Der im Wahnsinn schuldig gewordene Aias pflanzt

*44 Unterweltsgöttin. Attische Tontafel, 7. Jh. v. Chr. (Athen)*

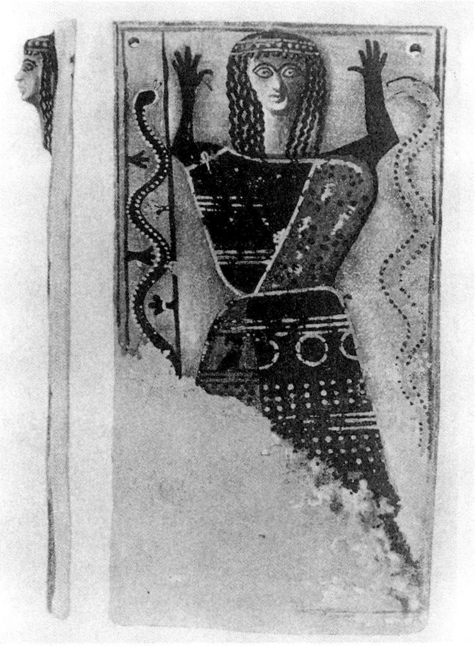

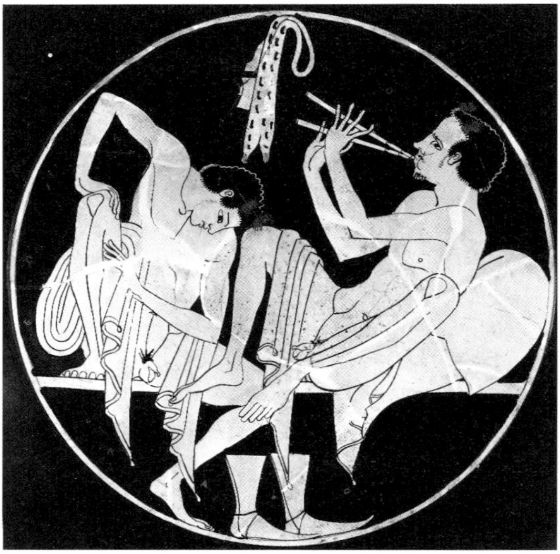

*45 Zwei Symposiasten. Attisch-rotfiguriges Schaleninnenbild, Werkstatt des Onesimos, um 500 v. Chr. (Boston)*

sein Schwert in den Boden, um sich hineinzustürzen. Stirnfalten über dem Auge drücken seine Verzweiflung aus, wobei die archaische, bildparallele Wiedergabe des Auges die Starre des Blicks noch intensiviert.[199]

Wie die Einzelfigur ist auch die gesamte Bildanlage zunächst ganz an die Fläche gebunden. Der Maler überträgt keinen realistischen Handlungsraum ins Bild, sondern setzt die Szenen lediglich aus der Vorstellung zusammen. In den Prothesisbildern der geometrischen Zeit werden die Klagenden, die eigentlich die Totenbahre räumlich umgeben (vgl. Abb. 59), zu beiden Seiten aufgereiht, denn der Blick auf den Toten darf nicht verstellt werden. Sehr häufig wird auch das Bahrtuch „nach oben geklappt", damit der Tote selbst sichtbar und die Bildfläche gleichmäßig gefüllt ist, deren leere Teile mit Füllornamenten und kleineren Figuren besetzt werden (Abb. 43).

Gegen Ende des 7. Jahrhunderts v. Chr. tritt die Füllornamentik allmählich zurück. Prinzipien der *dispositio* bleiben aber Parataxe und Achsenbezogenheit, auch sind die Bilder weiterhin randvoll mit Figuren besetzt. Für die Bildwirkung wichtig ist eine neue feste Bindung der Figuren an die gemeinsame Standlinie. Ob die Tafelmalerei den „ornamentalen" Ordnungsprinzipien der Vasenmalerei ebenso unterworfen war, ist nicht sicher, wahrscheinlich kannte man hier auch freiere Gruppierungen (Abb. 40). Die Erzählweise aber bleibt „vorstellig", unabhängig von den Gesetzen des Raumes und der Zeit. Landschaftselemente wie Bäume, Pflanzen oder Felsen fungieren im 6. Jahrhundert bereits als sparsam gesetzte Zeichen der Ortsangabe, sind jedoch den menschlichen Figuren untergeordnet. Gewässer werden lediglich durch die in ihnen lebenden Tiere verdeutlicht.[200]

Für die Farbgebung der Frühzeit ist die Bindung an die Fläche ebenso bezeichnend wie für die Figuren. Die Linie behält eine eigenständige Qualität und trägt als Kontur und in Form von feineren Strukturen und Mustern zur Gesamtwirkung bei. Die Farbwerte sind eindeutig, werden gleichmäßig und intensiv, „kompakt und undurchlässig" aufgetragen, die Farbfelder klar voneinander abgegrenzt.[201] Man bedient sich der jeweils in den Techniken gebräuchlichen Pigmente. Die Pinselmalerei verfügte demnach über eine reichere und buntere Palette als die keramische Malerei, die sich gewöhnlich auf die schlichteren, brennbaren Erdfarben beschränkte. Doch bildete sich ästhetisch hier wie dort die Neigung zu klaren Kontrastwirkungen heraus. In der Tafelmalerei scheint der Dreiklang Rot-Weiß-Blau bevorzugt worden zu sein, wie die Tafeln von Pitsà, aber auch noch das Tauchergrab in Paestum zeigen. Dieses Prinzip setzte sich schon im 7. Jahrhundert durch und könnte aus der assyrischen Malerei übernommen worden sein.[202] Allenfalls zur Kennzeichnung kleinerer Gegenstände – im Opferbild von Pitsà sind es Kränze, Zweige und Opfergerät – bediente man sich schwächerer Gelb- und Braunpigmente. Die Farbenwahl nimmt also auf die dargestellten Dinge nicht in der Weise Rücksicht, daß sie ihre natürliche Farbigkeit zu imitieren versucht, sondern sie charakterisiert sie lediglich in „vorstelliger" Weise.

### *Von der Archaik zur Klassik*

Um 500 v. Chr. bahnte sich ein politischer und geistesgeschichtlicher Umbruch an. In Athen hatte Kleisthenes eine erste Form der Demokratie eingeführt, die sich bald auch andere griechische Staaten zum Vorbild nahmen. Die Bedrohung durch die Perser, deren Invasion um 480 v. Chr. Griechenland erschütterte, stellte die herkömmlichen aristokratischen Wertvorstellungen und Lebensformen in Frage. Ein neues Selbstverständnis der Zeit fand Ausdruck im Drama, in der Philosophie und in der Geschichtsschreibung. Die Bilderwelt, am reichsten durch die attisch-rotfigurigen Vasen überliefert, spiegelt die neue Situation in doppelter Weise. Sogenannte Alltagsszenen kommen auf: Symposion, sportliches Training in der Palästra, musische Freuden, Liebeswerbung. Das alte Kriegerideal wird sublimiert, menschliche Züge treten stärker hervor. Die Themenwahl wendet sich überdies dem politischen Leben zu. Durch öffentliche Staatsaufträge gelangt nun die große Malerei zu neuer Geltung.

Zum allgemeinen Stilwandel sagen die Vasen noch Wichtiges aus. Man befreit sich seit 500 v. Chr. rasch von den alten Darstellungsformeln und wagt erste Blicke in die Wirklichkeit. Überraschend müssen auf die Zeitgenossen schon die *„katagrapha"* des Kimon von Kleonai gewirkt haben. Die „Wechselansichtigkeit" mit ihrer Bindung an die Fläche weicht einer „perspektivi-

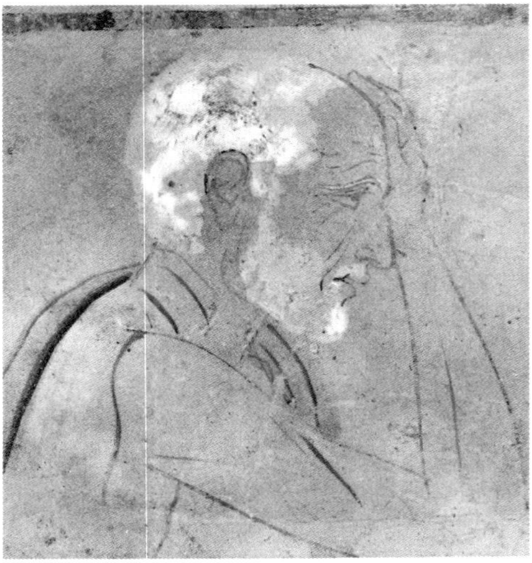

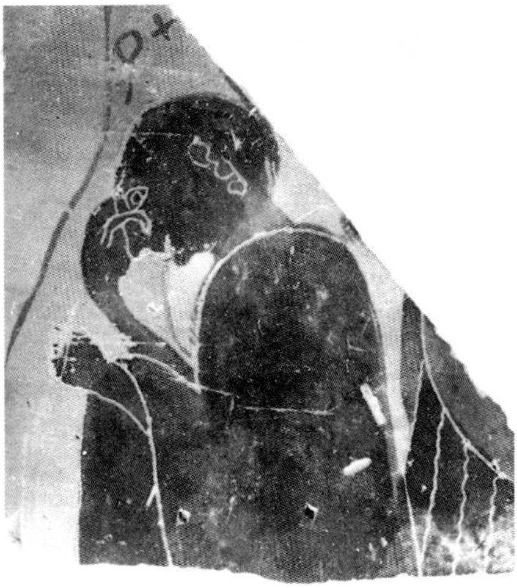

*46 Trauernde Väter: a Attisch-weißgrundige Lekythos, um 440 v. Chr. (Berlin) b Attisch-schwarzfiguriges Vasenbild des Sophilos, um 580 v. Chr. (Athen)*

schen“ Rundung der Körper und ersten Formen der Körperverkürzung (Abb. 45). „Ansichtig“ wird nun auch die Profilansicht des blickenden Auges dargestellt. Was Ponderation und Bewegungsweise der Figuren angeht, so wirkt sich wie in der Plastik die Erkenntnis aus, daß im Körper ein Wechselspiel von Tragen und Lasten stattfindet. Dieser „Kontrapost“ führt zu einer neuen Vielfalt von Körperhaltungen. Nicht zuletzt folgt man in der Wiedergabe der Gewänder, die nun schwerer am Körper hängen und reichere Faltenbäusche zeigen, der neuen Sehweise (Abb. 48). Während der ersten Jahrzehnte des 5. Jahrhunderts bildete sich allerdings der spätarchaische Linienreichtum zu einer beruhigten, schlichteren Formensprache zurück (Abb. 71). Klassische „Natürlichkeit“ bedeutet freilich nicht, daß nicht auch diese Kunst noch mit festgeprägten Formeln und Typen gearbeitet hätte.

Emotionen drückt man nun zunehmend auch durch die Gesichtsmimik aus. Der Unheil fürchtende Seher verhüllt betrübt sein Haupt, doch die gefurchte Stirn ist sichtbar (Abb. 47). Mit verzerrtem Mund ertragen Krieger und Heroen ihren Schmerz. Nicht von ungefähr gelten die Affektdarstellungen in erster Linie der Idealisierung von Heldentod und kriegerischer Tapferkeit, der Fähigkeit zu leiden, die auch zum großen Thema der Tragödie wird. Schmerzen muß der unheilbar verwundete Philoktet ebenso ertragen wie der auf der Jagd von einem Eber verletzte Ankaios. Solche Bildthemen sind nun auch für die verlorene Tafelmalerei literarisch belegt.[203]

In der Bildgestaltung bleibt das archaische Prinzip der „Isokephalie“, das die Figuren auf einer gemeinsamen Standlinie vereint, zunächst noch gültig.

In archaischer Tradition steht auch die sogenannte komplettierende Erzählweise, die zeitlich und räumlich getrennte Episoden einer Erzählung durchaus im Bild vereinigen kann. Allenfalls führte die freiere Gestaltung von Bewegungsmotiven zur Auflockerung der alten Bildformen. Als eine grundlegend neue Möglichkeit des Bildaufbaus erwies sich dagegen die Höhenstaffelung der Figuren auf frei verteilten Geländelinien, wie sie gemäß den Beschreibungen des Pausanias für die polygnotischen Wandgemälde bezeichnend gewesen sein müssen und von den Vasenmalern bald übernommen wurden (Abb. 68). Hier ist zwar ein Naturgelände angedeutet, aber sonstige landschaftliche Elemente bleiben wie zuvor auf das Notwendigste beschränkt; erst recht wird noch keine Tiefenwirkung erreicht.[204]

Stoffliche, optische und nicht greifbare Phänomene überzeugend darzustellen, war ein anderes neues Anliegen der Pinselmalerei. Auf den Vasen spiegeln sich entsprechende Experimente nur gelegentlich. Immerhin nimmt die Wiedergabe von Flammen, Wellen, Flüssigem zu. Die zaghaften Schraffuren an Körperrändern sowie in einem Fall auch ein Schlagschatten bezeugen allerdings eher den Willen zu prägnanterer Gestaltung als eine konsequente Beachtung des Lichts.[205] Stofflichkeit zu charakterisieren war insbesondere ein Problem der Farbgebung. Von der alten „vorstelligen" Verwendung der Farbe rücken die Maler des 5. Jahrhunderts mehr und mehr ab, die Buntkraft der archaischen Lokalfarben wird durch erste Zugeständnisse an die

*47 Ein Seher verhüllt sein Haupt. Attisch-rotfiguriges Vasenbild, um 450 v. Chr. (Ferrara)*

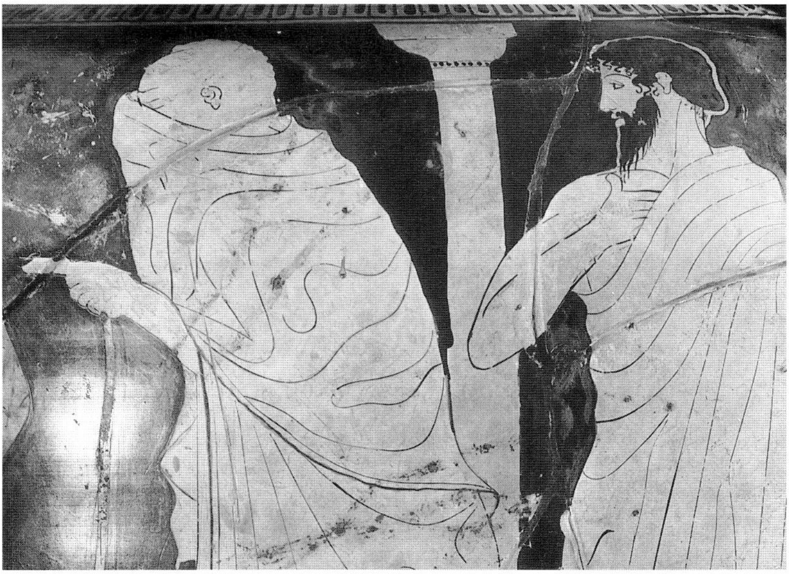

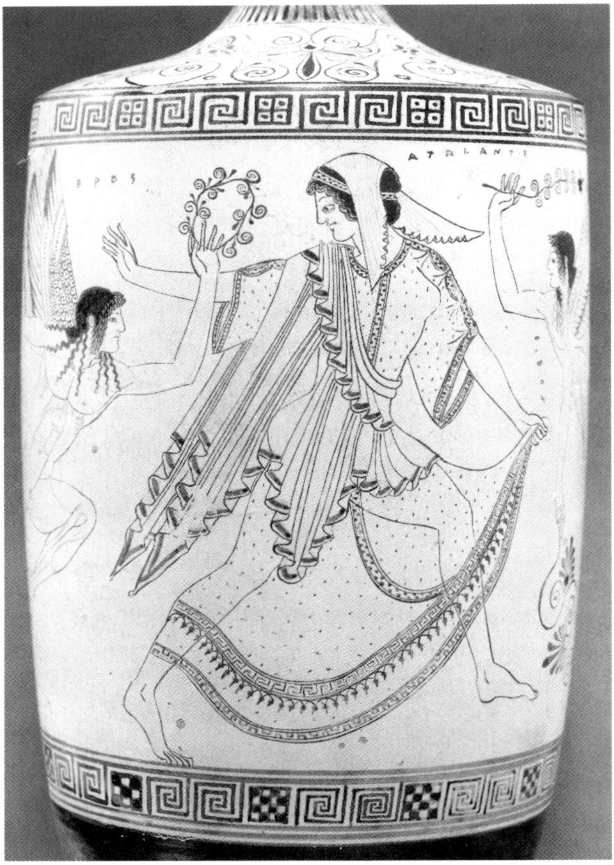

*48 Atalante zwischen Eroten. Attisch-weißgrundige Lekythos des Duris, um 490 v. Chr. (Cleveland)*

Mimesis abgeschwächt. Das Tauchergrab in Paestum weist mit seinem altertümlichen Farbenschema Rot-Weiß-Blau nur wenige fortschrittliche Züge auf, beispielsweise die Abstufung der Rottöne im Gesicht des schönen Jünglings oder eine durchgehend lockere Strichelung der Haare als Versuch einer Nachahmung ihrer Stofflichkeit (Taf. Ib).

Die nächstjüngere Malergeneration um Polygnot muß auf dem Weg der Farbabstufung, -mischung und -trübung schon differenziertere Wirkungen erzielt haben. Die als Polygnots Erfindung gepriesenen „durchscheinenden Gewänder" stellten selbstverständlich eine koloristische Errungenschaft dar, denn zeichnerisch sind sie bereits im spätarchaischen Stil belegt (Abb. 48). Die Kunst der Pinselmalerei bestand offensichtlich darin, unter einem dün-

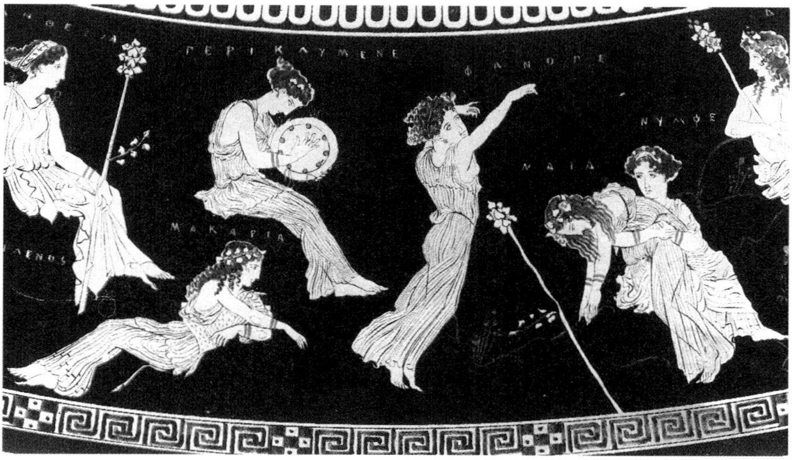

*49 Trunkene Mänaden. Attisches Vasenbild, um 420 v. Chr. (Berlin)*

nen, lasierend aufgetragenen Gelb-Weiß der Gewänder die Karnatfarbe durchschimmern zu lassen. Ähnlich muß Polygnot bei den schemenhaften Fischen im Wasser des Acheron vorgegangen sein, die Pausanias ausdrücklich erwähnt (X 28,1): Die Fische dürften in Umriß und Farbe das Eindeutige ihrer archaischen Vorgänger verloren haben, ein das Wasser darstellender Schleier trübte wohl Farbe und Kontur der Tiere.

### *Perfecta sunt omnia*

Bezog sich das bisher Gesagte auf einen Zeitraum von etwa 400 Jahren, so umfaßt die folgende Epoche mit Spätklassik und frühem Hellenismus die wesentlich kürzere Zeit von nur 150 Jahren (430–290 v. Chr.). In dieser Phase hat sich die griechische Malerei nach antikem Kunsturteil zur vollen Meisterschaft entfaltet, beginnend mit der Schattenmalerei des Apollodoros oder der sublimen Zeichenkunst des Parrhasios und sich vollendend in den Werken des Apelles und Nikomachos, des Aëtion und Protogenes. Politisch steht am Anfang dieses Zeitraums der Peloponnesische Krieg, an seinem Ende die Formierung der Diadochenreiche, die das Erbe Alexanders des Großen antraten. Im 4. Jahrhundert fungieren zunächst noch als Auftraggeber der Kunst führende Stadtstaaten wie Athen oder Theben, bald ist aber auch von einzelnen Machthabern die Rede. Später wird der makedonische Königshof zum Brennpunkt der historischen Ereignisse und damit auch zum Zentrum von Kunst und Kultur. Diesen Ruf machte ihm seit der Wende zum 3. Jahrhundert der Ptolemäerhof in Alexandria allerdings zunehmend streitig.

Die alten Bindungen an die Polis, die Perikles in Athen nochmals zu

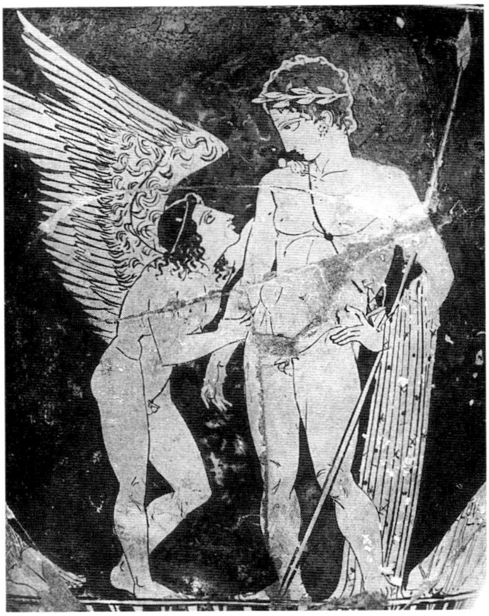

50 *Eros und Paris. Attisches Vasenbild, um 420 v. Chr. (Berlin)*

konzentrieren verstanden hatte, lockerten sich; die öffentlichen Interessen mußten sich jetzt zunehmend gegen die privaten behaupten. Eine bürgerliche Kultur entsteht, die auch für die Kunst neuartige Wünsche und Aufträge bereithält. In Umlauf kommen nun die Künstleranekdoten, die den Realismus der Malerei rühmen und den neuen Geschmack ebenso widerspiegeln wie die Nachrichten über bislang ungewohnte Bildinhalte: Persiflagen und Intimitäten des Mythos, Familienidyllen, gesteigertes Entsetzen, Häßlichkeit der Armut, Liebreiz der Blumen.[206] Solche Bildthemen sind bei den Autoren hinreichend für die Tafelmalerei bezeugt, nur bleiben ihre Reflexe in der herkömmlichen Bilderwelt der Vasen oder in der Grabmalerei eher gering.

Die Darstellung des Menschen war für die Maler nach wie vor die wichtigste Aufgabe. Wenn Aristoteles rückblickend einen hohen und einen populären Stil in der Malerei unterscheidet, das vorbildliche „Ethos" des Polygnot von der schwächeren Aussage des Zeuxis absetzt, geht es um verschiedene Auffassungen vom Menschen. Die Wiedergabe von Figuren in der Vasenmalerei kann diesen Gegensatz illustrieren: Strenger Stil und Frühklassik bringen kraftvolle, ernste Gestalten hervor, den Figuren des späten 5. Jahrhunderts, etwa jenen der Gefäße des Meidias, eignet demgegenüber ein geradezu weichliches Sentiment.[207] Dieses steigerte sich im sogenannten Reichen Stil zu einem aufwendigen, aber wirklichkeitsfremden Manierismus, den erst die folgende Künstlergeneration um 370 v. Chr. durch ihre bewußt geübte Beobachtung der Wirklichkeit überwunden hat. Auf diesen Stilwandel spielt offensichtlich Euphranor an, wenn er meint, daß sich der zarte Theseus des Parrhasios von Rosen ernährt habe, der seinige dagegen von Rindfleisch (Plinius 35,129). Auch die „Chrestographie" der sikyonischen Schule gehört in diese Zeit des Umbruchs zu Nüchternheit und Objektivität. Symptomatisch ist ferner ein Wandel der Körperproportionen. Vasenbilder des Reichen Stils (Abb. 50) machen verständlich, warum im gleichzeitigen Werk des Parrhasios seine zu großen Köpfe und Glieder später kritisiert wurden. Korrektere Maßverhältnisse geben denn auch die jüngeren Vasenbilder wieder (Abb. 51), in deren Zeit sich erneut Euphranor den Problemen der *symmetria* zugewandt haben soll. Ebenso läßt sich nun ein Streben nach natürlicher Wiedergabe der Gewänder verfolgen.

Die Darstellung des *seelischen* Ausdrucks wird in dem von Xenophon überlieferten Gespräch des Sokrates mit Parrhasios als eine der reizvollsten Aufgaben des Malers reflektiert (Mem. III 10.1 ff.). Tatsächlich mehren sich nun die literarischen Belege für eine treffende Wiedergabe von Affekten und Stimmungen. Zeuxis malte einen von Tränen überströmten Menelaos, der

*51 Eros, Paris und andere Heroen. Attische Pelike, um 360 v. Chr. (München)*

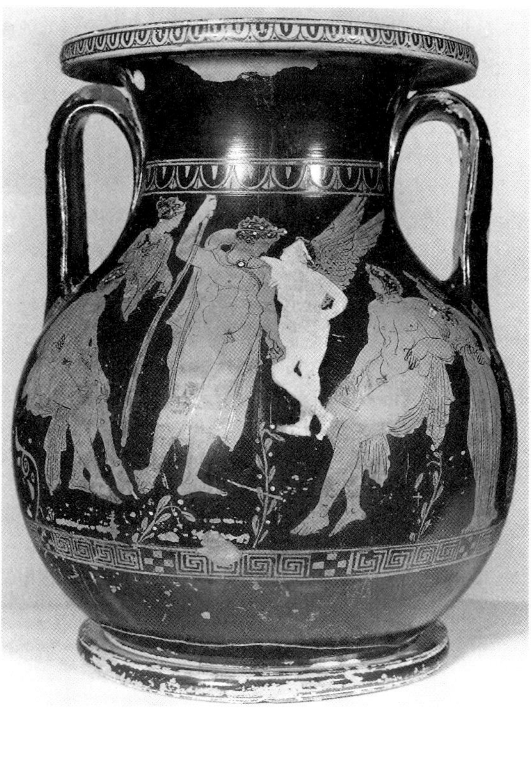

dem toten Bruder Agamemnon ein Opfer darbringt. Gelobt wurde der Ausdruck von Betroffenheit und Trauer der Umstehenden im Iphigenie-Opfer des Timanthes oder der Sorge einer „Sterbenden Mutter" des Aristeides um ihr Kind, das sie zurücklassen muß. Dem Aristeides wurde ein „ohne Ende gepriesener Kranker" zugeschrieben, ferner ein Herakles, der sich in dem von Deianeira vergifteten Gewand zu Tode quält. Auch die „Sterbenden" des Apelles zeigten gewiß einen ergreifenden Gesichtsausdruck.[208] Von dieser zunehmenden Seelenmalerei geben erhaltene Darstellungen noch eine gewisse Vorstellung. In hochklassischer Zeit schon vermag ein Vasenmaler erschütternd die Trauer eines Vaters wiederzugeben (Abb. 46a) und ein anderer ganz unterschiedliche Stufen der Ergriffenheit bei den Thrakern darzustellen, die versunken der Musik des Orpheus lauschen.[209] Etwas später gelingt einem dritten die überzeugende Wiedergabe ekstatisch taumelnder und vom Rausch erschöpfter Mänaden (Abb. 49). Doch im 4. Jahrhundert erst wird die Mimik ganz von Emotionen erfaßt: In den Kampfszenen drücken beispielsweise die angstvoll verzerrten Gesichter Unterlegener den Schrecken des Krieges und die Furcht vor dem Gegner in einer Weise aus, die die Ausdruckskunst der Polygnotzeit weit übertrifft (Taf. IIb; V).

Der in den literarischen Quellen unermüdlich gerühmte Realismus der Bilder beruhte ferner auf den Fortschritten der *räumlichen* Darstellung bzw. den zunehmend perfekter werdenden Formeln der Körperverkürzung. Verraten die schönlinigen Gestalten des Reichen Stils noch stellenweise einen leichten Flächenzwang, so bewegen sich jüngere Figuren frei im Raum. Den Reichtum nun verfügbarer Motive veranschaulicht der Argonautenfries auf der Cista Ficoroni, der auf ein spätklassisches Gemälde zurückgehen dürfte (Abb. 4a–b). Hier finden sich extremere Schräganansichten der Figuren, Körperdrehungen, ein Hocken in Vorderansicht, Rückenansichten mit verlorenem Profil des Kopfes. Nach der Mitte des 4. Jahrhunderts wird der Figurenraum nochmals erheblich ausgeweitet. Bezeichnend für diese Stilstufe ist der Jagdfries am Philippsgrab in Vergina (Abb. 37–38). Wie hier die Reiterfiguren zeigen, kommt es auch zu extremen Verkürzungen von Tierkörpern. Schräg in die Bildtiefe gerichtete Pferde, deren gebogene Hälse den Kopf nur noch ahnen lassen, werden als eine neue, „Raum schaffende" Formel beliebt, ebenso wie die in Vorderansicht wiedergegebenen, den Betrachter förmlich anspringenden Tiere, ein Motiv, an dem sich schon die Generation des Polygnot zu üben begann. Zusätzlich zeichnet schließlich die Figuren, etwa die der Jagdgruppe eines frühhellenistischen Bodenmosaiks in Pella, eine überzeugende Plastizität aus (Abb. 52).[210]

Die Bilddisposition bleibt bis in die Mitte des 4. Jahrhunderts den alten Prinzipien weitgehend treu. Was eigentlich im Hintergrund spielt, wird in die Höhe gestaffelt. Welch geringe Bildtiefe damit gewonnen wird, macht sowohl das Pentheusbild im Haus der Vettier wie auch der Argonautenfries der Cista Ficoroni deutlich. Daß man das Pentheusbild (Abb. 8) mit seinen

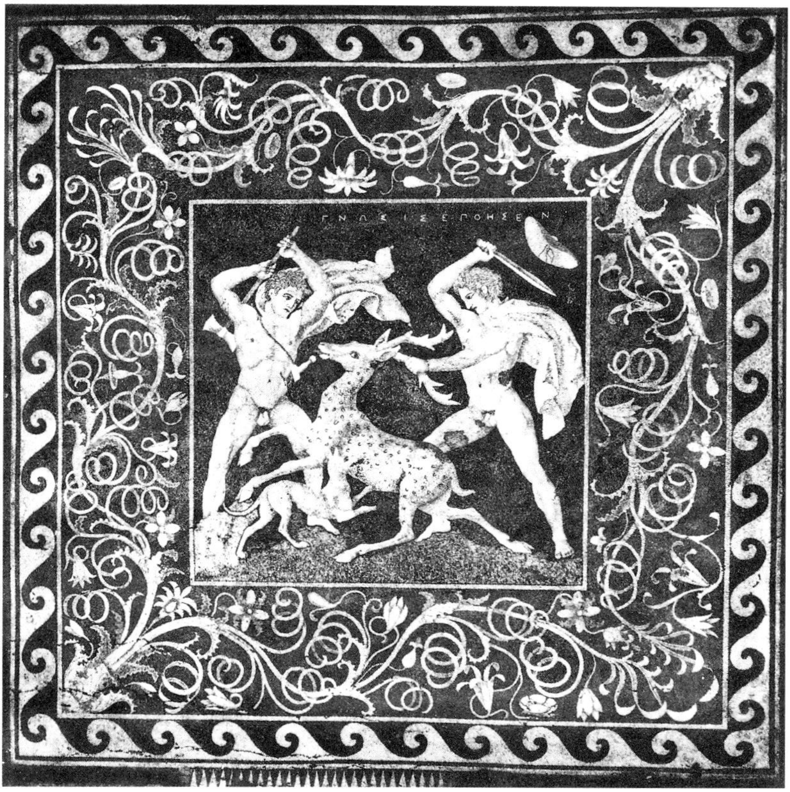


*52 Hirschjagd. Kieselmosaik aus einem Wohnhaus in Pella, von Gnosis signiert, um 300 v. Chr.*

schwebend bewegten Gestalten den Meidiasvasen vergleichen, mithin sein Vorbild in das späte 5. Jahrhundert setzen kann, findet in der flächigen Gesamtanlage der Gruppe und der sparsamen Andeutung der landschaftlichen Szene weitere Argumente. Seit etwa 350 v. Chr. nimmt die Beachtung optischer Gesetze aber zu. Dies zeigt unter anderem das Achilleusbild aus Pompeji, dessen Vorbild in das spätere 4. Jahrhundert zu datieren ist. Hier umgibt die Vordergrundfiguren ein wesentlich freierer Aktionsraum, und durch geringere Höhenstaffelung und eine Verkleinerung der Hintergrundfiguren wird offenbar bewußt der Eindruck eines Raumkontinuums angestrebt (Taf. VIa–VII).

Der Maler der Alexanderschlacht verzichtet dagegen ganz auf eine Höhenstaffelung der Figuren (Abb. 76; Taf. V). Lediglich die bühnenartige Basis ist in leichter Aufsicht wiedergegeben, das Schlachtgetümmel aber verliert sich

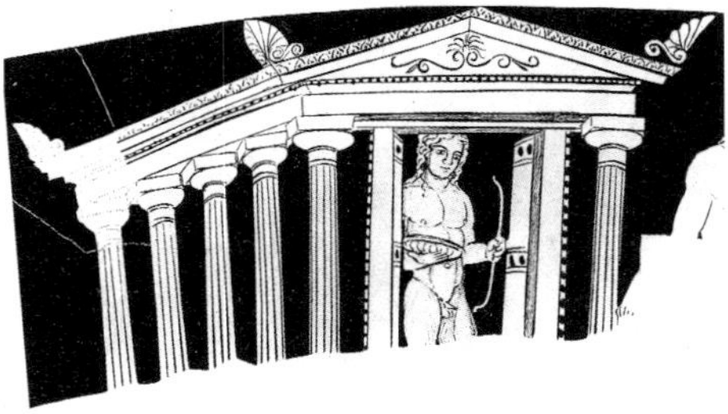

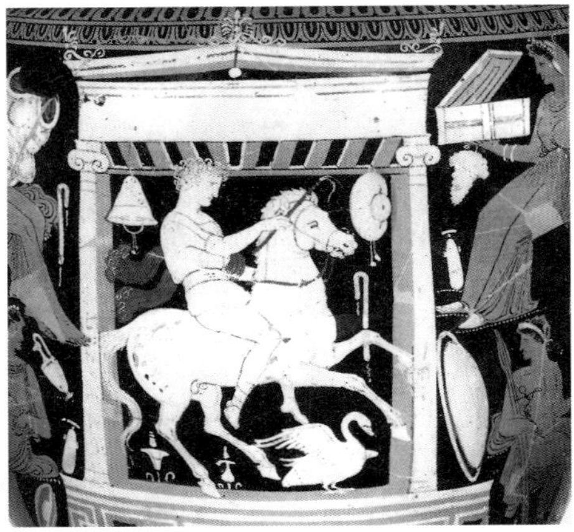

*53 Apollon-Tempel. Apulisches Vasenfragment, frühes 4. Jh. v. Chr. (Amsterdam)*

*54 Grabmal mit Reiterfigur. Apulisches Vasenbild, um 340 v. Chr. (Basel)*

im Hintergrund in kleineren, kaum sichtbaren Köpfen, die nur wenig über die Vordergrundfiguren hinausragen. Neuartig ist in diesem Bild auch die weißgraue „Himmelszone" über den Kämpfenden, die gut ein Drittel der gesamten Bildfläche einnimmt. Das Geschehen spielt also in einem realistischen Raumgefüge, und die Bildfläche ist nicht mehr ausschließlich mit Figuren gefüllt. Trotzdem bleibt der helle Hintergrund räumlich betrachtet neutral und auch der tote Baumstumpf vermag keinen Landschaftsraum zu suggerieren, eher wirkt er wie ein Bühnenrequisit, das den Blick auf Alexander lenken soll.

Die Forschung hat denn auch, ehe der Jagdfries von Vergina (Abb. 37–38) bekannt war, der spätklassischen Malerei eine Erschließung des Landschaftsraumes ganz abgesprochen. In diesem Bild sind jedoch die Jäger im Verhältnis zu Landschaft und Bildfläche wesentlich kleiner dargestellt und weniger dicht gesetzt als in älteren Bildern. Mehr „Raum" suggeriert außerdem die sie umgebende Szenerie mit Geländeebenen, Bäumen, seitlich das Bild abschließenden Felsen und sich im Hintergrund verlierenden Bergen. Die Felsen mit erlegten Tieren werden in die Erzählung einbezogen. Noch weniger kann man in den Gemäldekopien nach gleichzeitigen Werken des Nikias, in der „Io" und der „Andromeda" (Abb. 23–24) die Felsen vom Bildgeschehen loslösen. Auch die Vorbilder dieser „Kopien" wird man sich also nicht ohne einen beträchtlichen Anteil an landschaftlicher Szenerie zu denken haben.

Nur zögernd wendeten sich die Maler im 4. Jahrhundert der perspektivischen Darstellung von Interieurs zu. Häusliche Szenerien wurden nach klassischer Tradition zunächst durch architektonische Versatzstücke wie Türen oder Säulen und frei hängende Geräte angedeutet. Erst seit dem späteren 4. Jahrhundert setzte man das häusliche Ambiente aus Scherwänden, offenstehenden Türen, Pfeilern und Säulenstellungen zusammen. Einer Hohlraumwirkung näherte man sich lediglich durch die in Unteransicht dargestellten Balkendecken, in keinem Fall sind solche „Räume" aber perspektivisch konsequent durchkonstruiert (Abb. 54).[211] Man empfand offenbar die architektonischen Elemente analog zu den menschlichen Figuren primär als gestaltete Körper, die nach wie vor chiffrehaft in den Dienst der Erzählung genommen werden konnten. Darum zeigen manche Vasenbilder des 4. Jahrhunderts außer den Figuren zwar verstreute, über Eck dargestellte Bauten, ohne daß diese Bildelemente aber einer einheitlichen Perspektive unterworfen wären. Jedes Element besitzt vielmehr seine eigene Ansichtigkeit, und selbst innerhalb der linearperspektivisch wiedergegebenen Gegenstände wechselt noch der Augenpunkt (Abb. 53).

Die vielgerühmte „Naturnachahmung" der Bilder wurde nicht zuletzt mit maltechnischen Mitteln erreicht. Durch sorgfältige Abstufung der Lokalfarbe zum Dunkleren und Helleren erzeugte man eine Modellierung, die alles nun greifbarer erscheinen ließ (Abb. 34; 52). Plinius gibt in einem Passus die Entwicklungsstufen der Schattenmalerei an, die sich zwischen Apollodoros und Apelles abspielten (35,29): „Später hat die Kunst sich selbst weiter differenziert und erfand das Licht und den Schatten, wobei die verschiedenen Farben sich wechselseitig zur Geltung bringen. Danach fügte man dann den Glanz *(splendor)* hinzu, der etwas anderes ist als das Licht. Was zwischen diesen und dem Schatten liegt, nannte man den *tónos,* die Mischungen der Farben aber und ihre Übergänge die *harmogé*." In der Tat muß schon die Malerei des Zeuxis das Licht auf den Dingen zur Geltung gebracht haben, doch die scharfe, den Betrachter anspringende Plastizität der Figuren erreichte man erst duch den *splendor* (Taf. V–VI a). In der zweiten Hälfte des 4. Jahrhunderts setzt sich auch erst die Darstellung von Schlagschatten am Boden durch, die den räumlichen Effekt erhöht, ohne allerdings einem konsequent geführten Bildlicht zu entspringen.[212]

Es wurde schon dargelegt, wie sehr die Fragen der Modellierung zugleich solche der Farbgebung betrafen. Daß die Körperverkürzung sich mit farblichen Mitteln steigern ließ, zeigt Plinius' Bemerkung zu einem Stier des Pausias (35,127): „Während alle, die etwas hervortretend erscheinen lassen wollen, dieses mit heller, wenn sie etwas in den Hintergrund stellen, mit dunkler Farbe wiedergeben, schuf er den ganzen Stier in schwarzer Farbe und schattierte die Form aus sich selbst, eine wahrhaft große Kunst." Eine Leistung des malerischen Vorgehens bedeutete es auch, wenn an den Dingen nun feinere, optische Reize wahrgenommen und dargestellt wurden. So bewunderte man die Durchsichtigkeit des Glases in der Hand der „Methe", dem in Epidauros befindlichen Werk des Pausias (Pausanias II 27,3). Auch die Wiedergabe von Spiegelungen im Wasser oder auf blankem Metall begann die Maler zu interessieren.[213] Was die Farbenwahl angeht, so standen den Tafelmalern offenbar zwei ganz unterschiedliche Systeme zur Verfügung, nämlich die bereits erläuterte „Vierfarbenmalerei", in der Blau und

Grün so gut wie ausgeschaltet waren (Taf. II a), und eine frischere Palette, die die Figuren in farbenprächtigeren Gewändern zeigte. Soweit die noch erhaltenen Zeugnisse vermuten lassen, bevorzugte man dabei Stoffarben von eindeutigem Buntwert, wie sie auch in Wirklichkeit die gefärbten Gewänder auszeichneten, nämlich Krokusgelb, Purpurrot und ein relativ helles Violett, eine andere Sorte des *purpurissum*.[214] Solche buntintensiven Gewandfarben heben sich zusammen mit dem kräftigen Inkarnat der männlichen Figuren vor einem getrübteren, blaugrau oder grünlich-braunen Hintergrund ab, sofern die Szene im Freien spielt. Neutrale Bildhintergründe oder glatte Scherwände sind daneben aber auch lange üblich geblieben. Mehrfach werden später die alten Meister ihres maßvollen Umgangs mit der Farbe wegen gelobt. Das mag sich auf die „Vierfarbenmalerei" im besonderen beziehen, könnte aber auch einer Zurückhaltung in der Verwendung allzu leuchtender Pigmente gegolten haben.

### *Malerei des Hellenismus*

Die hellenistische Epoche setzt mit den Eroberungen Alexanders des Großen und der Entstehung der Diadochenreiche ein und endet mit der Umwandlung dieser Gebiete in römische Provinzen, einem seinerseits gut hundert Jahre währenden Prozeß, der mit der Vereinnahmung des Ptolemäerreiches nach der Schlacht bei Aktium im Jahre 31 v. Chr. seinen Abschluß findet. Die Diadochenreiche umfaßten vorwiegend fremde Territorien, denen die griechische Kultur lediglich aufgesetzt war. Aber es entstanden hier Städte von hohem zivilisatorischen Standard, die nicht mehr vom altgriechischen Polisgeist getragen waren, sondern von einem weiträumiger denkenden Kosmopolitentum. Als Auftraggeber der Kunst treten mit ihren hochgreifenden Wünschen einerseits die Fürstenhöfe auf, andererseits in ihrem Willen zur Repräsentation auch die aufblühenden Städte und ihre oft wohlhabenden Bürger.

Wie bereits deutlich wurde, gehört die Malerei der frühhellenistischen Phase noch zur Blütezeit der griechischen Kunst, die literarisch gut bezeugt ist und auch durch einen reichen Denkmälerbestand veranschaulicht werden kann. Nach dem „Untergang", dem *„cessavit deinde ars"* (Plinius 34,49 f.), besteht eine neue Quellenlage.[215] Die Texte bieten nur noch einen Bruchteil der Informationen, wie sie sie für die Blütezeit der Malerei enthielten. Ferner gibt es seit dem 3. Jahrhundert fast keine bemalten Vasen mehr, die zuvor durchgehend den allgemeinen Stilwandel dokumentierten, allenfalls ergänzen noch einige lokal oder zeitlich begrenzte Keramikgattungen die Überlieferung (Abb. 55). Um so reichlicher sind allerdings Beispiele der Originalmalerei, vor allem Grabstelen und Wandgemälde aus dem 3. und 2. Jahrhundert v. Chr. erhalten. Aus solchen Originalgemälden gewinnt man bereits eine gute Vorstellung von den gängigen Figurentypen der Zeit (Taf. III a).[216] Nicht unbedeutend ist aber auch der Niederschlag, den die hellenistische Malerei in der römischen Wanddekoration gefunden hat. Daß eine ungebrochene Hand-

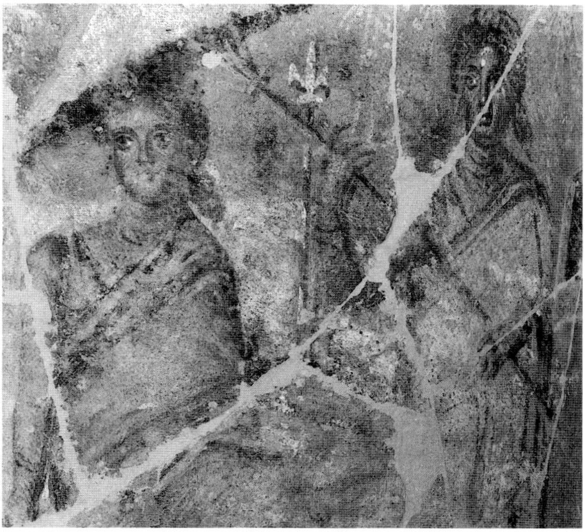

*55 Herrin und Dienerin. Polychrome Malerei einer hellenistischen Graburne aus Centuripe (Boston)*

werkstradition vom Hellenismus bis in die Kaiserzeit anzunehmen ist, wurde schon gesagt. Außerdem griffen die Dekorateure in den erzählenden „Tafelbildern" nicht nur auf Meisterwerke der Spätklassik, sondern auch auf solche der hellenistischen Zeit zurück, die allerdings nicht wie die spätklassischen durch literarische Quellen identifiziert oder kommentiert werden können. Allenfalls sind sie stilistisch zu ermitteln und zum Teil auch in ihrer Erzählweise als typisch hellenistische Erfindungen einzustufen.

Im späten 3. Jahrhundert v. Chr. entstand das Vorbild des Fürstenfrieses von Boscoreale, in dem wahrscheinlich Personen des makedonischen Herrscherhauses dargestellt sind (Abb. 79).[217] Die Figuren heben sich vor einem neutralen roten Hintergrund ab, sie wirken massig, fast aufgedunsen und weniger artikuliert als spätklassische Figuren. Die Modellierung der Falten dringt nicht tief ein, typisch sind vor allem die bizarren, wenig klaren Stoffbäusche. Zu ihnen passen die changierenden, undeutlichen Farbwerte. Lange Zeit hat man derartige Bilder mit lebensgroßen Figuren für die von Vitruv erwähnten „Megalographien" gehalten, die er als eine Sonderform der Wanddekoration seiner Zeit anführt (VII 5). Doch die Bezeichnung bezieht sich wahrscheinlich weniger auf die meßbare, als auf die innere Größe, nämlich die Würde und Erhabenheit des Bildthemas.[218] Kompositionen mit lebensgroßen Figuren dürften in der offiziellen hellenistischen Kunst aber sehr verbreitet gewesen sein. Man mag sich auch des angreifenden Kriegers von Theon erinnern, den er zusammen mit einem wirklichen Trompeter dem

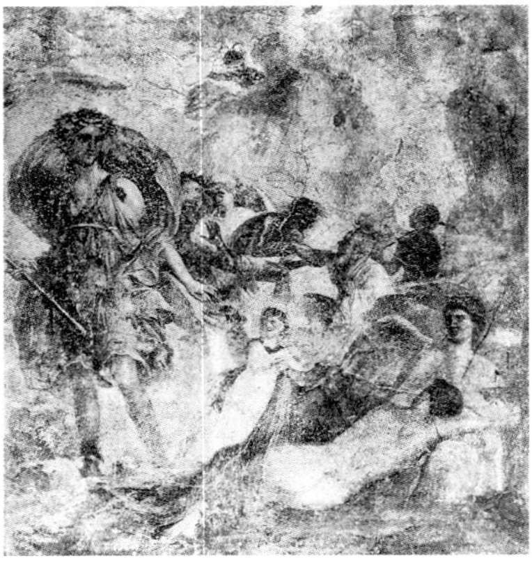
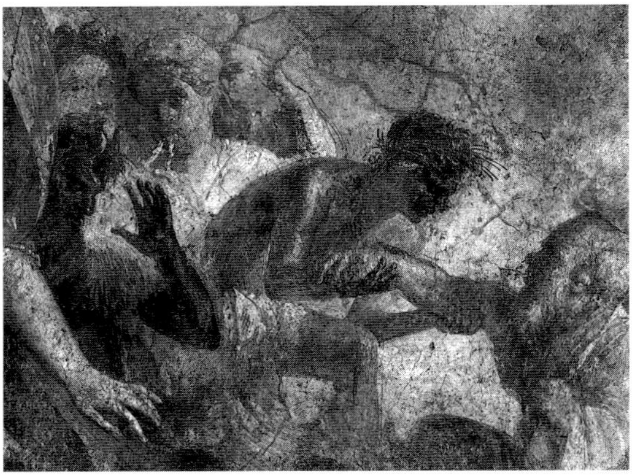

56a–b Dionysos findet die schlafende Ariadne. Pompejanisches Wandgemälde nach hellenistischem Vorbild (Neapel)

Publikum zeigte. Die Anekdote gäbe kaum einen Sinn, wenn nicht auch die gemalte Figur lebensgroß gewesen wäre.[219]

Zu den kleinformatigen Bildern zählten dagegen die Vorbilder der Dioskuridesmosaiken (Taf. VIII a). In beiden Bildern sind die Figuren auffallend gedrungen proportioniert und in leicht karikierter Bewegung wiedergegeben. Die Musikanten hat der Maler in lässig drapierte Mäntel gehüllt. Die Farbgebung ihrer schillernden Chitone wie auch des Mantels der Flötenspielerin ist von besonderem Interesse, da mit den verschiedenen Brechungen von hellem Blaugrün offenbar farbige Schatten gemeint sind.

In einem anderen Gemälde, dessen beste Kopie im Kitharödenhaus von Pompeji erhalten ist, nähert sich Dionysos der schlafenden Ariadne; ein kleiner Eros zieht ihr das Gewand fort und gibt ihren Körper den Blicken des jugendlichen Gottes preis. Hinter Dionysos drängt sein Gefolge nach. Es verschwimmt im Dunst der Ferne, wo durch getrübte und aufgehellte Farben und durch Gegenlichtsilhouetten die Effekte der Luftperspektive virtuos hervorgerufen sind (Abb. 56).[220] Kleinteilige Buntwerte und ein unruhig flakkernder Pinselstrich zeichnen die Malweise aus.

Ein viertes Beispiel, das Omphalebild aus dem Haus des Marcus Lucretius in Pompeji, zeigt dagegen eher füllige, kompakte Formen (Abb. 57).[221] Herakles, in die Knechtschaft der Lyderkönigin geraten, lehnt sich im Rausch gegen einen Priap, während Omphale, ostentativ auf die Keule des Helden gestützt, triumphierend zusieht. Im Dionysosbild sind Erotik und Romantik miteinander verknüpft. Hier wird dagegen eine erotische Erzählung durch die qualvolle Unterlegenheit des Mannes gesteigert. Beides ist für die hellenistische Erzählweise gleichermaßen bezeichnend. Kompositorisch konstituiert sich das Bild in der üblichen Weise ganz aus Figuren, dem Alexandermosaik verwandt, wo sich ebenfalls die Protagonisten vor eng gedrängten Hintergrundfiguren abheben.

Andere Beispiele hellenistischer Malerei lassen zwei unterschiedliche Stilrichtungen erkennen, nämlich einen pathetischen Stil, der im Alexander-Barock seine Wurzeln hat, und einen schlichten, beruhigten Stil (Abb. 72). Heftige, raumgreifende Bewegtheit und gesteigertes plastisches Volumen kennzeichnen die eine, stille Bewegungen und reduzierte Formen die andere Richtung. Damit sind zugleich auch zwei Themenbereiche voneinander abgesetzt: nämlich Kampf und mythische Dramatik der offiziellen Kunst einerseits, die Intimität des Sittenbildes und der privaten Sphäre andererseits. Diese Stilrichtungen scheinen nebeneinander bestanden zu haben, wie auch in der Rhetorik verschiedene Geschmackstendenzen, die barocke und die klassizistische bzw. die asianische und die attizistische, zeitweise miteinander konkurrierten.

Ferner gab es ein Nebeneinander unterschiedlicher Maltechniken. Sorgfältiges Schraffieren und Modellieren galt als die herkömmliche, vor allem in der offiziellen Malerei anzuwendende Technik. Daneben entwickelte sich die im späteren 4. Jahrhundert eingeführte Schnellmalerei weiter,[222] die mit

*57 Herakles und Omphale. Pompejanisches Wandgemälde nach hellenistischem Vorbild (Neapel)*

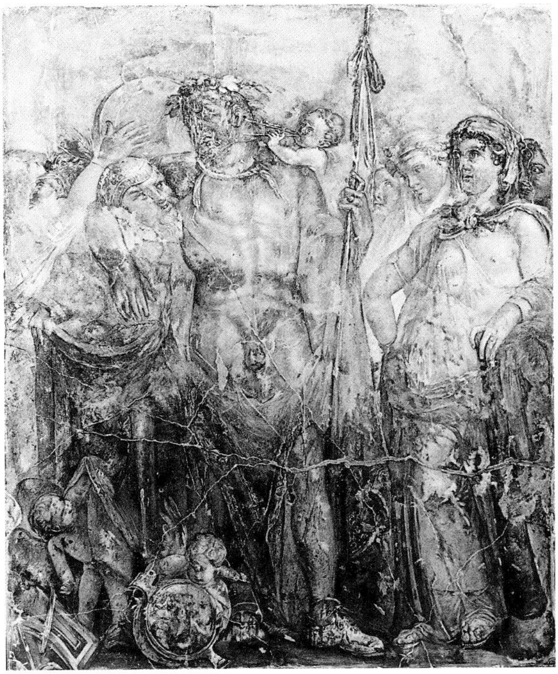

flüchtig hingesetzten Pinselstrichen und Farbflecken optische Effekte, Helldunkel-Kontraste und reizvolle Farbwirkungen hervorzauberte. Ihr bevorzugtes Sujet dürfte die Alltagswelt gewesen sein. Das Bild eines Knaben, der ins Feuer bläst, nach Plinius (35,138) ein Werk des Antiphilos, könnte in dieser Manier gemalt gewesen sein. Was das Gesamtkolorit der Bilder angeht, so werden offenbar die klassischen Koloritsysteme, nämlich die Vierfarbenmalerei einerseits, die Buntkontrast-Malerei mit klaren Farbwerten andererseits, aufgegeben. Man bevorzugt nur changierende, gebrochene Töne; auch läßt sich eine Tendenz zur tonigen Vereinheitlichung des Bildkolorits beobachten, die sich unabhängig von den Prinzipien der Vierfarbenmalerei zu entwickeln scheint. Im 2. Jahrhundert setzten sich außerdem cremige Pastelltöne wie Gelb-Weiß, frisches Rosa, helles Blau und kreidiges Grün in der Farbenwahl durch (Taf. IIIb).

Nicht zuletzt findet sich auch in der Bildform Fortschrittliches neben Traditionellem. Weiterhin bestehen viele Bilder ausschließlich aus menschlichen Figuren; daneben versucht man sich aber auch in der illusionistischen Darstellung räumlicher Szenerien. Euklid hatte im frühen 3. Jahrhundert die Gesetze des perspektivischen Sehens erforscht, was allmählich auch in der Malerei seinen Niederschlag fand. Bewußter hielt man sich an das Gesetz, daß mit zunehmender Entfernung die Größe der Figuren abnimmt, und in der Architektur- und Interieurmalerei begann man exakter die Fluchtlinien zu beachten. Eine durchkonstruierte Zentralperspektive, wie sie die Malerei des Quattrocento entwickelt hat, scheint aber in der gesamten Malerei der Antike noch nicht verwirklicht worden zu sein.[223]

Entscheidendes dürfte dagegen die späthellenistische Malerei in der Wiedergabe des Atmosphärischen eines Landschaftsraumes geleistet haben. Der Odysseezyklus vom Esquilin (Taf. VIIIb) könnte hierfür ein Beispiel abgeben; allerdings wird sehr kontrovers beurteilt, ob ihm ein hellenistisches Vorbild zu Grunde liegt oder nicht. Griechische Namensbeischriften sprechen immerhin für hellenistischen Einfluß oder für einen aus dem Osten eingewanderten Maler.[224] Der Fries zeichnet sich durch seine auffallend plastische Felsenstaffage und eine konsequente Schichtung der Raumebenen aus, auch wählte der Maler einen möglichst hohen Betrachterstandpunkt, um für die Erzählung Platz zu gewinnen. Im Verhältnis zu den landschaftlichen Requisiten und Geländepartien bleiben allerdings die mythologischen Figuren betont klein. Kontraste von Schatten und grellen Lichtkegeln, Figuren im Gegenlicht, als dunkle Silhouetten erscheinend, und Ansätze zur Luftperspektive machen den besonderen malerischen Reiz der Bilder aus. Daß diese Landschaftsstilisierung in griechischer Tradition steht, kann nach dem Neufund des Jagdfrieses von Vergina jetzt entschiedener behauptet werden als früher, da man vergleichbare Vorstufen noch nicht besaß. Hellenistische Zwischenglieder, die das spätklassische Landschaftsbild mit diesem späthellenistischen verbinden könnten, sind jedenfalls denkbar.

In der römisch-kampanischen Wandmalerei kommen kurz vor der Zeitenwende kleine, stimmungsvolle Landschaftsbilder, sogenannte Sakralidyllen auf, in denen ländliche Heiligtümer und Hirtenszenen dargestellt sind (Abb. 58). Man könnte sich ihren feinen malerischen Illusionismus als Endstufe einer hellenistischen Landschaftsmalerei denken, zumal einzelne Motive und Stilelemente nach Alexandria weisen. In der repräsentativen griechischen Tafelmalerei war dieses Genre allerdings wohl nicht vertreten, zumindest besitzen wir – im Gegensatz zu den mythischen „Tafelbildern" der römischen Wände – von diesen Landschaftsdarstellungen keine Replikenreihen, die auf bestimmte griechische Vorbilder schließen lassen würden. Auch wird von Plinius ein kaiserzeitlicher Wanddekorateur, Studius (oder Spurius Tadius), ausdrücklich als „Erfinder" solcher Landschaftsszenen bezeichnet (35,116ff.).[225] Hellenistische Vorstufen könnten also allenfalls in der Malweise und in Form von einzelnen motivischen Versatzstücken existiert haben.

Aller Wahrscheinlichkeit nach besaß aber das große Nilmosaik aus dem Fortunaheiligtum von Praeneste ein hellenistisches Vorbild (Abb. 91). Die Darstellungsweise von Felsen, Gestaden, Gewässern und Gebäuden ist den jüngeren Sakralidyllen schon durchaus vergleichbar, sieht man davon ab, daß

*58 Ländliches Heiligtum. Römisches Wandbild aus Boscotrecase, um 20 v. Chr. (Neapel)*

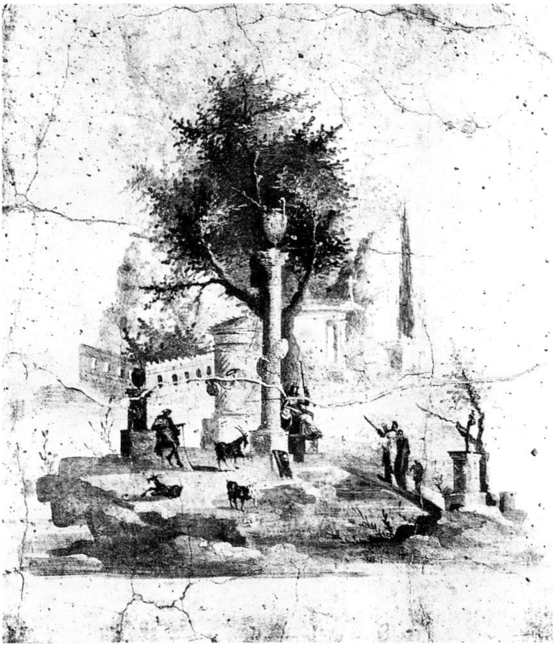

sich die Bildelemente im Nilpanorama härter im Raum stoßen. Doch wird diese Tatsache nicht als Beweis dafür gelten können, daß die hellenistische Landschaftsmalerei die Reize des Atmosphärischen bzw. der Luftperspektive noch nicht gekannt habe, denn das Nilmosaik gehört einer anderen Bildgattung an, die keine Landschaftsstimmung evozieren, sondern geographisch belehren wollte.[226]

Damit wird eine Frage berührt, die bisher weitgehend ausgeblendet blieb, nämlich die Frage nach der inhaltlichen Aussage der Bilder. Auch unter diesem Aspekt könnten, insbesondere wo der Umgang mit dem Mythos betroffen ist, einerseits zeittypische Symptome aufgezeigt werden, andererseits ist aber von gleichem Interesse die Tatsache, daß sich viele Bildaussagen als auffallend konstant, mithin als bezeichnend für die gesamte Antike erweisen. Eher an dieser Tatsache orientieren sich die folgenden Bemerkungen.

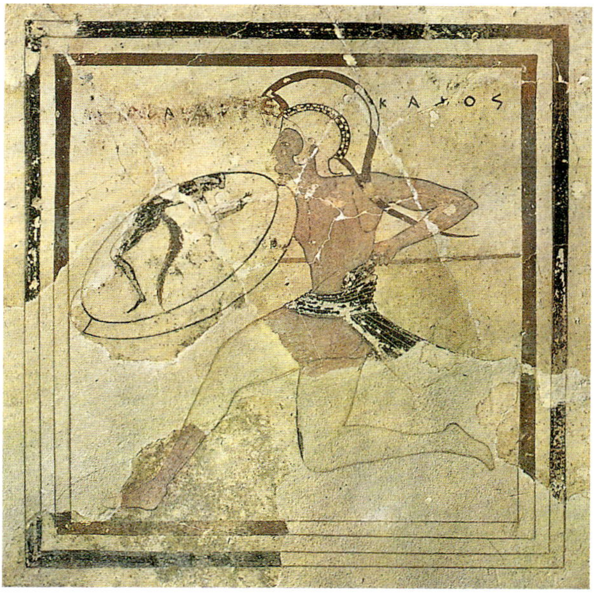

*I a Waffenläufer. Tontafel von der Akropolis, um 500 v. Chr. (Athen)*

*b Symposiasten. Wandbild (Detail) aus dem „Grab des Tauchers“, um 480 v. Chr. (Paestum)*

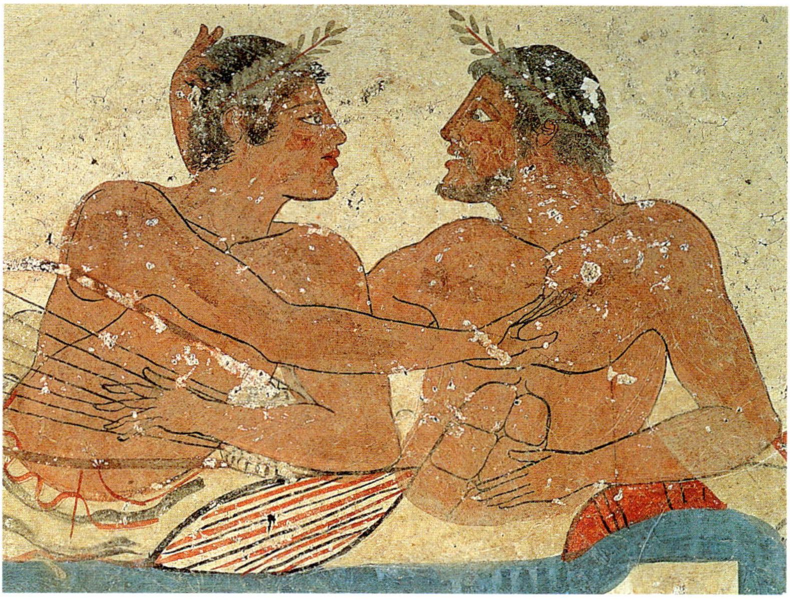

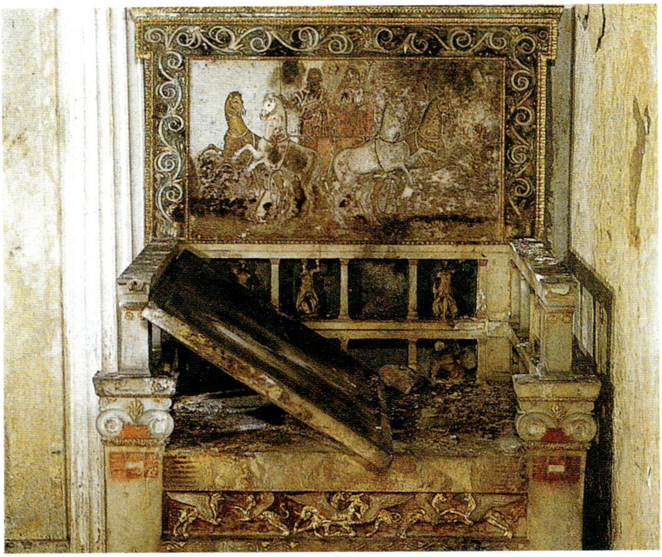

II a Bemalter Marmorthron in einem Kammergrab von Vergina, um 350 v. Chr.

b Amazonenkampf. Bemalter Alabastersarkophag, Schmalseite. Etruskisch-großgriechisch, um 350 v. Chr. (Florenz)

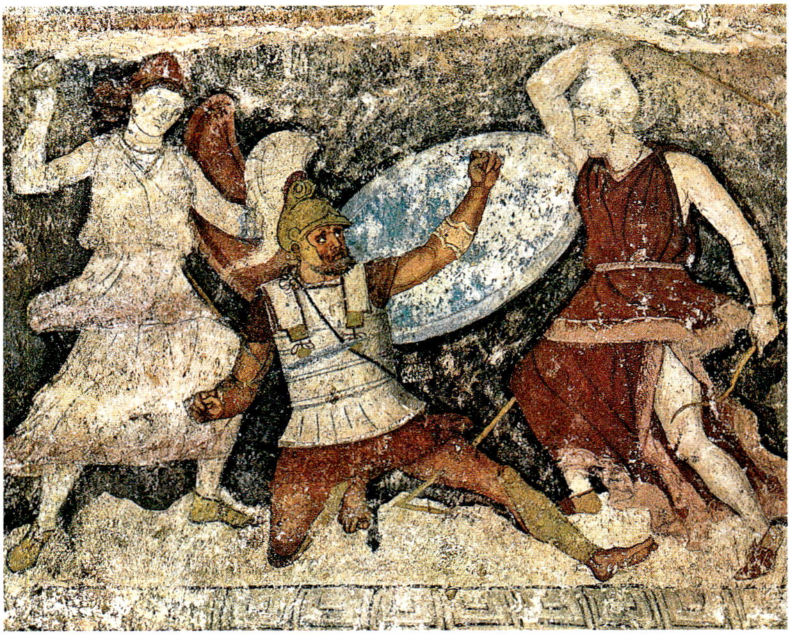

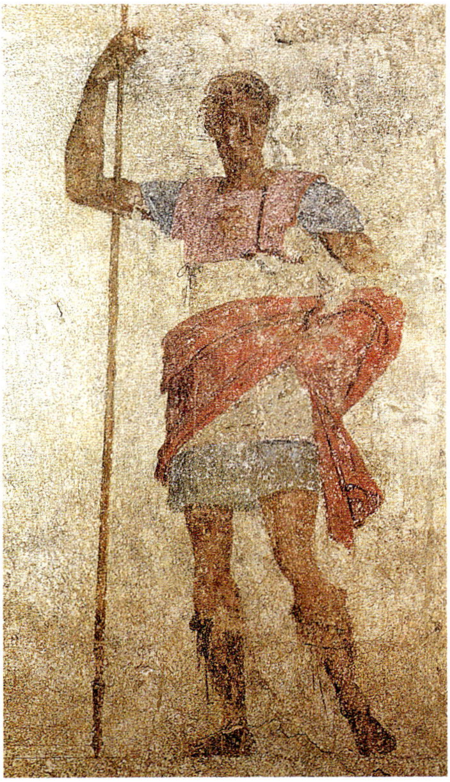

*III a Krieger. Fassadenmalerei eines Kammergrabes von Vergina, 3. Jh. v. Chr.*

*b Fragmente bemalten Stucks aus einem späthellenistischen Wohnhaus auf Delos*

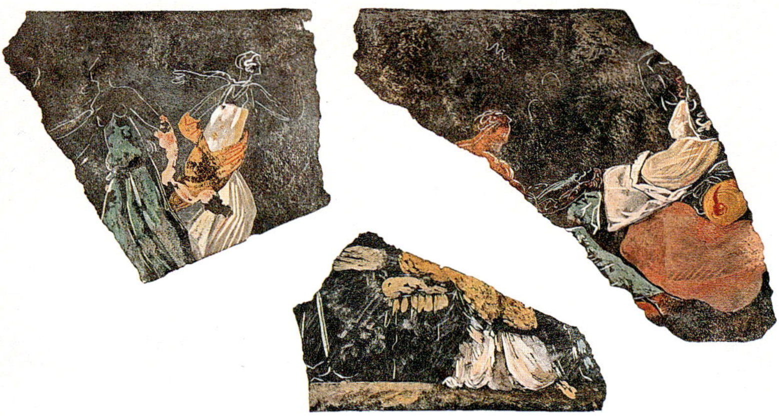

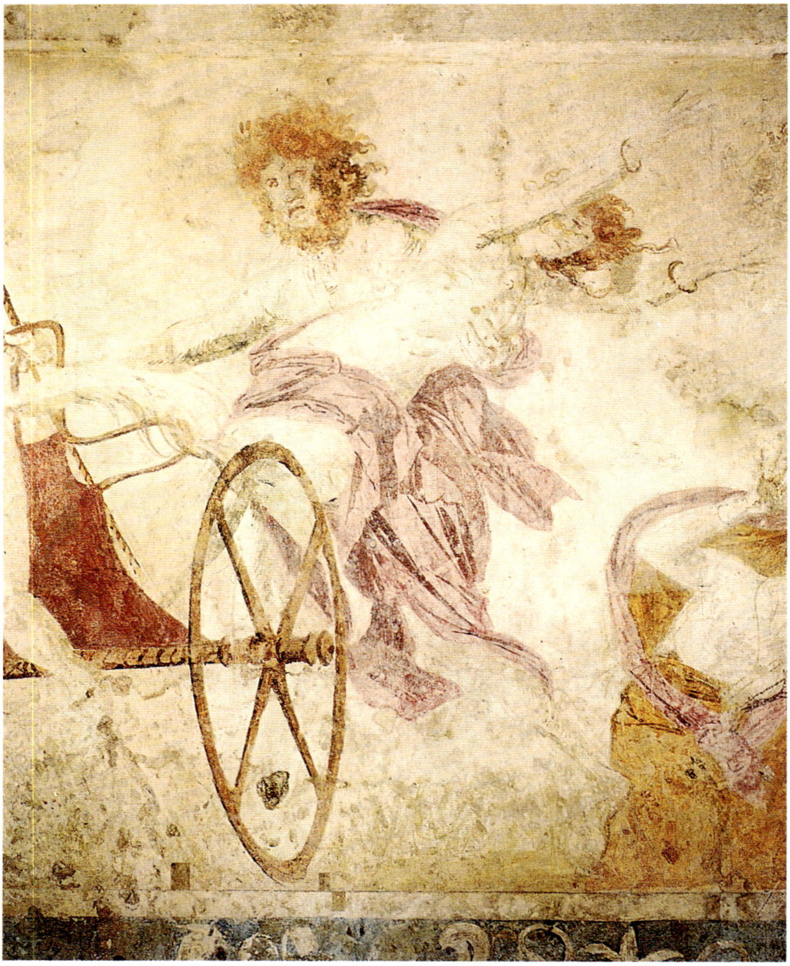

IV *Hades raubt Persephone. Wandgemälde aus dem „Persephonegrab" in Vergina, spätes 4. Jh. v. Chr.*

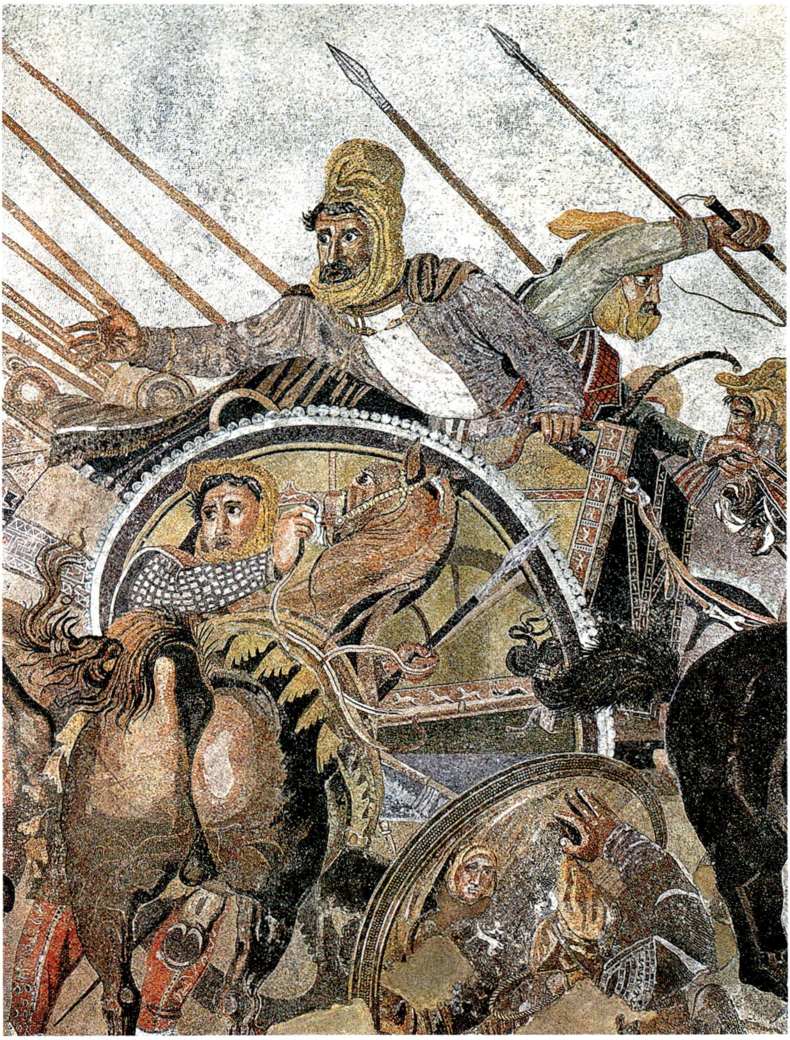

V Der Perserkönig und seine Vasallen auf der Flucht. Ausschnitt aus dem Alexandermosaik. Kopie nach einem griechischen Gemälde des späten 4. Jhs. v. Chr. (Neapel)

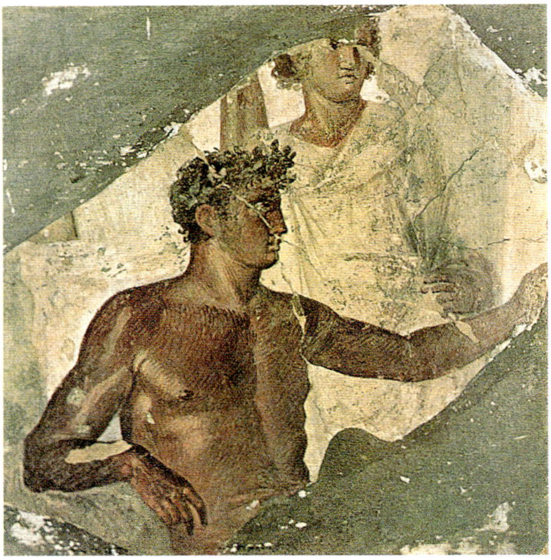

*VI a Sitzender Heros. Fragment eines pompejanischen Wandgemäldes nach spätklassischem Vorbild (Neapel)*

*b Achill auf Skyros. Pompejanisches Wandgemälde nach Athenion? (Neapel)*

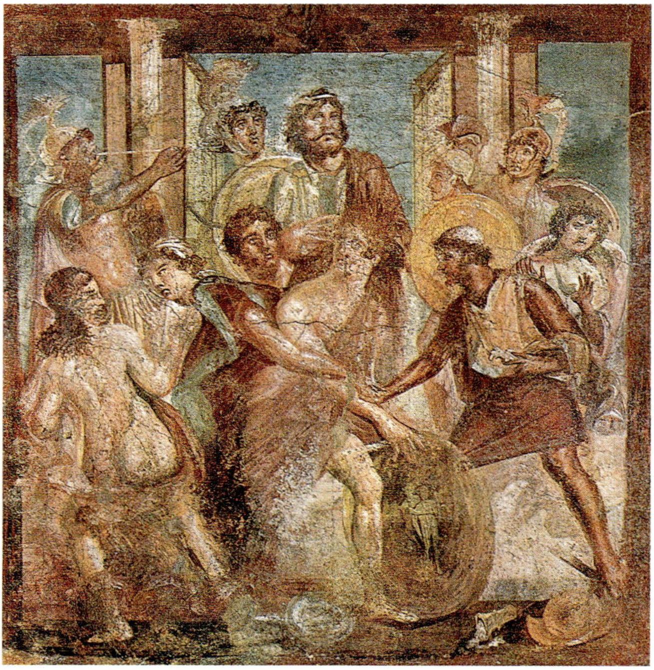

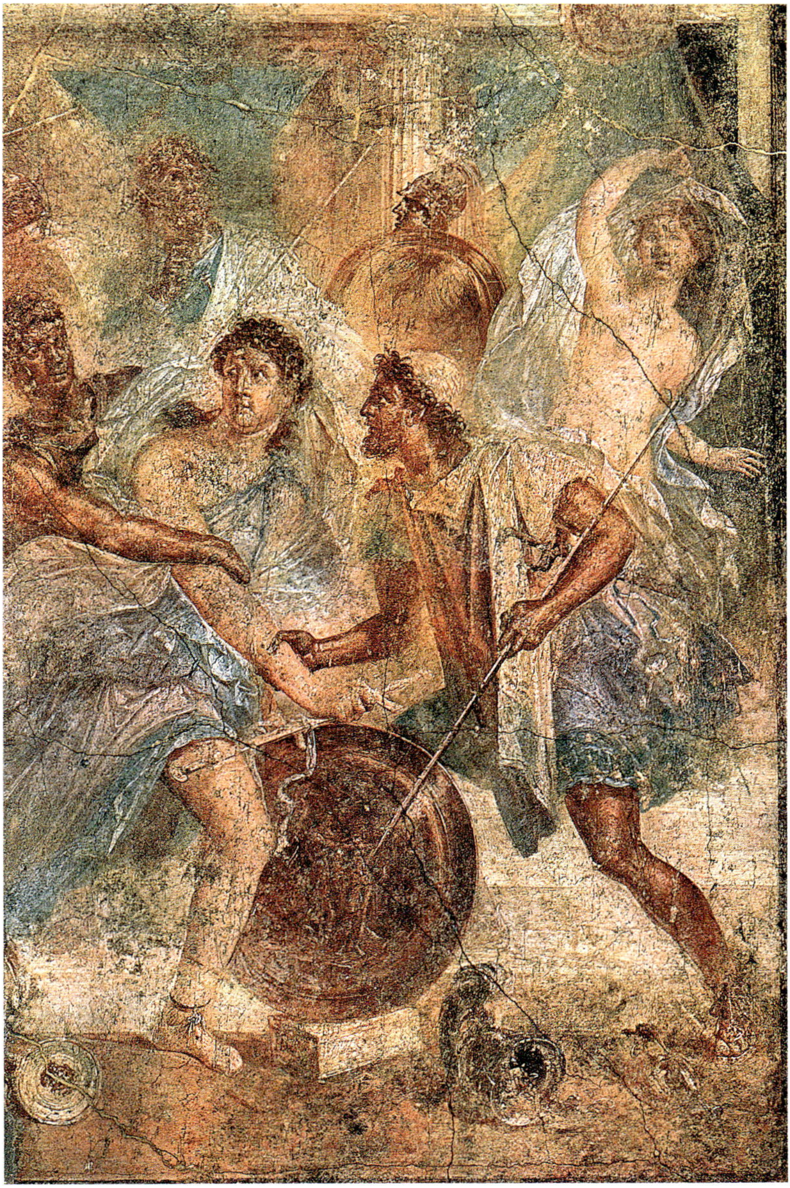

*VII Achill auf Skyros. Pompejanisches Wandgemälde nach Athenion? (Neapel)*

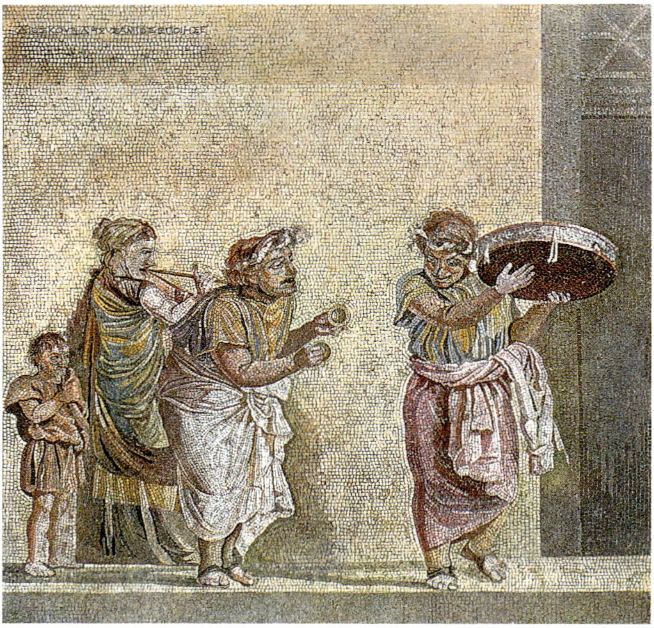

*VIII a Komödienszene. Mosaikkopie nach hellenistischem Gemälde, von Dioskurides signiert. Aus Pompeji (Neapel)*

*b Lästrygonen greifen die Gefährten des Odysseus an. Aus dem Odysseezyklus vom Esquilin (Vatikan)*

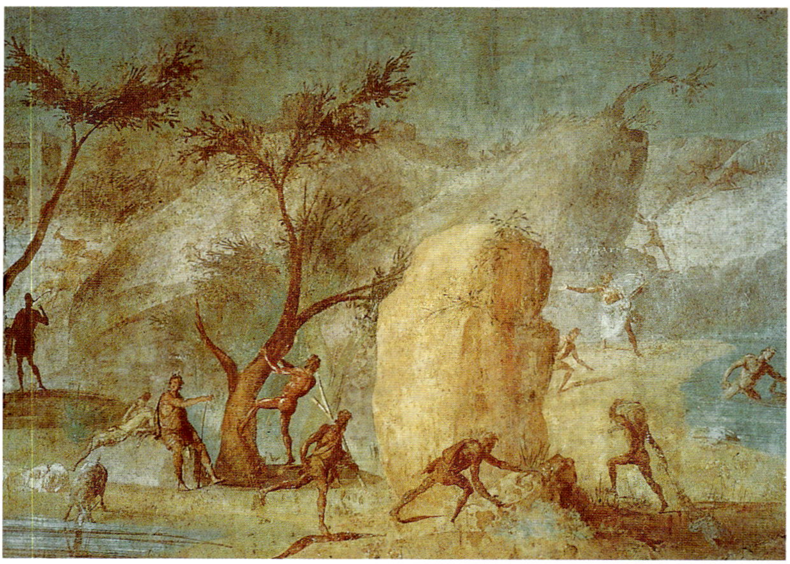

gab es manche Gebiete, etwa Makedonien oder Thessalien, in denen sich bemalte Stelen einbürgerten, während in anderen, wie den Kykladen oder Ostionien, reliefierte Stelen weiterhin üblich blieben.

Die Grabmäler, die für jeden Passanten sichtbar die Ausfallstraßen säumten, wandten sich an die Lebenden, an die Öffentlichkeit. Demgegenüber sollte die bildliche Ausstattung der Grabkammern vor allem den Toten ins Jenseits begleiten. Auch in der Wandmalerei gab es regionale Gewichtungen. Im griechischen Mutterland sind Kammergräber beispielsweise sehr selten anzutreffen, während sie in den Randkulturen, deren abweichende Jenseitsvorstellungen und herkömmlicher Totenprunk zum Bau großer Tumulusgräber führten, zahlreich vertreten sind, nämlich in Nordgriechenland, Lykien und Etrurien. Hinzu kommen die reich ausgemalten Kastengräber in Unteritalien.

### *Totenklage und Totenehrung*

Bleibender Bestandteil der Bestattungsriten war die feierliche Aufbahrung des Verstorbenen mit der drei Tage währenden Totenklage, die bei aufwendigeren Totenfeiern von eigens gedungenen Klageweibern vollzogen wurde. Darstellungen der Klagefrau erkannte man an der Geste der zum Kopf geführten Arme, denn die Trauer fand zusätzlichen Ausdruck im Raufen der Haare und im Zerkratzen des Gesichts. So findet sich dieser Figurentypus bereits auf spätmykenischen Tonsarkophagen aus Böotien als Bildchiffre des Totenrituals. Auf den Grabgefäßen des geometrischen Stils gehörte die „Prothesis" mit Totenbahre und umstehenden Klagenden zum stereotypen Bilderrepertoire (Abb. 43). In archaischer Zeit bezeugen die bereits erwähnten

*59 Totenklage. Attisch-schwarzfigurige Tontafel, um 500 v. Chr. (Paris)*

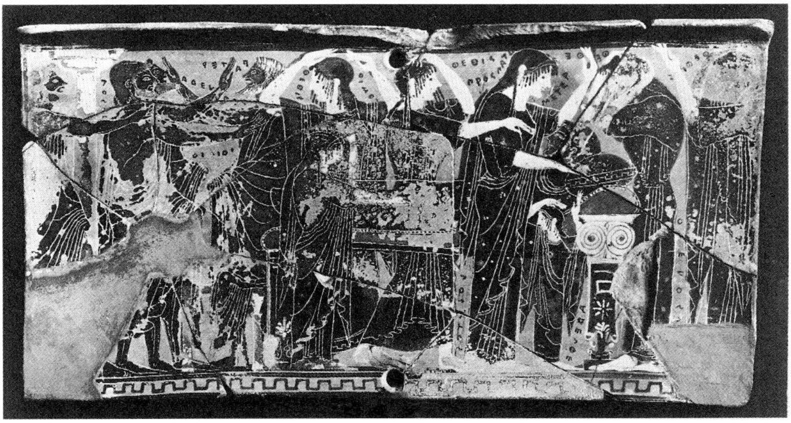

Tontafeln die Fortsetzung dieser Totenikonographie (Abb. 33; 59). Manche lassen sich zu längeren Bildfolgen rekonstruieren. Auch auf jüngeren Grabgefäßen fehlen Darstellungen der Totenklage nicht, und selbst in der unteritalisch-griechischen Grabmalerei von Paestum, die vorwiegend in das 4. Jahrhundert v. Chr. zu datieren ist, trifft man sie noch an. Hier wurde die Prothesis zum bevorzugten Bildthema in Frauengräbern, da nicht nur die Klage, sondern auch das Versorgen des Leichnams Aufgabe der Frauen war.[228] Schließlich wird in der Spätzeit die Figur der Klagefrau wieder zur isolierten Bildchiffre, kann aber auch durch Sirenengestalten ersetzt werden, die als mythische Jenseitsvögel die Totenklage übernehmen. Man mag sich dabei des Einfalls Alexanders des Großen erinnern, der am aufwendigen Grabmal seines Freundes Hephaistion, wie Diodor berichtet (XVII 115), als Bekrönung hohle Sirenenstatuen anbringen ließ, aus denen wirkliche Klageweiber ihren Gesang ertönen ließen.

Die Grabmonumente ehrten mit ihren Bildern Status, Verdienste und Tugenden des Toten in vielfältiger Weise. Schon die Darstellungen von Leichenspielen auf geometrischen Grabkrateren könnten auf eine Heroisierung des Toten angespielt oder einen bildlichen Ersatz für das geliefert haben, was dem männlichen Verstorbenen nach homerischem Vorbild an Ehrungen dieser Art zustand. Mit Wagenrennen, Sport- und Kriegsszenen ließ sich aber auch der *aretē* des Toten selbst gedenken, und es ist dabei von sekundärem Interesse, ob in den frühen Darstellungen Sagen- oder Lebensbilder gemeint waren.[229]

Archaische Grabstelen stellen den jung Verstorbenen meist in athletischer Nacktheit, zuweilen aber auch in Kriegerrüstung dar. Die kriegerische Tapferkeit galt als höchste männliche Tugend, auf sie beziehen sich auch noch die berittenen Krieger, Pferdeführer und Soldaten im Kampf, die in den unteritalischen Kastengräbern immer wieder dargestellt sind. Eine andere Variante des gleichen Leitbildgedankens war der Kriegerabschied, wie er bereits in dem archaischen Kammergrab von Elmali vor Augen geführt wird. Der Krieger besteigt hier den Kampfwagen, und die große Figur des besorgten Vaters (oder Sehers) spielt zugleich auf die Ungewißheit des Kriegerschicksals, auf die Todesgefahr an. Weitere Bildthemen, nämlich Jagd, Wettlauf, Seefahrt und ein Wagenfries sollten wohl in diesem Grab, vom Perseusmythos abgesehen, den sozialen Status des Verstorbenen nach herkömmlichen Idealvorstellungen vergegenwärtigen. Die jüngeren Grabreliefs und bemalten Stelen setzen diese Ikonographie in stark verkürzter Form fort. Bevorzugte Figurentypen sind der stehende oder sitzende, nackte Jüngling mit der Lanze, meist als Jäger gemeint und oft von einem Hund begleitet, ferner der stehende oder agierende, gerüstete Krieger (Abb. 61), der Jüngling oder Krieger zu Pferd und der ältere Bürger in schlichter Manteltracht. In allen Fällen handelt es sich um Idealbilder des Mannes, die auf den individuellen Status des Verstorbenen nicht unmittelbar Bezug nehmen mußten.[230]

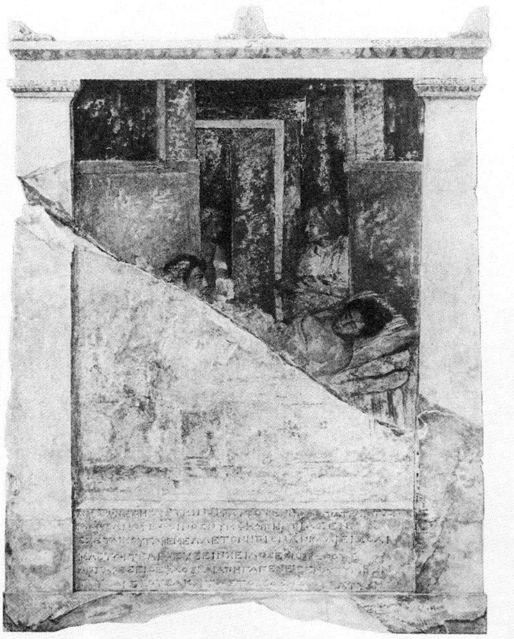

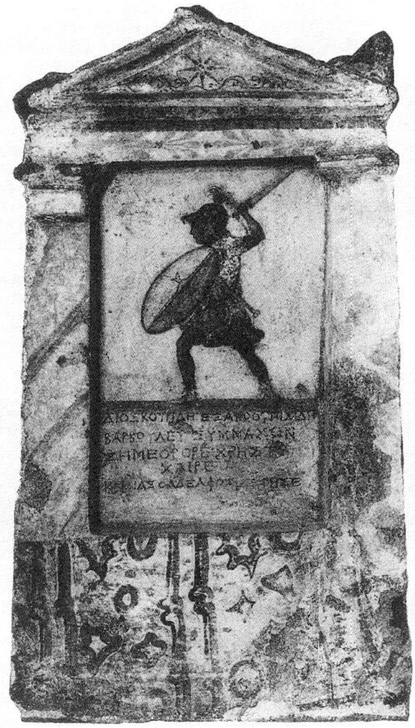

*60 Grabmal der Hediste. Tempera auf Stein, 3. Jh. v. Chr., aus Demetrias (Volos)*

*61 Grabmal des Dioskurides. Tempera auf Stein, 3. Jh. v. Chr., aus Sidon (Istanbul)*

Für die Darstellung von Frauen verwendete man ebenfalls relativ stereotype Bilder. Zahlreich werden sie erst seit dem 5. Jahrhundert, und wie für einzelne Männerbilder läßt sich auch hier beobachten, daß die Bildtypen der attischen weißgrundigen Lekythen, die ausschließlich als Totengefäße dienten, später auf den Grabstelen weiterleben. Die Verstorbene wird gewöhnlich sitzend, gern auch mit einer Dienerin dargestellt; beliebter werden im 4. Jahrhundert aber auch die figurenreichen Familiengruppen, in denen die Frau vom „Oikos", der häuslichen Gemeinschaft, umgeben ist. Die Verbundenheit der Toten mit den Lebenden, Abschied und Trauer sind in den spätklassischen Grabreliefs bewußt thematisiert. Entsprechende Darstellungen aus der Stelenmalerei gibt es dagegen nur vereinzelt, denn die große Masse der hellenistischen Grabstelen kehrt zu eher gleichförmigen, handlungslosen Gruppenbildern zurück.

Außergewöhnlich ist das Thema einer hellenistischen Stele aus Demetrias, des Grabmals der Hediste (Abb. 60). Schrift und Bild weisen darauf hin, daß sie im Kindbett starb. Parallelen finden sich aber unter den älteren Grabreliefs, die sich auf dieses häufige Frauenschicksal beziehen. In Sikyon hielt Pausanias ferner ein Grabgemälde für erwähnenswert, das Xenodike zeigte, „die in den Wehen starb“ (II 7,3). Auf ein verstorbenes Mädchen nimmt ausführlicher der Bilderzyklus Bezug, der sich am Grab von Kyrene erhalten hat. Es hat aber den Anschein, daß auch diese Einzelszenen kein individuelles Schicksal, sondern in gängigen Bildtypen lediglich die üblichen Lebensstationen des Mädchens umschreiben. Sie erzählen von Unterricht, häuslicher Tätigkeit, einem Schaukelfest, einer Mysterieneinweihung(?) und sind eingerahmt von Totenklage und Charons Totennachen.[231]

In dem frühhellenistischen Kuppelgrab von Kazanlak werden Mann und Frau zusammen wiedergegeben. Der Verstorbene sitzt am Speisetisch, die neben ihm thronende Gattin reicht ihm abschiednehmend, in verhaltener Trauer die Hand. Von den Seiten nähern sich Dienerinnen und Hinterbliebene mit Totengaben, gefolgt von Tubabläserinnen, Pferdeführern und einem Viergespann. Der Fries hält also offenbar etwas vom Schaugepränge der Grabprozession fest, wobei sich die Grenzen zwischen Diesseits und Jenseits verwischen. Friese mit Wagenrennen und Kampfszenen ergänzen das Bildprogramm des Grabes in traditioneller Form.[232]

Realistische Individualporträts zeigen solche Darstellungen nicht. Ob qualitätvollere Grabgemälde in dieser Hinsicht mehr boten, bleibt fraglich. Keinesfalls ist in griechischer Zeit schon der lebendige Realismus der kaiserzeitlichen Mumienporträts zu erwarten (Abb. 41). Andererseits muß es schon in spätklassischer Zeit sehr bedeutende Grabgemälde gegeben haben, von denen wir nur noch literarische Kunde besitzen. Pausanias bewundert in Triteia in Achaia ein Werk des Nikias von Athen (VII 22,6): „Bevor man in die Stadt kommt, trifft man ein Grabmal aus Marmor, das auch sonst sehenswert ist, vor allem wegen des Gemäldes, einer Arbeit des Nikias.“ Dargestellt war eine junge, schöne Frau auf einem Elfenbeinthron, neben dieser eine Dienerin mit Sonnenschirm und – wahrscheinlich ihr zugewandt – ein stehender Jüngling, „der noch keinen Bart hat, bekleidet mit einem Chiton und einer purpurnen Chlamys darüber, neben ihm steht ein Diener mit Speeren, der Hunde führt, wie sie zum Jäger gehören“. Welche Figur den Verstorbenen darstellte, bleibt in diesem Bild ebenso unsicher wie in manch anderen gleichzeitig entstandenen attischen Grabreliefs. Ein anderes Grabgemälde in Achaia, das Pausanias „undeutlich“ findet, weil es offenbar verwittert war, zeigte den gängigen Bildtypus eines Mannes neben seinem Pferd (VII 25,13). Was in einem von Plinius (35,132) erwähnten Grabgemälde eines ephesischen Priesters zu sehen war, wissen wir nicht, aber auch dieses Werk wurde dem Nikias zugeschrieben, und es wird wie die anderen ein Marmorgemälde gewesen sein.

Ob von einem Meister oder von bescheideneren Handwerkern ausgeführt, hinsichtlich der Bildaussage erfüllten alle Grabgemälde den gleichen Zweck. Angesichts des hohen Bedarfs haben wohl in erster Linie routinemäßig arbeitende Maler Aufträge der Grabmalerei übernommen. Sie beschränkten sich oft auf einfache Bildkürzel, deren Aussage letztlich den figurenreichen Bildern gleichkam, die sich aber rascher ausführen ließen. Vom Vollzug des Grabkultes zeugten Requisiten wie Salbgefäße, Tänien und Kästchen; Krieger und Kampfszenen konnten durch Panzer, Helme, Beinschienen und Waffen ersetzt werden; panathenäische Amphoren, Siegeskränze, Aryballos, Schwamm und Strigilis deuteten agonalen Erfolg und athletische Tugenden an. Als Zeichen der Unsterblichkeit mochten Ranken, Blüten und Rosetten fungieren, während der Granatapfel als chthonisches Symbol der Fruchtbarkeit galt und Schlangen nach altem Volksglauben, da sie tief in der Erde wohnen, als Verkörperung des Toten verehrt wurden.[233]

*Jenseitsvorstellungen*

Wer im 7. Jahrhundert v. Chr. eine griechische Nekropole besuchte, sah sich von Bildern gewaltiger Tiere, von Löwen, Sphingen, Sirenen oder Tierkampfbildern auf den Grabgefäßen umgeben. Es waren alte Kraftzeichen, die als furchterregend und schutzbringend zugleich empfunden wurden, in die man die unberechenbare Wildnis zu bannen versuchte, die aber auch das unbekannte Jenseits verkörperten oder, wie die Flügelwesen Greif, Sirene und Sphinx, eine Verbindung zum göttlichen Bereich herstellten. Ihre Bildtypen waren aus der Kunst des Alten Orients übernommen, wo die Flügelwesen Sphinx und Greif als Cherubim und Seraphin eine ähnliche Bedeutung hatten.[234] Sphingen begleiten seit den frühen Tonlarnakes aus Böotien den Toten auf griechischen Grabdenkmälern, auf Grabvasen der archaischen Zeit, auf den Tonsarkophagen aus Klazomenai und seit dem 6. Jahrhundert auch auf den Grabsteinen, die häufig von hockenden, „Wache haltenden" Sphingen bekrönt sind. Rudimente dieser alten Tiersymbolik finden sich auch noch in der Totenikonographie der Klassik und des Hellenismus.

Sagendarstellungen bleiben dagegen, obwohl die archaische Bildersprache sich ihrer in mannigfacher Weise bedient, im Sepulkralbereich selten. Wenn im Grab von Elmali Perseus das Gorgonenabenteuer besteht, welches auch ein beliebtes Bildthema auf frühen attischen Grabvasen ist, so verstand man den Helden wahrscheinlich als einen Überwinder des Todes, der mit göttlicher Hilfe bis zum Meeresgrund vordringt und hier eine Schreckensmacht bezwingt. Im Giebel der etruskischen Tomba dei Tori in Tarquinia bedeutet die Antithese eines jungen Reiters mit einer Chimäre wohl dasselbe, während das darunter befindliche Troilosbild ein mythisches Todesereignis unmittelbar anspricht.[235]

Nach den Vorstellungen der olympischen Religion beherrschte Hades, der Bruder des Zeus, die Unterwelt. Er entführte Persephone, die Tochter der Demeter, ohne Wissen der Mutter. Deren Trauer linderte Zeus' Beschluß, Persephone dürfe alljährlich für kurze Zeit zurückkehren, und man empfand

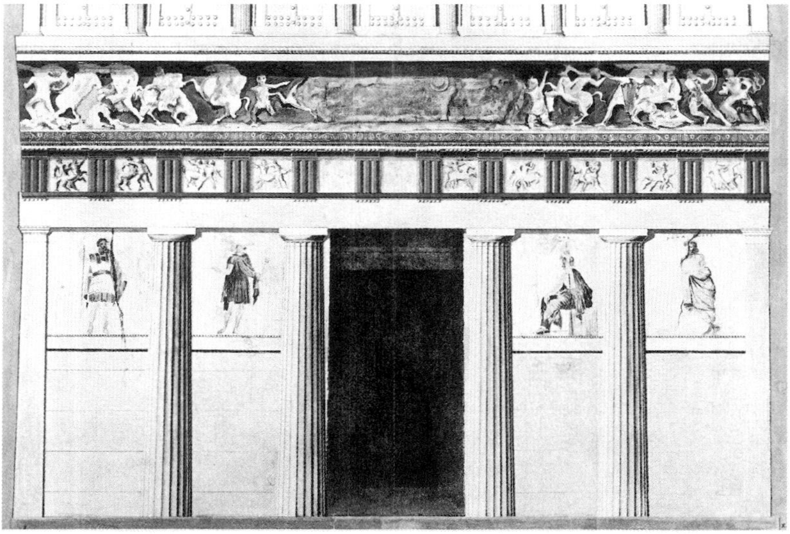

62 *Totengericht. Fassade des Kammergrabes von Lefkadia, 3. Jh. v. Chr.*

die sprießende Vegetation im Frühling als Zeichen ihrer Wiederkehr. In diesem Mythos hat sich die alte, vorolympische Vorstellung erhalten, daß dieselben chtonischen Mächte, die die Toten aufnehmen, auch den Segen von Wachstum und Fruchtbarkeit spenden. Aus der gleichen Vorstellung heraus war auch Dionysos als Vegetations- und Fruchtbarkeitsgott aufs engste mit dem Totenreich verbunden, und die zu seiner Bilderwelt gehörenden Symbole, etwa Kantharos oder Ziegenbock, finden sich auch im sepulkralen Bereich.

Hades und Persephone tauchen als Beherrscher des Totenreichs erst in der Grabmalerei der spätklassischen Zeit auf. Im Kammergrab von Vergina wählte man das Bild des Raubes der Persephone (Taf. IV), und auf dem Marmorthron eines anderen dortigen Grabes ist das Götterpaar Herrschern gleich in Frontalansicht auf einem Wagen mit Viergespann dargestellt (Taf. II a). Seit dem 4. Jahrhundert v. Chr. stellte man ferner in den Gelageszenen der etruskischen Grabmalerei Hades und Persephone als Teilnehmer des Symposions dar.[236]

Die spätere Bildphantasie befaßte sich gern auch mit der Vorstellung, daß der Tote einen schweren Weg in den Hades zurückzulegen hatte. Charon wartet mit seinem Nachen, um die Seele über den Acheron zu geleiten, in anderen Bildern sieht man den Verstorbenen zu Fuß, im Wagen, zu Schiff oder zu Pferd davonziehen. Ein seltenes Thema des „Übergangs" wählten die Auftraggeber des Tauchergrabes in Paestum. Man hat jedenfalls den kopfüber in die Fluten Springenden als Symbol seines Eintauchens in die jenseitige Welt, in den Ozean des Todes interpretiert.[237]

Auch die Pforte des Hades wurde dargestellt. Auf der Fassade des großen Kammergrabes von Lefkadia geleitet Hermes den Verstorbenen, einen Krieger, auf diese Pforte zu, während gegenüber die Totenrichter Aiakos und Rhadamanthys den jenseitigen Bereich verkörpern (Abb. 62). Auch dachte man sich die Seele von unheimlichen Dämonen begleitet. In der etruskischen Grabmalerei können sie ein schreckenerregendes Aussehen annehmen; sehr viel tröstlicher sind ihre griechischen Gegenfiguren aufgefaßt, nämlich Hypnos und Thanatos, Schlaf und Tod, die zwar ebenfalls als geflügelte Dämonen dargestellt werden, aber nicht furchterregend wirken; eher behutsam heben sie den Toten auf, um ihn fortzutragen bzw. zu entrücken.[238]

Hinter vielen Bestattungssitten stand der Gedanke, daß dem Toten für sein Weiterleben im Jenseits nötiger Hausrat, Kleidung und Nahrung mitgegeben werden müssen. In den Kammergräbern, zumal den etruskischen, drückten dies nicht nur die Beigaben und das Totenhaus als solches aus, sondern auch die Wandbilder; sie umgaben den Toten mit Szenen der Lebensfreude, mit Darstellungen von Trinkgelagen, Tanz und Musik, athletischen Wettspielen und Gauklervorführungen. Ebenso zu verstehen sind wohl die Symposionbilder der Gräber von Karaburun und Paestum (Abb. 63). Daß der Tote damit in

*63 „Grab des Tauchers", um 480 v. Chr., Paestum (Rekonstruktion M. Napoli)*

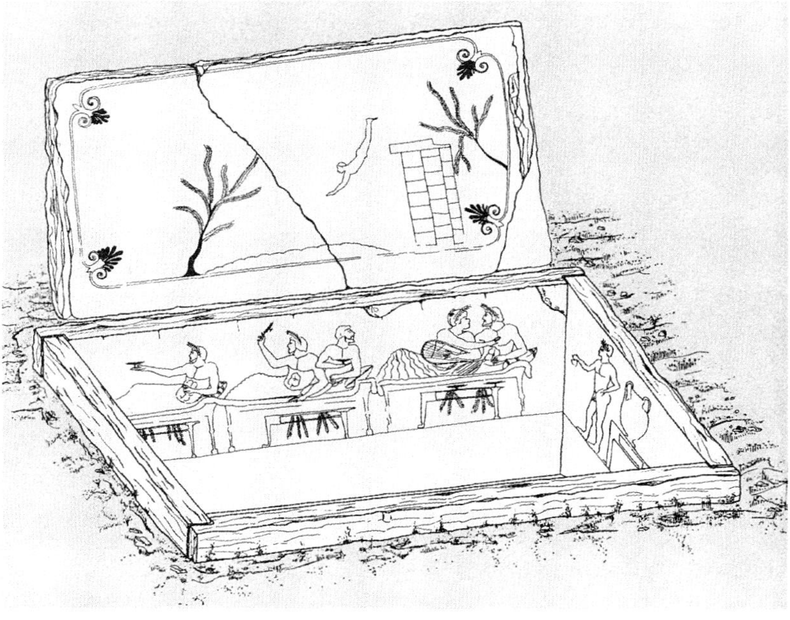

eine fortwährende Festesfreude und Seligkeit versetzt sei, ist jedenfalls eine Möglichkeit der Interpretation dieser Bilder. Doch ist auch die Meinung vertreten worden, die Darstellungen würden Leichenspiele und Totenmahl, also das Totenritual der Hinterbliebenen festhalten. Vielleicht spricht für die erste Deutung die Tatsache, daß in den jüngeren Bankettszenen der etruskischen Gräber die Toten als Teilnehmer am Symposion inschriftlich gekennzeichnet sind und in einigen Beispielen sogar im Beisein ihrer ebenfalls bezeichneten Vorfahren das Gelage feiern. Demnach hätte man, will man nicht einen grundlegenden Bedeutungswandel annehmen, auch die älteren Fest- und Gelageszenen als Fortsetzung des irdischen Lebens im Jenseits zu verstehen.[239]

Nach homerischer Vorstellung lebte der Tote im Hades als ein unkörperlicher Schatten, als Psyche weiter. In dieses Reich des Hades dringt Odysseus ein, um den Seher Teiresias zu befragen (Homer, Odyssee XI). Als Thema der Monumentalmalerei ist die Nekyia des Odysseus mehrfach bezeugt. Polygnot von Thasos und Nikias von Athen haben es gestaltet, aber auch noch im Odysseezyklus vom Esquilin ist es vertreten. In der Totenikonographie spielt es bezeichnenderweise aber keine Rolle. Zwar ist in der ohnehin figurenreicheren, erzählenden etruskischen Grabmalerei ein ähnlicher Gedanke im Spiel, wenn der Tote im Jenseits den berühmten Heroengestalten der Ilias zugesellt wird, doch in Griechenland hielt man offenbar gerade der Vielzahl der Heldengestalten wegen die Nekyia eher für die offizielle Bildersprache geeignet. Jedenfalls wird von den literarisch bezeugten Beispielen überliefert, daß sich Polygnots Werk im Apollon-Heiligtum von Delphi, das des Nikias im Besitz der Stadt Athen befand.

## 2. *Malerei im Heiligtum*

Sehr viel seltener als in den Nekropolen sind in den Heiligtümern Reste von Originalmalerei erhalten. Was hier ursprünglich zu sehen war, kann man sich nur noch mit Hilfe der literarischen Nachrichten vergegenwärtigen, die allerdings auch in großer Zahl vorliegen, denn vor allem in den viel besuchten heiligen Bezirken wurden die Kunstwerke von einer breiten Öffentlichkeit wahrgenommen. Es gab Wandgemälde in den Wandelhallen oder an den Außenwänden der Tempel, doch auch geweihte Tafelbilder füllten zusammen mit Weihestatuen und Weihreliefs, kostbaren Metallgeräten, Textilien und Schnitzereien die Heiligtümer. Die wertvolleren Gemälde und Votive schützte man vor Diebstahl und Witterung in den Schatzhäusern, die sich wohlhabende Gemeinden vor allem in den großen Nationalheiligtümern errichteten. Auch wissen wir, daß in späterer Zeit, als die Anzahl der Gemälde überhandnahm, besondere Gebäude als Pinakotheken dienten, etwa auf der Akropolis von Athen der nördliche Anbau der Propyläen oder ein eigens

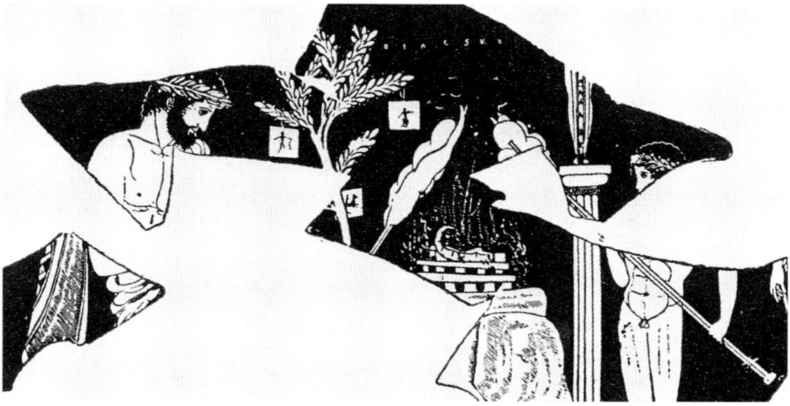

64 *Opferszene mit Votivpinakes im Baum. Attisches Vasenbild, um 450 v. Chr. (London)*

dafür vorgesehener Bau im Artemis-Heiligtum von Ephesos. Manche Tempel bezeichnete man ihrer vielen Tafelbilder wegen später ebenfalls als Pinakotheken.[240]

Im Freien waren vorwiegend die weniger empfindlichen Marmorgemälde und Terrakottatafeln aufgestellt. Kleinere Tonpinakes nagelte man zunächst noch an Holz- und Lehmziegelwände oder hängte sie, wie es die Vasenbilder zeigen, nahe der Opferstelle in den Bäumen auf (Abb. 64). Andere Tafeln ließ man fest in Wände oder Säulenschäfte ein. Zahlreiche leere Fassungen solcher *stylopinakia,* die freilich auch Reliefs oder Inschrifttafeln gewesen sein können, sind beispielsweise heute noch an den alten Säulen des Hera-Tempels von Olympia zu erkennen (Abb. 67). Die Marmorgemälde, in ihrer äußeren Form den Weihreliefs vergleichbar, hat man sich wie diese auf einem Steinpfeiler aufgestellt zu denken, der das Bild in Augenhöhe hob. In der Frühzeit waren Pfeiler und Bild gewiß häufiger noch aus Holz gefertigt (Abb. 65).[241]

Einzelheiten über die in den Heiligtümern aufbewahrten Tafelbilder überliefern einige Tempelinventare und Schatzverzeichnisse.[242] Die Tempelchronik des Athena-Heiligtums von Lindos nennt zwar nur Stifternamen, aber zahlreiche, sehr informative Inschriften sind auf Delos erhalten, die nicht nur einzelne Bildthemen anführen, ferner Gattungen wie Porträts *(pinakes eikonikoi)* oder Gemälde religiös-mythischen Inhalts *(pinakes anathematikoi)* voneinander absetzen, sondern auch besondere Angaben zu den Maltechniken und über Blattgoldzusätze an Ornamenten und Darstellungen machen. Überdies geben sie Hinweise zur äußeren Zurichtung der Bilder, ihrem Standort, ihrer Anordnung und Anbringung, denn es ging offenbar darum, den Besitz bei einer Inventur wieder sicher identifizieren zu können. Von besonderem

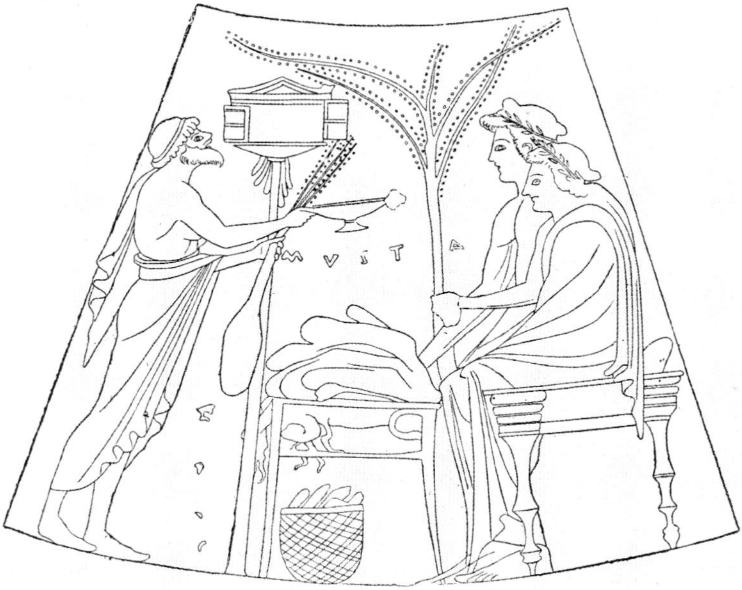

*65 Kultszene mit Votivpinax im Hintergrund. Attisches Vasenbild, um 500 v. Chr. (Neapel)*

Interesse ist ein in den delischen Inschriften genanntes Gemälde des Parrhasios. Zwar könnte es von einem Stifter aus Athen nach Delos geweiht worden sein, doch ist es ebenso denkbar, daß das Werk aus einem der im Heiligtum selbst abgehaltenen Malerwettbewerbe hervorging, wie sie anläßlich religiöser Feste veranstaltet wurden.

### *Tempelschmuck und Götterbild*

Die griechischen Heiligtümer zeigten sich in der Antike in einer Farbenpracht, die sich der Besucher heutiger Ruinenstätten kaum noch vorzustellen vermag. Tempel und Schatzhäuser wiesen nicht nur plastischen farbigen Figurenschmuck, sondern auch bemalte Bauglieder auf, und ihre Buntheit konnte durch Vorhänge, Teppiche oder temporär aufgehängte Girlanden und Bilder noch gesteigert werden. Von den archaischen Bauten sind oft nur die bemalten Dachterrakotten sowie Metopen aus Ton erhalten, die mit ihren gedeckten Erdfarben noch eine Vorstellung von der Farbigkeit dieser frühen Architektur vermitteln können. Leuchtender nahm sich die Polychromie der in Marmor aufgeführten Tempel aus, hier dominierten Rot und Blau; aber auch Grün und Gelb sind nachgewiesen. Im einzelnen ist die Rekonstruktion der Außenbemalung griechischer Tempel sehr umstritten, einmal was die

Anteile der verwendeten Buntwerte angeht, zum anderen bezüglich der Frage, bis zu welchem Grad das Weiß des Marmors bzw. des bei anderen Steinsorten üblichen Stucküberzugs neben den Farben zur Geltung kam. Am dorischen Gebälk sind vielfach noch Reste von Blau an den Triglyphen und Rot an den Leisten erhalten, aber auch farbig gestaltete Kapitelle sowie aufgemalte Ornamentbänder – Mäander-, Blatt- und Rankenleisten – trugen zur Wirkung bei.[243] Durch Malerei hervorgehoben waren ferner die Tempeltüren bzw. deren Einfassungen. Seitdem es Kassettendecken gab, hat man auch diese mit Sternmustern, Palmettenkreuzen und anderen Ornamenten verziert, wie es schon im 5. Jahrhundert für die Kassetten des Parthenon nachgewiesen ist. Plinius schreibt erst einem Maler des 4. Jahrhunderts, Pausias, das Verdienst zu, die Bemalung von Kassetten und Gewölben eingeführt zu haben (35,124). Aber selbst wenn man diese Behauptung auf Kassetten mit Figurenbildern beschränkt, entspricht sie noch nicht der Aussage der Denkmäler, denn in Xanthos sind figürlich bemalte *lacunaria* schon um 400 v. Chr. nachgewiesen.[244]

Auch die Außenwände der Tempel konnten mit Gemälden verziert sein, vor allem wenn ein Säulengang diese schützte. Spärliche Funde bemalten Wandstucks belegen solchen Schmuck schon für den hocharchaischen Poseidon-Tempel von Isthmia. Ein Maler Aristokleides soll nach Plinius (35,138) den jüngeren Apollon-Tempel von Delphi mit Malerei versehen haben. Einen ähnlichen Auftrag führte Polygnot offensichtlich an den „Wänden im Heiligtum von Thespiae“ aus, dessen Gemälde Pausias später zu restaurieren hatte (Plinius 35,123). Spuren von solch berühmteren Wandgemälden sind leider bisher nicht ermittelt worden, was allerdings die ältere Forschung nicht hinderte, deren mögliche Wirkung zu rekonstruieren (Abb. 66).[245]

Trat der Besucher in den Tempel ein, war er oftmals noch dichter von Bildern umgeben. Erinnert sei an die zahlreichen Gemälde, die in hellenistischer Zeit im Athena-Tempel von Syrakus zu sehen waren, ehe Verres sie raubte. Im einzelnen ist den Quellen selten eindeutig zu entnehmen, ob es sich bei solchen Bildern um geweihte Kunstwerke handelte oder um eine Ausmalung des Tempels, die zum Bau gehörte. Auch gestiftete Wandgemälde sind denkbar.[246] Zwei Bildgattungen, die uns in der christlichen Kirche geläufig sind, nämlich das Andachtsbild und das Altarbild, gab es allerdings in der Antike nicht. Da man sich den Gott körperhaft anwesend dachte, mußte das Kultbild rundplastisch sein; den alten pfeilerhaften, anikonischen Götterbildern folgten später Werke der Holzschnitzkunst, der Goldelfenbeintechnik, der Bildhauerei und Erzgießerei. Der Opferaltar aber befand sich stets im Freien vor dem Tempel, wo Tafelbilder nicht am Platz waren. Freilich stellten viele Bilder in einem Heiligtum die betreffende Gottheit dar, doch handelte es sich dabei stets um Weihgeschenke. Auch der berühmte „Dionysos“ des Aristeides, die „Aphrodite“ des Apelles und andere literarisch bezeugte Götterbilder unter den Meisterwerken dienten einst diesem Zweck.

Wahrscheinlich gehört die Darstellung des Gottes selbst zu den ältesten Themen von Votivgemälden (Abb. 44). Überdies hat man sich auch in erzählenden mythischen Szenen auf die im Tempel wohnende Gottheit bezogen. So berichtet Pausanias (I 20,3), daß sich im Tempel des Dionysos-Heiligtums von Athen unterhalb der Akropolis vier Gemälde mit Dionysossagen befanden, und zwar waren zwei segensreiche Taten des Gottes, die Rückführung des Hephaistos in den Olymp und die Errettung Ariadnes, zwei Bildern gegenübergestellt, die den Gott als Rächer an seinen Gegnern Pentheus und Lykurgos zeigten.[247]

Andere Bilder religiösen Inhalts werden sich weniger auf Göttermythen als auf besondere Opferbräuche, lokale Kulttraditionen oder einen primitiveren Dämonenglauben bezogen haben, so daß sie auch schon für die späteren Generationen der Antike häufig unverständlich waren. Nach Plutarch befand sich im attischen Phlya in der Pastas, dem Kultraum des alten Mysterienheiligtums, ein Wandgemälde, das einen grauhaarigen, ithyphallischen Flügel-

*66 Säulenumgang des Apollon-Tempels von Delphi, 4. Jh. v. Chr. (Rekonstruktion Tournaire)*

*67 Säulen des Hera-Tempels von Olympia mit Einlassungen für Pinakes*

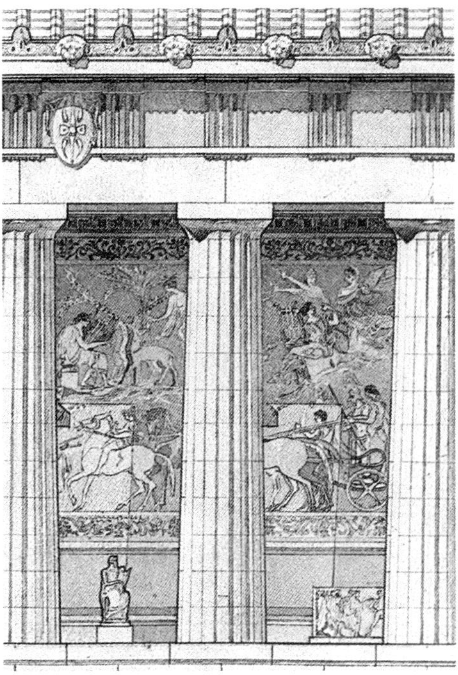

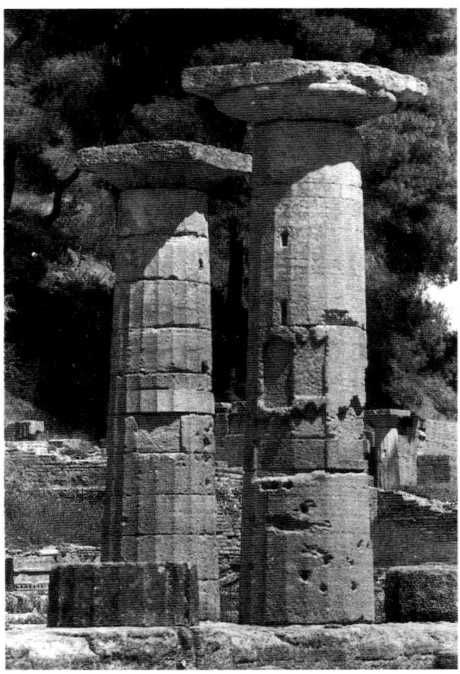

dämon zeigte, wie er eine dunkel gewandete Frau verfolgt. Vermutlich entsprach dieses Bild volkstümlichen Vorstellungen zu den hier vollzogenen Initiationsriten.[248] Erwähnenswert sind schließlich zwei Gemälde des Pausias, die Pausanias in der Tholos von Epidauros sah (II 27,3). Eines stellte den Gott Eros dar, „der Geschosse und Bogen niedergelegt hat und statt ihrer eine Leier schlägt". Das andere zeigte Methe, die Personifikation der Trunkenheit, aus einer Glasschale trinkend, durch die man das Gesicht der Frau erkennen konnte. Vielleicht ist die Themenwahl dieser Bilder mittelbar auf die in Epidauros geübten Heilmethoden des Schlafes und der Entrückung zu beziehen.

### *Bilder der Heroensage*

Vor allem nennen die Quellen aber eine Fülle von Sagenbildern, die sich, als Weihgemälde oder als Wandschmuck, in den Heiligtümern befanden. Allerdings setzt diese Überlieferung erst im 5. Jahrhundert ein. Während uns die Anfänge der bildlichen Gestaltung von Sagenstoffen vorwiegend durch die Vasenmalerei bekannt sind,[249] kommen nun die offiziellen Werke der großen Malerei hinzu, die sich mit bestimmten historischen Ereignissen verbinden lassen. Bald nach 479, dem Jahr der Schlacht von Plataiai, errichteten die Plataier als Dank für den Sieg über die Perser einen der Athena Areia geweihten Tempel. Sie finanzierten ihn aus dem ihnen von den Athenern zugesprochenen Beuteanteil der Schlacht von Marathon. Dieser Tempel wurde im Pronaos mit Gemälden ausgestattet, von denen Polygnot einen „Odysseus nach dem Freiermord" malte, und Onasias den „Ersten Zug des Adrastos und der Argiver gegen Theben" (Pausanias IX 4,1–2). Die Themenwahl dürfte aus einem paradigmatischen Verständnis der alten Sagen erwachsen sein. Denn wie die Athener die persischen Invasoren im eigenen Land überwunden hatten, tat es Odysseus mit den aufdringlichen Freiern im eigenen Haus; und auch die Thebaner hatten bei der ersten Belagerung den Angriff der Argiver abgewehrt, der Zug des Adrastos war vergeblich gewesen. Politisch noch aktueller ließe sich freilich die Sage der „Sieben gegen Theben" auch auf die Tatsache beziehen, daß sich Theben aus dem Kampf gegen die Perser herausgehalten hatte. Ein attisches Vasenbild der Frühklassik, der sogenannte Argonautenkrater des Niobidenmalers, zeigt eine Versammlung von Heroen, die man auf das Gemälde des Onasias zurückzuführen versuchte (Abb. 68). Es sind auch andere Deutungen vorgeschlagen worden, und da nur Athena und Herakles sicher benannt werden können, bleibt der Interpretation ein breiter Spielraum. Unabhängig von der Deutung läßt sich mit einiger Wahrscheinlichkeit aber das Vasenbild auf ein Werk der gleichzeitigen Wandmalerei beziehen, und es könnte auch das Bild des Onasias eine ähnliche Komposition gezeigt haben.[250]

Die beiden großen Gemälde, die Polygnot in Delphi für die Halle der

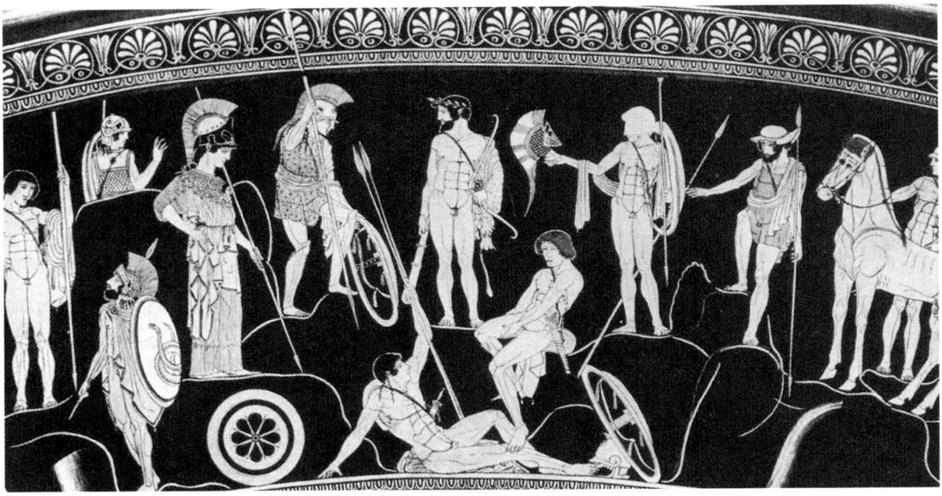

*68 Heroenversammlung. Attisches Vasenbild im Stil gleichzeitiger Wandgemälde, um 450 v. Chr. (Paris)*

Knidier schuf, nämlich der „Untergang Trojas" und „Odysseus' Gang in die Unterwelt", haben die Bilder von Plataiai an Figuren- und Szenenreichtum bei weitem übertroffen. Von der Komposition der Bilder gab bereits die Rekonstruktion eine Vorstellung (Abb. 17). Hier interessieren sie nochmals wegen des Auftraggebers und der Bildinhalte. 469 v. Chr. hatte der attische Feldherr Kimon die Perser in der Schlacht am Eurymedon, in der die unmittelbar betroffenen Knidier mitkämpften, endgültig besiegt. Als Stifter schon im 6. Jahrhundert in Delphi präsent, weihten die Knidier jetzt in das Apollon-Heiligtum die große, oben am Nordrand des Bezirks gelegene Halle. Manches spricht dafür, daß Athen sie dabei finanziell unterstützte und der Gemäldeauftrag darum auch an den in Athen bereits zu Ruhm gelangten Polygnot erging.[251] Das Bildthema des Sieges über Troja konnte dem im Osten unternommenen Feldzug des Kimon verglichen werden, zusätzlich dürfte aber bei der Wahl von Standort und Bildthema auch eine Rolle gespielt haben, daß sich in unmittelbarer Nähe der Halle das Heroon des Achilleussohnes Neoptolemos befand. Er hatte die Einnahme Trojas nach zehnjähriger Belagerung zuletzt vollbracht. Auch das Unterweltthema wird im Hinblick auf die Nähe des Heroengrabes verständlicher. Natürlich waren die im Epos überlieferten Sagen, vor allem die von Homer besungenen Ereignisse des trojanischen Krieges, eine auch anderweitig häufig benutzte Quelle der bildlichen Inspiration. Mehrfach sind Bildtitel wie „Iliupersis" oder „Nekyia" bezeugt, ferner gehörten die Opferung der Iphigenie, der Waffenstreit zwischen Aias und Odysseus oder die Entdeckung des Achill auf Skyros zu den immer wieder dargestellten Themen dieses Sagenkreises. Von der Vielfalt der trojanischen Sagen geben auch die Bildtitel verschiedener Votivgemälde eine Vorstellung, die Pausanias in den Propyläen von Athen sah. Außer einem „Achill auf Skyros“ stellten sie Taten von Odysseus und Diomedes, das Schicksal der Polyxena und Mythen der Heimkehr aus Odyssee und Orestie dar (I 22,6).

Eine Anhäufung verschiedener Sagenbilder boten die bemalten Schranken, die im Zeus-Tempel von Olympia das Goldelfenbein-Kultbild des Phidias einfaßten. Es handelte sich um weiß stuckierte, zwischen die Säulen gesetzte Porosplatten, von denen sich noch ganz geringe Spuren erhalten haben. Die Bildthemen führt wiederum Pausanias auf (V 11,5–6), der auch überliefert, daß der Bruder des Phidias, Panainos, die Schranken bemalt hat. Ob der Bildfolge ein bestimmtes Programm zu Grunde lag, ist schwer zu entscheiden, da Pausanias nur eine Auswahl angibt und den Leser über die genaue Anordnung im unklaren läßt.[252] Es gab so herkömmliche Themen wie Herakles' Löwenkampf und so aktuelle wie die Personifikationen von Hellas und Salamis; Hippodameia und ihre Mutter weisen zweifellos auf die olympische Lokalsage, in der Gestalt des Theseus wurde vielleicht dem Stadtstaat Athen gehuldigt. Des trojanischen Krieges ist mit den Gruppen „Achill und Penthesilea“ einerseits, „Aias und Kassandra“ andererseits gedacht. Zwei weitere Taten des Herakles, die Befreiung des Prometheus und sein Besuch bei Atlas und den Hesperiden sind dadurch miteinander verbunden, daß sie den Helden an die Grenzen der Welt führen. Allzu eng und spitzfindig dürfen die Sinnzusammenhänge der Bilder gewiß nicht interpretiert werden, wohl aber ist anzunehmen, daß sie die Macht des Zeus, der alles Schicksal lenkt, bestätigen und seinen Herrschaftsbereich umschreiben sollten.

Ähnlich wie die christlichen Maler in großer Zahl Heiligenbilder schufen, haben die griechischen immer wieder Heroengestalten gemalt und dabei oft auch mehrere Heroen ohne Handlung in einem Bild vereinigt. Von Parrhasios wird beispielsweise ein Bild mit Meleager, Herakles und Perseus erwähnt, ein zweites stellte Äneas mit den Dioskuren und anderen Heroen dar (Plinius 35,69.71). Den christlichen Heiligen vergleichbar galt der Heros in der Antike als Vermittler zwischen Mensch und Gott, so daß man sein Bild in jedes beliebige Heiligtum weihen konnte. Aber im besonderen erfüllten solche Bilder ihren religiösen Zweck in den Heroenheiligtümern selbst. Pausanias erwähnt im alten Dioskuren-Heiligtum von Athen Bilder von Kastor und Polydeukes: „Sie selbst erscheinen hier stehend, und ihre Söhne auf Pferden sitzend.“ Außerdem bezogen sich hier auf die Kultinhaber zwei Sagenbilder, nämlich eine „Hochzeit der Leukippiden“ und eine Darstellung der Argonauten (Pausanias I 18,1). Ebenso ließe sich als Beispiel das Theseion von Athen anführen, dessen Wandgemälde verschiedene Abenteuer des Theseus erzählten (Pausanias I 17,2).[253]

*Persönliche Stiftungsanlässe*

Das frühe Holztäfelchen von Pitsà, eine Weihung an die Nymphen, zeigt eine kleine Opferprozession (Abb. 40), und der etwa zweihundert Jahre später von einer Niinnion nach Eleusis geweihte Tonpinax führt einen nächtlichen Umzug der Mysten im Beisein der eleusinischen Götter vor Augen (Abb. 70). Auch für die verlorene Tafelmalerei sind Darstellungen von Opfern, Prozessionen, Festchören und Tänzen belegt, die von den frommen Riten Zeugnis ablegen und ihnen im Bild Dauer verleihen sollten.[254] Ein persönlicher Anlaß der Weihung ist ihnen ebenso wenig zu entnehmen wie den vorgefertigten Tonreliefs oder flüchtig gemalten Tonpinakes mit Götterbildern, die manche Heiligtümer als Zeugen bescheidener Frömmigkeit in großer Zahl schmückten. Allgemeiner Anlaß solcher Weihungen war der Wunsch, der Gott möge dem Stifter gewogen bleiben und ihm Schutz gewähren. Oft wurde dies durch eine Inschrift bekräftigt. Mit einem solchen Wunsch mag auch ein Seefahrer der Frühzeit in das Athena-Heiligtum von Sunion ein Tontäfelchen mit einer Schiffsdarstellung geweiht oder es als Dank nach erfolgreicher Heimkehr gestiftet haben (Abb. 69). Nicht weniger häufig war man um Gesundheit und Gedeihen, vor allem der Kinder, besorgt. In einem späten Epigramm wird ein Votivgemälde an Dionysos erwähnt, auf dem eine Mutter den Gott für ihren kleinen Sohn um Wachstum bittet; das Bild stellte neben der Inschrift dieses Kind dar.[255]

Auch den zehnten Teil eines Gewinns bzw. ein Kunstwerk von entsprechendem Wert pflegte man der Gottheit als ihr gebührenden Anteil zu stiften. Über eine Gemäldeweihung dieser Art aus dem späten 6. Jahrhundert v. Chr. berichtet Herodot. Der Ingenieur und Brückenbauer Mandrokles von Samos stiftete der Hera von Samos ein Gemälde, nachdem er für den Perserkönig eine Militärbrücke über den Bosporus angelegt hatte und dadurch zu Ehren und Verdienst gekommen war. Das Bild stellte König Dareios und den Zug des persischen Heeres über diese Brücke dar und war mit der Inschrift versehen:

> *Über die fischreichen Fluten des Bosporus schlug eine Brücke*
> *Mandrokles, und gab Hera dieses Gemälde zum Dank.*
> *Sich errang er den Kranz und Ruhm seiner Vaterstadt Samos,*
> *weil er getreulich erfüllt König Dareios' Begehr.*

Nicht nur der übliche Dank spricht aus der Weihinschrift, sondern auch der Stolz des Stifters auf Leistung und Ruhm, wovon er der Öffentlichkeit zugleich Kunde gibt.[256]

Des öfteren sind in den literarischen Quellen Priesterbildnisse bezeugt, bei denen es sich in der Regel um Eigenweihungen gehandelt haben dürfte.[257] Von einem außergewöhnlichen Fall berichtet Plutarch: Habron, der Sohn des Lykurgos, weihte im späteren 4. Jahrhundert v. Chr. dem Poseidon im

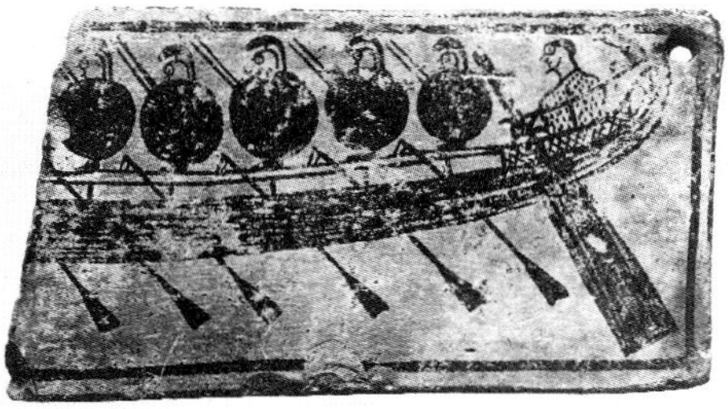

*69 Kriegsschiff. Attischer Votivpinax aus Sunion, um 700 v. Chr. (Athen)*

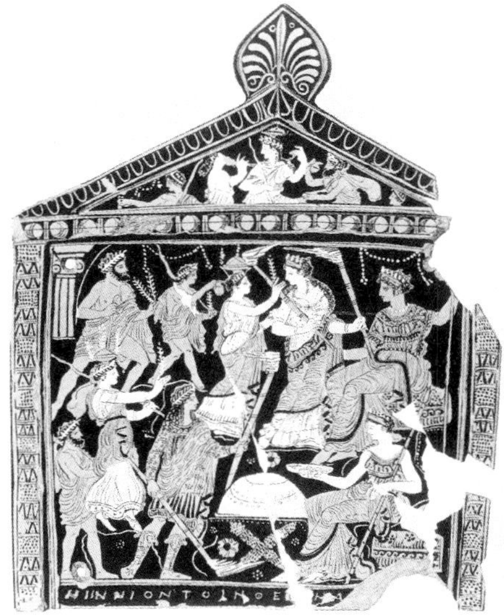

*70 Eleusinischer Festzug. Attisch-rotfiguriges Votivgemälde aus Eleusis, 4. Jh. v. Chr. (Athen)*

Erechtheion auf der Akropolis ein Gemälde, das alle Poseidonpriester aus der Familie des Lykurg und auch Habron selber zeigte, wie er den Dreizack seinem Bruder übergibt. „Habron hat es geweiht", kommentiert Plutarch, „der eigentlich hätte Priester werden sollen, das Amt aber an seinen Bruder Lykophron abgegeben hatte." Priesterämter waren innerhalb der führenden Familien erblich, darum wollte Habron die selbst veranlaßte Änderung in der Abfolge und sein ursprüngliches Recht auf das Amt wenigstens im Bild für die Mit- und Nachwelt festgehalten wissen.

Viele Gemäldeweihungen gedachten auch eines agonalen Sieges des Stifters (Abb. 71). Die von Eupompos, Alkimachos, Protogenes und anderen gemalten Athletenbilder sind wohl ehemals solche Weihungen nach gymnischen Agonen gewesen (Plinius 35,75.106.139). Eine außergewöhnliche und recht selbstbewußte Form wählte Alkibiades für eines seiner Siegesbilder nach den Wagenrennen von Nemea: Er ließ sich auf dem Schoß der Nemea, von ihr umarmt, darstellen, wie Plutarch berichtet (Alkibiades 16). Das Publikum bewunderte einerseits das Bild, doch nahmen die älteren Leute auch Anstoß daran. Es ist wohl dasselbe Bild gemeint, wenn Pausanias in der Pinakothek der Akropolis von Athen einen „Alkibiades" mit „Hinweisen auf seinen Wagensieg in Nemea" erwähnt (I 22,7). Aus einem griechischen Heiligtum stammte gewiß auch das Gemälde des Nikias, das Augustus später in der Curie anbringen ließ, nämlich eine Verherrlichung der nemeischen Spiele in Gestalt der personifizierten „Nemea" mit einem Kampfrichter und kleiner Votivtafel darüber (Plinius 35,27 f.).[258]

Andere Weihgemälde bezogen sich auf musische Agone, auf Siege im Dithyrambos, in Komödie, Tragödie, Chor- und Einzelgesang. Die Stifter waren Dichter, Choregen, Schauspieler, Rhapsoden und Instrumentalisten. Sofern die Wettspiele, wie in der Mehrzahl der Fälle, zu Ehren des Dionysos veranstaltet wurden, galt diesem auch die Weihung. Die in Kopien zahlreich bezeugten kleinen Bilder mit Theaterszenen, Theaterrequisiten, mit Dichtern und Schauspielern gehörten dieser Gruppe an (Abb. 72).[259] Sie läßt sich durch einige literarisch erwähnte Gemälde erweitern. Parrhasios soll ein Bildnis des Komödiendichters Philiskos geschaffen und Apelles den Tragödienspieler Gorgosthenes porträtiert haben (Plinius 35,70.93). Welcher mit dem Theater verbundene Stifter das Dionysosbild des Aëtion in Auftrag gab,

*71 Siegreicher Athlet mit Votivpinax. Attisch-rotfigurige Amphora, um 470 v. Chr. (München)*

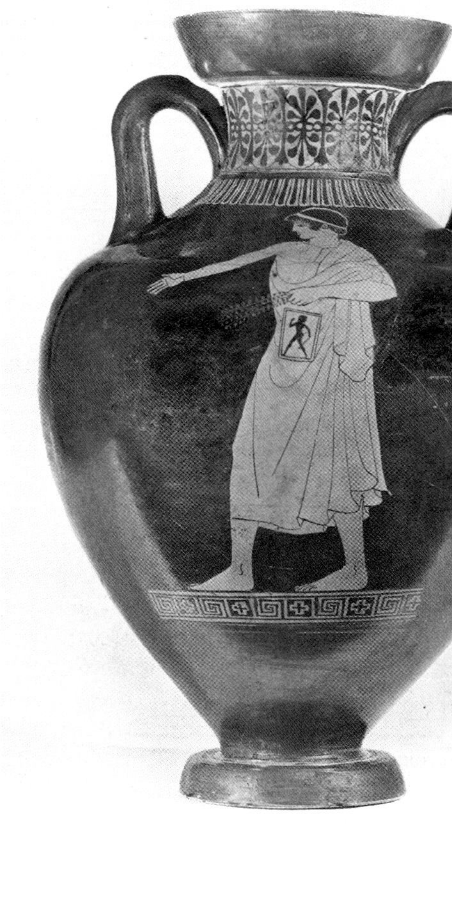

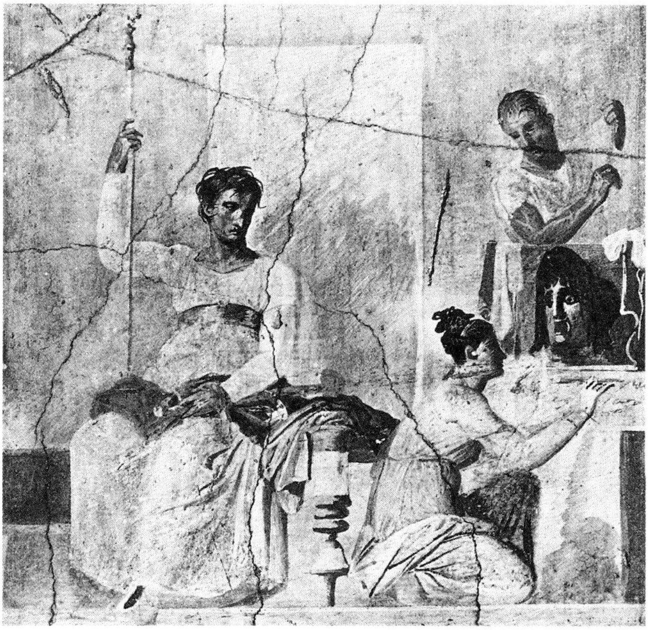

72 *Schauspieler und tragische Maske. Römisches Stuckgemälde nach einem frühhellenistischen Votivpinax, aus Herkulanum (Neapel)*

das wahrscheinlich den Gott zwischen den Personifikationen von Tragödie und Komödie zeigte (Plinius 35,78), ist leider ebensowenig bekannt wie die Umstände, die zur Porträtierung des Philiskos führten; von Gorgosthenes dagegen wird überliefert, daß er sowohl im Jahre 300 wie nochmals 280 v. Chr. als Sieger aus dionysischen Spielen hervorging.[260] Das Werk des Apelles dürfte sich aus chronologischen Gründen eher auf den ersten Sieg bezogen haben.

*Bühnenmalerei*

In der Nähe des Dionysos-Tempels unterhalb der Akropolis von Athen lag, zum Heiligtum gehörend, das Theater, in dem alljährlich im Frühjahr das Fest der großen Dionysien mit Chorgesängen und Dramenvorführungen begangen wurde. Im 5. Jahrhundert v. Chr., als in Athen die Werke der großen Tragödiendichter Aischylos, Sophokles und Euripides entstanden, beginnt für uns die Geschichte des griechischen Theaters deutlichere Konturen anzunehmen. Die Aufführungen waren ein wesentlicher Teil des dionysischen Festes, das sich über mehrere Tage hinzog. Am ersten Tag wurden Dithyramben gesungen, der zweite war der Darbietung von fünf Komödien gewidmet und den

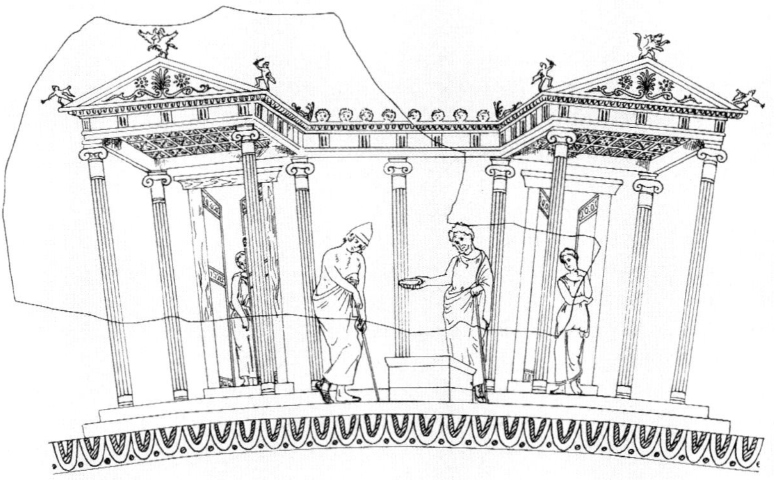

*73 Theaterszene mit Bühnenarchitektur. Apulisches Gefäßfragment, 4. Jh. v. Chr. (Würzburg. Rekonstruktion E. Simon – B. Otto)*

Abschluß bildeten drei Tage mit Tragödienaufführungen. Eine Tetralogie, die jeweils einen Tag dauerte, bestand aus drei Tragödien und einem Satyrspiel. Ähnlich den sportlichen Spielen, die zu Ehren einer Gottheit ausgetragen wurden, hatten auch diese dionysischen Spiele agonalen Charakter, für die besten Leistungen wurden Preise verliehen. Die alten kultischen Wurzeln des Spiels traten über der Freude am Wettstreit und einer elementaren Schaulust allmählich in den Hintergrund, äußerlich aber ist das griechische Theater seinem religiösen Rahmen stets verhaftet geblieben.

Gesungen und getanzt wurde in der Orchestra, einem runden Platz, der auch später das Zentrum des Theaters blieb. Mit der Ausweitung des dramatischen Teils der Aufführungen brauchten die Schauspieler aber einen Bühnenhintergrund, der zunächst aus einem einfachen Holzbau, der Skene, bestanden haben muß. Im 4. Jahrhundert ging man dazu über, die ganze Theateranlage in Stein zu errichten, auch das Bühnengebäude mit seinen Seitenflügeln, den sogenannten Paraskenien. Diese ebenerdige Paraskenienbühne hat man im frühen Hellenismus aus spieltechnischen Gründen durch die höher gelegene Proskeniumsbühne ersetzt (Abb. 74).[261] Auf solche hellenistische Theaterbauten beziehen sich Vitruvs Bemerkungen zur Bühnenmalerei, zur Skenographie (V 6,9). Die Bühnenrückwand besaß damals drei Türen für die Auftritte, zwischen denen Platz für drehbare Kulissenbilder, sogenannte Periakten, gelassen war. „Es gibt aber drei Arten von Dekorationen" fährt Vitruv fort, „die eine nennt man die tragische, die zweite die komische, die dritte die satyrische". Durch erstere, bestehend aus Säulen, Giebeln, Statuen, sei der Königspalast gekennzeichnet, in der Komödie habe man dagegen als Bühnenhintergrund Fassaden einfacher Bürgerhäuser mit Erkern und Fenstern verwendet, und im Satyrspiel Dekorationen mit „Bäumen, Grotten, Bergen ... nach Art eines gemalten Landschaftsbildes". Elemente der hier beschriebenen späthellenistischen Skenographien sind auf römischen Wänden des 2. pompejanischen Stils auszumachen.[262]

Weniger leicht läßt sich eine Vorstellung von den Anfängen der Bühnenmalerei, ihrem Aussehen im 5. und 4. Jahrhundert v. Chr. gewinnen. Daß sie vor der Mitte des 5. Jahrhunderts einsetzte, ist durch Aristoteles bezeugt, der Sophokles als ersten, sich einer „Skenographie" bedienenden Dichter bezeichnet (Poet. 4, 1449a 18), wie auch durch Vitruv (VII praef. 11), der Agatharchos als ersten Bühnenmaler erwähnt.[263] Dieser soll für Aischylos gearbeitet und eine Schrift über Skenographie verfaßt haben, die Vitruv unter anderen benutzt zu haben angibt. Auch geht aus diesem Passus hervor, daß es schon im 5. Jahrhundert darum ging, architektonische Ordnungen perspektivisch vorzutäuschen. Sicher arbeitete Agatharch noch mit sehr einfachen Mitteln der optischen Täuschung, etwa dem Abschattieren von Pfeilern und Säulen oder mit Schräglinien, die aber nicht sehr tief in den Raum geführt haben dürften. Für Tragödien, die nicht „vor dem Palast" spielten, wie auch für Satyrspiele ist mit freien Andeutungen von Felsen, Bäumen oder einer Höhle zu rechnen. Nach Aussage perspektivischer Architekturdarstellungen auf Vasen machte die Skenographie im 4. Jahrhundert bereits beträchtliche Fortschritte (Abb. 73).[264] Da offenbar die optischen Voraussetzungen im

*74 Das Theater von Priene mit späthellenistischer Proskeniumsbühne (Rekonstruktion A. v. Gerkan)*

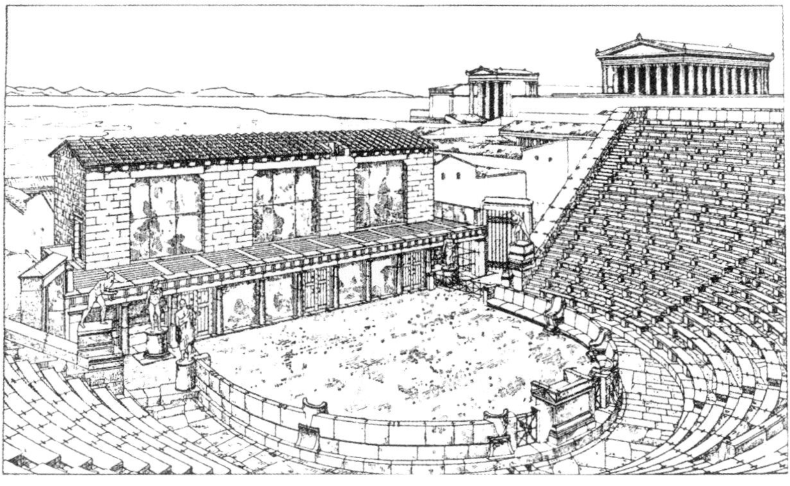

Theater eine Beobachtung der Zentralperspektive begünstigten, könnte jede Art späterer Architekturmalerei in der Skenographie ihre Wurzeln gehabt haben. Den Grad der Spezialisierung kennzeichnet Plinius (35,113), wenn er bemerkt, daß der Maler Serapion (um 100 v. Chr.) als Theatermaler vorzüglich gearbeitet habe, aber keine Menschen darstellen konnte. Daß die Skenographie es in der mimetischen Täuschung der Betrachter weit zu bringen vermochte, verrät eine andere Notiz (35,23): die Bühne der von Cl. Pulcher veranstalteten Festspiele bliebe unvergessen, weil damals die „Raben an die täuschend ähnlich gemalten Dachziegel heranflogen". In der frühen Kaiserzeit rühmte man die Bühnenmalerei eines Apaturios von Alabanda, der im kleinen Theater von Tralles Figuren statt Säulen, gebälktragende Kentauren, Löwenkopfwasserspeier und anderes nachahmte, zum Mißfallen des Vitruv, der sie als Geschmacksverirrung empfindet (VII 5).

Die griechische Skenographie hat mit der heutigen Kulissenmalerei wenig zu tun. Da sich die Bühne unter freiem Himmel befand, haben die Dekorationen nie die Aufgabe gehabt, eine Raumillusion zu erzeugen. Sie blieben, auch mit den üppigen Effekten der Spätzeit, lediglich Fassade und erklärende Zutat.

## 3. *Politische Bildinhalte*

Manche Anzeichen sprechen dafür, daß man im 6. Jahrhundert v. Chr. begann, bestimmten Sagenbildern als mythischen Exempla einen politisch-aktuellen Sinn zu unterlegen. Vor allem ließen sich die Taten und Schicksale einzelner National- und Lokalheroen für politische Aussagen nutzen. Einerseits hat dies heute gewiß zu überzogenen Deutungen geführt, andererseits bieten sich aber historische Erklärungen, wie gezeigt wurde, für verschiedene, in der öffentlichen Bildersprache verwendete Paradigmen der Heroensage tatsächlich an.[265] Im folgenden soll davon nicht mehr die Rede sein, vielmehr geht es um Bilder, die historische Ereignisse, politische Situationen und Machtverhältnisse ganz unmittelbar betreffen. Die Auftraggeber der Gemälde waren Inhaber öffentlicher Ämter, Dynasten oder auch Gemeinden, über deren Beschlüsse ein Rat oder eine Volksversammlung zu entscheiden hatte. In vielen Bildern ehrte man die Leistungen und öffentlichen Verdienste einzelner Personen; doch konnte man in ihnen auch Macht und Geltung schlechthin dokumentieren und nicht zuletzt großen militärischen Siegen ein Denkmal setzen.

Der traditionelle Ort der Aufstellung solcher Gemälde war, wie im Fall der bereits erwähnten Heroendarstellungen, das Heiligtum. Hier stiftete man im Rahmen der religiösen Konvention, ohne deshalb auf eine politische Aussage verzichten zu müssen. Erst mit der Ausbreitung der Demokratie in Griechenland seit der Zeit der Perserkriege und dem damit verbundenen politischen

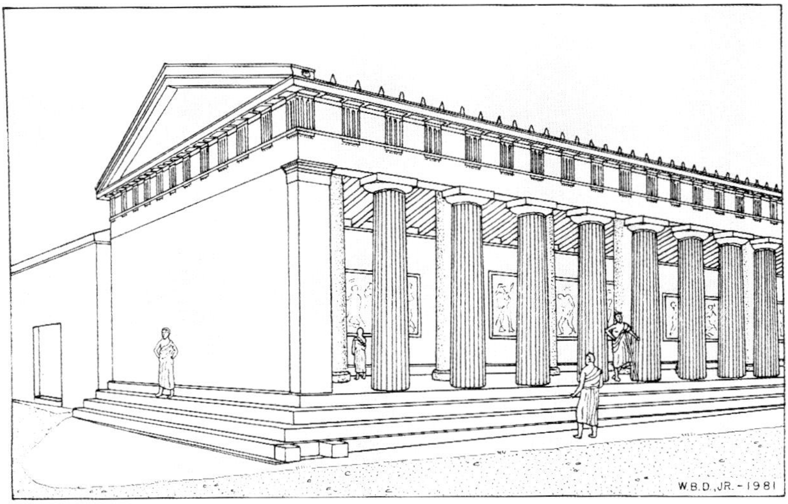


75 *Die Stoa Poikile an der Agora von Athen, 5. Jh. v. Chr. (Rekonstruktion J. M. Camp)*

Selbstverständnis der Stadtstaaten wuchs auch der Wunsch, den Bildern ihren eigenen angemessenen Platz zu geben, nämlich sie außerhalb der Heiligtümer in der Stadt zur Wirkung zu bringen, vor allem auf der Agora, wo sich ein wesentlicher Teil des öffentlichen Lebens abspielte. Das hieß freilich nicht, daß das Heiligtum nun seine Bedeutung als Schauplatz politischer Bildaussagen verloren hätte, wie umgekehrt auch die neuen Stätten politischer Identität kultischen Charakter besitzen konnten. Als Kimon im Jahre 475 v. Chr. die Gebeine des Theseus von der Insel Skyros nach Athen überführen und im Theseion, der Kultstätte des mythischen Königs Athens, beisetzen ließ, beging er damit einen nationalpolitischen Akt und bekräftigte ihn durch die Wandbilder des Mikon. Sein Schwager Peisianax stiftete die an der Nordseite der Agora gelegene Halle, die zu Kimons Zeiten noch „Halle des Peisianax", später aber *poikile,* die bunte, genannt wurde, weil sie mit einem eindrucksvollen Bilderzyklus ausgemalt war (Abb. 75). Pausanias, der die Bilder dort noch vorfand, nennt außer den mythischen Themen „Iliupersis" und „Amazonomachie" auch zwei historische Darstellungen, nämlich die Schlachten von Marathon und Oinoë (I 15,1), deren schicksalhafte Bedeutung erst durch die Gegenüberstellung mit den mythischen Exempla erst recht zum Ausdruck kam. In der Nähe der Stoa Poikile entstand eine Generation später an der Westseite der Agora die von Euphranor um 360 v. Chr. ausgemalte Halle des Zeus Eleutherios. Neben einer ausgedehnten Götterversammlung konnte der Besucher hier eine „Reiterschlacht von Mantinea" und ein Bild des Theseus mit „Demos" und „Demokratia" bewundern (Pausanias I 3,2–3).

Solche Hallen waren für die Präsentation großer Gemälde besonders geeignet,[266] doch auch andere öffentliche Gebäude blieben nicht ohne Gemäldeschmuck. Für das Bouleuterion von Athen soll Protogenes die Bildnisse der attischen Thesmotheten geschaffen haben und im Pompeion befanden sich weitere Porträts berühmter Persönlichkeiten. Im Gymnasion, der Erziehungs- und Sportstätte der Jugend, konnten insbesondere „ideologische" Leitbilder ihre Wirkung tun; kaiserzeitlich ist allerdings wohl erst eine Kopie der erwähnten „Reiterschlacht von Mantinea", die Pausanias (VIII 9,8) im Gymnasion von Mantinea sah.[267]

*Schlachtengemälde*

Kriegsschauplätze bieten heute kein Thema mehr für eine sie glorifizierende Malerei, die noch bis ins 19. Jahrhundert in der Bildersprache ihren festen Platz hatte, nämlich so lange sich der einzelne durch Tapferkeit bewähren konnte und die Bilder bestimmte Kampfsituationen dokumentieren sollten, so lange aber auch Darstellungen von erfolgreichen Kriegen und Eroberungszügen zum repräsentativen Bilderrepertoire von Dynasten und Nationen gehörten. Schon die Kunst der vorgriechischen Hochkulturen in Ägypten und Mesopotamien, die sich durch starre Machtstrukturen auszeichneten, bietet zahlreiche Beispiele dieser Thematik, während Schlachtendarstellungen in der kretisch-mykenischen Malerei auffallend selten bleiben.

In Griechenland wurde anfangs lediglich eine überpersönliche Idealvorstellung von Helden- und Kriegertum zum Ausdruck gebracht, und zwar in anonymen Kampfszenen oder einfachen Bildern mit gerüsteten Kriegern. Was in der archaischen Vasenmalerei an Kampfdarstellungen erhalten ist, scheint sich nicht auf bestimmte historische Schlachten zu beziehen. Aber auch in der Überlieferung zur Tafelmalerei steht das von Plinius (35,55) erwähnte historische Gemälde des Bularchos, das vom Lyderkönig Kandaules hoch bezahlt worden sein soll, als archaisches Werk bisher vereinzelt da. Es stellte den Untergang Magnesias dar, und sein Aufbau wird gleichzeitigen assyrischen Belagerungs- und Kriegsszenen geglichen haben.[268] Erst die Ereignisse der Perserkriege scheinen der griechischen „Historienmalerei" eigene Impulse gegeben zu haben, zumindest wurden erst diese Kämpfe als so einschneidend empfunden, daß sich auch die Kunde von betreffenden Gemälden gehalten hat. Der Hergang der Schlacht von Marathon, in der die Athener und ihre Bundesgenossen im Jahre 490 v. Chr. die Invasion der Perser erfolgreich abgewehrt hatten, ist in einem ausführlichen Bericht des Herodot überliefert (VI 102ff.). Seiner Schilderung entspricht im wesentlichen die Anordnung der Figuren im Gemälde der Stoa Poikile, von dem vor allem Pausanias noch eine Vorstellung vermittelt (I 15,1). Man hat sich die Bilder an der Rückwand der Halle über einer Sockelzone angebracht zu denken, so daß der Betrachter das unterste Register der Komposition unmittelbar vor Augen hatte. In der Marathonschlacht zeigte diese Zone links vorstürmende Athener, in der Mitte die verfolgten Perser, von denen viele in den Sümpfen umkommen, und rechts denkwürdige Einzeltaten und die Schiffe der Perser. Etwas höher dürften Miltiades und Kallimachos als Heerführer herausgehoben gewesen sein, auch die von links kommende Truppe der verbündeten Plataier war hier zu sehen, während in der oberen Zone links der Ortsheros Marathon, dann Athena und die hilfreichen Heroen Theseus und Herakles, weiter rechts Einzelkämpfe zwischen Griechen und Persern das Bild füllten.[269] Die Athener werden aufmerksam und mit patriotischem Stolz diese bildliche Festschreibung des großen Ereignisses immer wieder betrachtet haben in einem Gebäude, in dem sie zu politischem Diskurs, zu Unterricht und Rechtsprechung zusammenkamen. Später waren hier die im peloponnesischen Krieg von den Spartanern erbeuteten Waffentrophäen aufgehängt.[270] Es lassen sich Schlachten denken, die mehr Aufsehen erregten als die ebenfalls in der Bunten Halle dargestellte Schlacht von Oinoë aus nachkimonischer Zeit, aber diese konnte die Überlegenheit Athens gegenüber Sparta damals bezeugen, als sich das Verhältnis zu Sparta langsam verschlechterte.

Erst recht gaben die innergriechischen Kriege des 4. Jahrhunderts der Schlachtenmalerei viele Anstöße und entsprechend zahlreich sind einschlägige Zeugnisse, obgleich wiederum die Auswahl zufällig bleibt. Die „Reiterschlacht" des Euphranor stellte nach Pausanias die Schlacht von Mantinea dar, in der 362 v. Chr. die Thebaner in ihre Schranken verwiesen wurden. Nach Plutarch handelte es sich bei dem Bild allerdings nur um ein Vorgefecht dieser Schlacht, in dem die attische Kavallerie einen ersten Angriff der Thebaner erfolgreich abgewehrt hatte.[271] Während hier mit Sicherheit eine Reiterschlacht dargestellt war, enthält die Erwähnung einer „Schlacht bei Phlious und des Sieges der Athener", von Pamphilos gemalt (Plinius 35,76), keine näheren Hinweise, nicht einmal das historische Ereignis selbst ist genau zu ermitteln. Eine weitere Schlachtdarstellung, die Androkydes von Kyzikos im Auftrag der Stadt Theben etwa zur gleichen Zeit malte, machte später nur dadurch von sich reden, daß sie wegen politischer Umstürze ihrem ursprünglichen Zweck nicht mehr zugeführt werden konnte und auf eine andere Schlacht bezogen werden sollte. Ein Gegner des Epameinondas, des Siegers von Leuktra, stellte den Antrag, dessen Figur ausdrücklich mit dem Namen eines anderen Feldherrn zu versehen. Daß dem nicht stattgegeben wurde mit der Begründung, „bei den Thebanern sei es nicht Brauch, einzelne Männer zu ehren, sondern der Vaterstadt insgesamt den Ruhm des Sieges zu bewahren", ist von zusätzlichem Interesse (Plutarch, Pelopidas 25). Die „Perserschlacht" des Aristeides, deren Figuren Mnason von Elateia einzeln bezahlte (Plinius 35,99), muß mit ihren hundert Kriegern ein gewaltiges Werk gewesen sein, vermutlich ein Wandgemälde, das, vergleichbar den Werken des Euphranor in der Halle des Zeus Eleutherios, mit den ebenfalls von Mnason in Auftrag gegebenen „Zwölf Göttern" und einer „Heroenversammlung" das ikonogra-

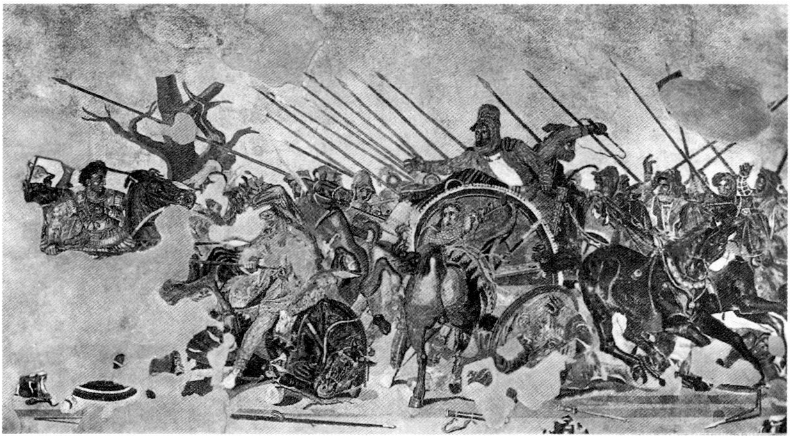

*76 Alexanderschlacht. Mosaikkopie eines griechischen Gemäldes des späten 4. Jhs. v. Chr., aus Pompeji (Neapel)*

phische Programm einer Wandelhalle gebildet haben könnte. Welche historische Perserschlacht gemeint war, ist unbekannt.[272]

Alle erwähnten Schlachtenbilder dürften eine beträchtliche Größe besessen haben. Einzelfiguren und Kampfgruppen waren vermutlich gleichmäßig und, nach wie vor, in mehreren Registern übereinander im Bild verteilt. Demgegenüber hat der Maler der Alexanderschlacht (Abb. 76; Taf. V) das Kampfgeschehen zu einer dramatisch geschürzten Massenszene verdichtet, die in der Konfrontation der beiden Heerführer, Alexander und Dareios, kulminiert. Alexander stößt zu Pferd von links in die Nähe des Großkönigs vor, dem sich die Vasallen opfern und dessen Wagen sich bereits zur Flucht wendet. Diese Situation entspricht dem von Augenzeugen berichteten Hergang der Schlacht von Gaugamela, die als letzte von Alexanders Perserschlachten den entscheidenden Sieg brachte und wohl in dem Gemälde wiedergegeben ist. Somit verherrlichte es den Sieg Alexanders über den nationalen Erzfeind Griechenlands. Sowohl das makedonische Herrscherhaus wie auch andere Diadochen sind im späteren 4. Jahrhundert als Auftraggeber eines solchen Bildes denkbar.[273]

Leider bietet das Alexandermosaik heute den einzigen bildlichen Beleg für die einst so bedeutende griechische Schlachtenmalerei. Sie gehörte wie die Darstellung von Göttern und Heroen zu den erhabenen Aufgaben der Malerei, bildete aber darüber hinaus seit der Spätklassik auch ein eigenes *genus,* in welchem es zumal die attischen Maler zu großem Ruhm brachten. Dem Maler Nikias von Athen wurde der Ausspruch zugeschrieben, die Malerei solle sich würdiger Themen annehmen und keine nichtigen Dinge wie Vögel oder Blumen, sondern Reiter- und Seeschlachten malen.[274] In den Reiterbildern

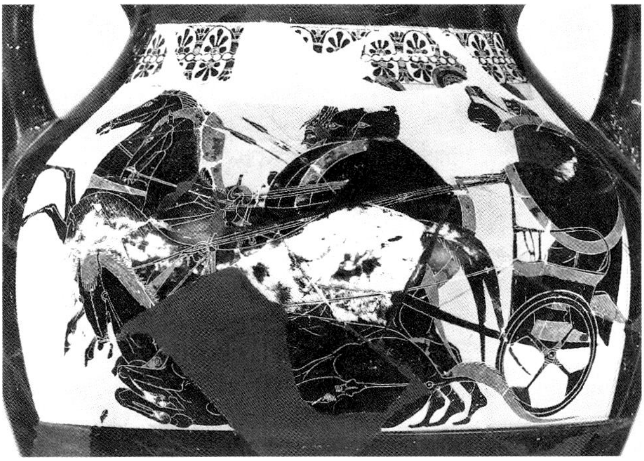

*77 Viergespann mit gestürztem Pferd. Attisch-schwarzfigurige Amphora, Werkstatt des Exekias, um 540 v. Chr. (Zürich)*

könnten viele Haltungen von Pferden, „laufende, sich bäumende und einknikkende" gezeigt werden, wie auch Krieger, die von Pferden stürzen. Wer die Ikonographie griechischer Vasen studiert, wird rasch verstehen, daß es hier um ein altes Anliegen der Malerei ging: Pferde und Reiter stehen der menschlichen Figur in den Bildern an Häufigkeit kaum nach, und schon im 6. Jahrhundert erschien den Malern ein stürzendes Pferd als reizvolles, weil schwieriges Motiv (Abb. 77).[275]

Auch in hellenistischer Zeit muß die Schlachtendarstellung im Repertoire der Maler noch einen breiten Raum eingenommen haben, obgleich sich nur noch von wenigen Beispielen, etwa einer Seeschlacht des Nealkes, zufällige Kunde erhalten hat.[276] Im Jahre 264 v. Chr. soll der römische Feldherr V. Maximus Messala „als erster ein Gemälde der Schlacht, in der er die Karthager und Hieron von Syrakus besiegt hatte", in der Curie öffentlich aufgestellt haben (Plinius 35,22), in einer Zeit also, in der in Griechenland solche bildlichen Siegesbeweise längst üblich waren. Rund hundert Jahre später, im Jahr des Sieges von Pydna (168 v. Chr.), nahm der Feldherr L. Aemilius Paullus den Philosophen Metrodoros nicht nur zur Erziehung seiner Kinder mit nach Rom, sondern er ließ ihn auch, da Metrodoros zugleich Maler war, für seinen Triumph die Bilder anfertigen (Plinius 35,135). Die römische Triumphmalerei, die über Kämpfe und andere Begebenheiten eines Feldzuges berichtete, hatte nicht nur große Menschenmassen im Bild zu gruppieren, sondern auch geographische und topographische Verhältnisse anzudeuten. Sie wurzelte einerseits in der älteren griechischen Schlachtenmalerei, andererseits dürfte aber auch die hellenistische „Kartographie" zu ihrer Darstellungsweise beigetragen haben.[277] Eine ganz persönliche

Propaganda betrieb der Offizier L. Hostilius Mancinus mit einem solchen Bild. Im dritten punischen Krieg war er als erster in Karthago eingedrungen, ohne allerdings den Sieg erringen zu können. Dessen ungeachtet ließ er „den Stadtplan und die Angriffe als Gemälde auf dem Forum“ ausstellen und erzählte „dem gaffenden Volke alle Einzelheiten, selbst vor ihm stehend, eine Leutseligkeit, durch die er bei den nächsten Wahlen die Würde eines Konsuls erlangte“ (Plinius 35,23).

### *Herrscherbildnisse*

Die Malerei dürfte schon seit dem frühen 5. Jahrhundert v. Chr. über freiere Darstellungsmittel als die Plastik verfügt haben, wo es ihr um die „Ähnlichkeit“ von Individualbildnissen ging und sicher gab es spätestens seit dem 4. Jahrhundert eine Porträtmalerei, die vor allem private Wünsche zu befriedigen wußte. In hellenistischer Zeit muß es gemalte Bildnisse schließlich in großer Zahl gegeben haben, wie das Tempelinventar von Delos erkennen läßt. Künstlerisch dürften solche Pinakes die Vorläufer der kaiserzeitlichen Mumienbildnisse gewesen sein, die uns als einzige qualitätvolle Zeugen antiker Porträtmalerei heute noch vorliegen (Abb. 41). In der offiziellen Kunst, etwa den öffentlich aufgestellten Bildnisstatuen oder den Darstellungen von Schlachten, setzte sich dagegen in der Klassik ein getreues Abbilden individueller Gesichtszüge nur langsam durch, denn traditionelle Zwänge einer überindividuellen Typisierung wirkten sich hemmend aus.[278]

Dies gilt auch ganz besonders für die Herrscherbildnisse, die, wie in der Plastik auch, in der Malerei zunächst noch bewußt idealisiert worden sein dürften. Ferner gab es, von den Münzbildnissen abgesehen, noch keine Büsten- oder Halbkörperporträts, die den Kopf bzw. das Gesicht zur eigentlichen Bildnisaussage hätten machen können. Der Porträtierte wurde vielmehr stets in ganzer Gestalt gezeigt. Vom berühmten „Alexander mit dem Blitz“ des Apelles, in dem Alexander als Zeus aufgefaßt war, vermittelt vielleicht ein pompejanisches Wandbild noch eine Anschauung (Abb. 78).[279] Der mit dem Gott Pan zusammen dargestellte Alexander auf dem Bild des Protogenes hingegen zeigte den Prinzen wahrscheinlich als musischen Schüler des Gottes (Plinius 35,106). Von einem Werk des Antiphilos wird ausdrücklich bemerkt, daß es „Alexander als Knabe“ darstellte (Plinius 35,114). „Zu Pferd“ malte Apelles sowohl Alexander wie auch einen von dessen Nachfolgern, nämlich Antigonos den Einäugigen. Unter seinen zahlreichen Herrscherbildnissen wird ferner ein „Antigonos im Harnisch, ein Pferd führend“ erwähnt (Plinius 35,93.96).

Wie Pferd und Harnisch Attribute kriegerischer *aretē* waren, so konnte auch eine ganze Erzählung attributiven Charakter annehmen, etwa in den Darstellungen, die den Herrscher auf der Jagd zeigten (Plinius 35,138). Die Löwenjagd insbesondere war eine beliebte Form der bildlichen Inszenierung des Fürsten. In hellenistischer Zeit legten manche Diadochen nach orientalischem Vorbild große Tierparks an, sogenannte Paradeisoi, die vor allem dem Jagdvergnügen dienten, wobei das Töten gefährlicher Raubtiere zu den Privilegien des Herrschers zählte. Ähnliche Verhältnisse spiegelt vielleicht schon der Jagdfries des Philippsgrabes von Vergina (Abb. 37–38). Die Hauptfigur, Philipp, ist rechts zu sehen, zu Pferde und den Löwen tötend, während man in dem knabenhaften, in der Mitte des Bildes vorsprengenden Reiter Alexander erkannte, der wohl als Auftraggeber des Gemäldes und Nachfolger Philipps diesen bevorzugten Platz beanspruchte. Die zentrale Plazierung dieser Knabenfigur reicht jedenfalls nicht als Beweis aus, einen jüngeren Grabinhaber anstelle von Philipp anzunehmen.[280]

Auch die Tapferkeit des Herrschers bzw. des tüchtigen Feldherrn konnte in erzählender Form bezeugt werden; ein hervorragendes Beispiel liegt im Alexandermosaik vor (Abb. 76). Auffallend ist, daß Alexander unbehelmt dargestellt ist; dadurch wird der Eindruck seiner heldischen Verwegenheit noch gesteigert, außerdem aber konnte sein Kopf mit den großen Augen und dem für ihn typischen aufgebauschten Stirnhaar auf diese Weise kenntlich gemacht werden. Schon in älteren Schlachtengemälden hat man die Feldherrn durch Plazierung, Größe und Kleidung, vielleicht vereinzelt auch durch physiognomische Merkmale hervorgehoben. Wenn aber Plutarch unter den berühmten Werken attischer Maler neben den „Schlachten" ausdrücklich auch „Siegreiche Feldherrn" aufführt, so muß es wohl eine spezielle Gattung der Porträtmalerei gegeben haben, die den damals an Zahl zunehmenden Ehrenstatuen siegreicher Strategen an die Seite zu stellen wäre.[281]

Vereinzelt sind ganze Ansammlungen von offiziellen Bildnissen bezeugt, die in ermüdender Vielzahl, ähnlich den heutigen Porträtgalerien in Kirchen und Residenzen, wohl Geschichtsbewußtsein wecken sollten. Drei zufällig vorliegende Nachrichten lassen auf solche Anhäufungen schließen. Im rückwärtigen Teil des Tempels von Messene sah Pausanias die Gemälde der mythischen Könige des Landes, die er namentlich aufzählt (IV 31,11). Im Athena-Tempel von Syrakus befanden sich nach Cicero (Verres 4,122 ff.) unter den Gemälden, die Verres später raubte, auch die Bildnisse sämtlicher Könige und Tyrannen von Sizilien; und vielleicht präsentierten sich auch die zahlreichen Tyrannenbildnisse, die Arat nach der Befreiung von Sikyon vernichten ließ, als eine Art Porträtgalerie.

Im übrigen liefert diese von Plutarch (Arat 13) erzählte Geschichte bereits ein frühes Beispiel der *damnatio memoriae,* der öffentlichen Austilgung jeglicher Erinnerung an verfemte Personen, wie sie für die römische Zeit recht häufig belegt ist.[282] Arat ließ lediglich ein hochgeschätztes Meisterwerk, den „Aristrat" des Melanthios, nicht vollständig vernichten, befahl aber die Figur des Tyrannen zu übermalen, so daß später nur noch die Siegesgöttin, mit der Aristrat auf einem Kampfwagen dargestellt war, und dieser Wagen von der Kunst des Melanthios zeugten. Einen Fuß des Aristrat

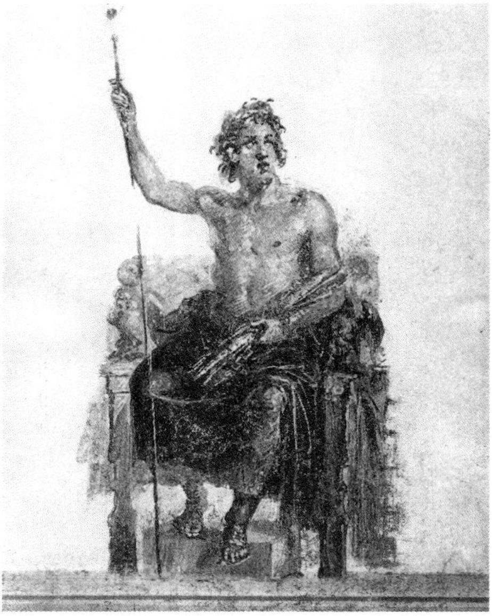

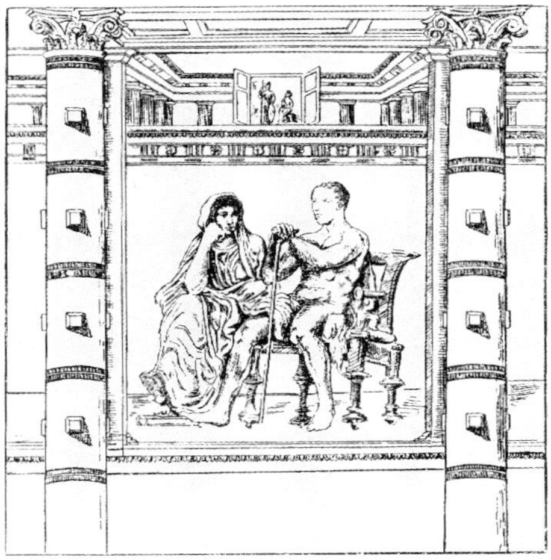

*78 Alexander mit Blitz. Pompejanisches Wandbild nach Apelles (?) im Haus der Vettier, Pompeji*

*79 Herrscherpaar aus dem Fürstenfries von Boscoreale, 1. Jh. v. Chr., nach hellenistischem Vorbild (New York)*

ließ allerdings Nealkes, der die Übermalung ausführte, aus Versehen stehen. Übermalt aus Gründen der *damnatio memoriae* wurde ebenso das Bildnis des Geta in einem kaiserzeitlichen Tondo, der von dem oft geübten Verfahren noch eine Anschauung geben kann (Abb. 80).

Familiengruppen kannte schon die griechische Porträtmalerei. In der dynastischen Ikonographie sollten sie das Herrscherhaus verherrlichen, auf berühmte Vorfahren hinweisen oder eine Thronfolge legitimieren. Unter diesem Aspekt mögen Philipp und Alexander mit der Göttin Athene noch von Antiphilos für Ptolemaios gemalt worden sein (Plinius 35,114). Ein Bild des Apelles zeigte König Archelaos von Makedonien mit Frau und Kind (35,96), und Ismenias soll die Familie des Lykurg in ihrer Geschlechterfolge gemalt haben.[283] Erwähnenswert ist ferner ein von Pausanias in einem Heiligtum Athens registriertes Gemälde, das den siegreichen Feldherrn Leosthenes mit seinen Söhnen zeigte (I 1,3).

In den gleichen Zusammenhang gehört schließlich ein bekannter, in römischen Kopien vorliegender Bilderzyklus, der sogenannte Fürstenfries von Boscoreale, auch wenn er im einzelnen der Deutung viele Rätsel aufgibt.[284] Das wohl im späteren 3. Jahrhundert v. Chr. entstandene Vorbild dürfte noch umfangreicher gewesen sein als die Bildauswahl in der Villa des Fannius

Sinistor, die wohl ein neues, römisches Bildprogramm veranschaulicht. Zwischen zwei im Felsengelände sitzenden Gestalten weist ein makedonischer Schild auf die Provenienz des Originalgemäldes hin. Ob aber die Gestalten als Personifikationen oder als Mitglieder der makedonischen Dynastie zu verstehen sind, bleibt umstritten, ebenso die Benennung des ihnen zugewandten stehenden Philosophen. Ein heroisierter Herrscher ist zweifellos in dem nackten Thronenden zu erkennen, dem sich eine neben ihm sitzende verschleierte Frau zuwendet (Abb. 79). In der römischen Villa werden die beiden von den Bildern einer thronenden Kitharaspielerin und einer Stehenden mit Schild eingefaßt. Die Jünglingsgestalt, die sich im Schild spiegelt, gehörte möglicherweise zu einem Orakel, das dem Herrscher die Geburt eines berühmten Thronfolgers prophezeihte. Die Vorbilder des Zyklus von Boscoreale haben nach Format und Anordnung wahrscheinlich eine Wandelhalle geschmückt, doch wo sich diese befand, muß offen bleiben.

Herrscherbildnisse sorgten in unterschiedlicher Form für die Idealisierung und Omnipräsenz des Machthabers, und manche Gemälde dürften, wie es von goldenen Herrscherstatuen bezeugt ist, auch bei feierlichen Prozessionen mitgeführt worden sein. Für das einzige auf Holz gemalte erhaltene Herrscherbild der Kaiserzeit, den schon erwähnten Tondo mit den Bildnissen des Septimius Severus und seiner Familie, wird jedenfalls eine rituelle Verwendung im Staatskult angenommen.[285]

*80 Familie des Kaisers Septimius Severus, Tempera auf Holz, frühes 3. Jh. n. Chr. (Berlin)*

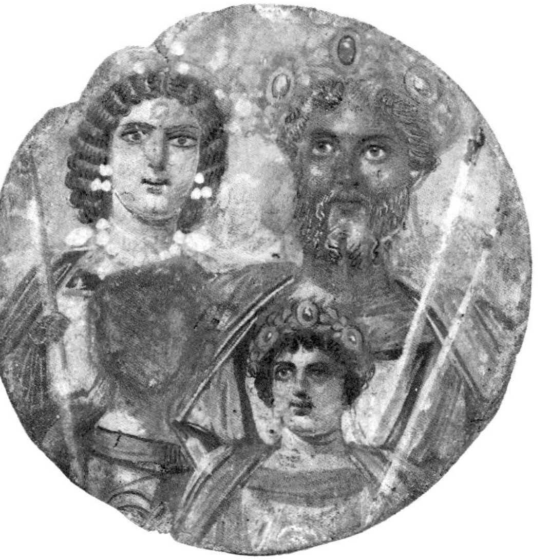

*Personifikationen*

Das Theseusbild des Euphranor in der Halle des Zeus Eleutherios in Athen zeigte neben Theseus die Figuren von „Demos“ und „Demokratia“, neuartigen politischen Begriffen, die im 5. und 4. Jahrhundert v. Chr. besonders aktuell waren. Vielleicht bekränzte in dem Gemälde die „Demokratia“ als weibliche, stehende Figur den thronenden „Demos“, wie es ein ungefähr gleichzeitiges attisches Urkundenrelief vor Augen führt.[286] Jedenfalls konnte diese Zusammenstellung der Figuren dem Gedanken Ausdruck geben, daß das attische, einst von Theseus zusammengeführte Volk nun Halt an seiner demokratischen Verfassung fand und alle Segnungen dieser neuen Staatsform erfuhr. Auch Parrhasios und Aristolaos schufen Bilder des „Demos“ (Plinius 35,69.137), die von seiner Aktualität Zeugnis ablegen. Eher Skepsis verrät allerdings die Bemerkung, man könne in den Gesichtszügen des „Demos“ von Parrhasios gleichermaßen Zorn und Milde, Kühnheit und Feigheit, Unbeständigkeit und Ruhmsucht erkennen. Einen anderen Gedanken ließ Apelles in den Alexanderbildern „Gestalt annehmen“, die später im Augustusforum zu sehen waren (Plinius 35,93–94). Alexander war als Sieger hier, als Friedensbringer dort verherrlicht. Letzteres Bild zeigte ihn im Triumphwagen zusammen mit der Gestalt des gefesselten „Krieges“.

Man hat die Vorliebe für solche Begriffspersonifikationen als bezeichnend für die Kunst einer stärker reflektierenden Spätzeit angesehen, doch gehört sie eigentlich zur griechischen Denkweise von Anbeginn. Schon die frühen epischen Dichtungen Homers und Hesiods bezeugen dies in ausreichendem Maß.[287] Hesiod hat mit Begriffen von Zuständen, Mißständen und wirkenden Kräften geradezu ein weltanschauliches System geschaffen. Verständlich und glaubwürdig machen konnte er solche Begriffe aber nur als menschliche, handelnde Gestalten. Sofern man sich nicht allegorisch in einem mythischen Paradigma ausdrücken wollte, mußte der Begriff selbst Gestalt annehmen. Bemerkenswert früh wird diese Denkweise auch ins Bild umgesetzt; schon in archaischer Zeit stellte man beispielsweise den Sieg der Gerechtigkeit über das Unrecht als Zweikampfgruppe von „Dike“ und „Adikia“ dar. Daß die in den Bildern ebenfalls schon in archaischer Zeit vorkommenden göttlichen Gestalten Nike und Eris eigentlich personifizierte Begriffe von Sieg und Streit sind, vergißt selbst der moderne Betrachter zuweilen. Segensreiche Mächte, auf die das Gemeinschaftsleben angewiesen war, wie Themis, die gültige Satzung, oder Eirene, der – vorwiegend innenpolitische – Frieden, wurden als Gottheiten überdies kultisch verehrt. Für die einzelnen Epochen kann allenfalls als symptomatisch gelten, welchen von diesen Gottheiten jeweils besondere Geltung zukam. Bezeichnend ist beispielsweise, daß der Kult der „Agathe Tyche“, des glücklichen Geschicks, erst seit dem 4. Jahrhundert verbreitet war, als man den alten göttlichen Gesetzen zu mißtrauen begann und glaubte, dem blinden Zufall ausgeliefert zu sein. Unter den Bildthemen

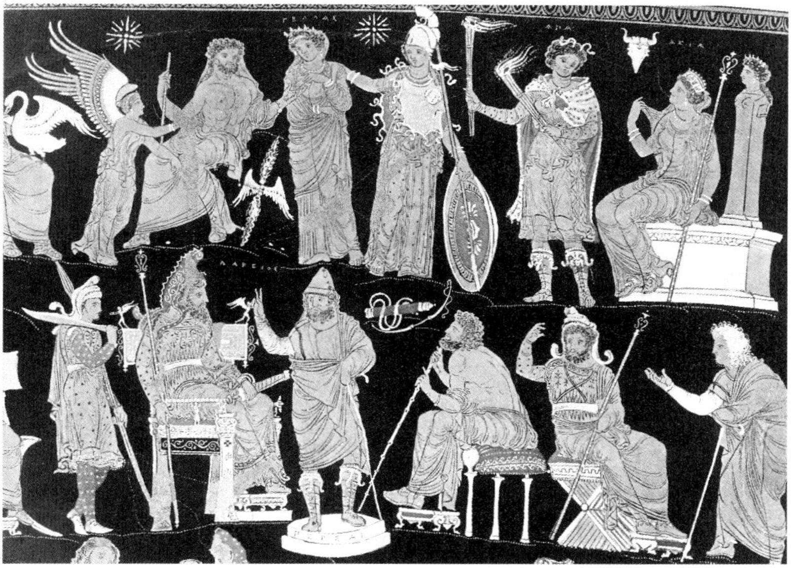

*81 Ausschnitt der „Perservase", apulisch, um 330 v. Chr. (Neapel)*

der Malerei taucht diese Gottheit denn auch erstmals bei Apelles auf. Konsequenterweise übernahm sie in hellenistischer Zeit zusätzlich eine politische Funktion als Schutzgöttin der Städte, von denen sie unvorhersehbares Unheil abwehren sollte.[288]

Die Gestalt der Tyche stand also zuletzt den Personifikationen von Städten und Ländern nahe, die in der politischen Ikonographie ebenfalls eine Rolle spielten. Zur Illustration von Staatsverträgen und anderen Beschlüssen waren sie beispielsweise auf den Urkundenreliefs sehr gebräuchlich. Aber auch aus der Malerei sind einige Beispiele bekannt. Mikon kennzeichnet den Ort des Geschehens in seiner „Schlacht von Marathon" durch die Anwesenheit des gleichnamigen Ortsheros. Gedanklicher verfährt über ein Jahrhundert später der Maler der sogenannten Perservase (Abb. 81). Im obersten Fries – über der Audienzszene des Perserkönigs – geleitet Athena die Gestalt der „Hellas" vor den Thron des Zeus, Griechenland unter seinen Schutz stellend, während die Perser, als „Asia" dargestellt, von einer Fackelträgerin „Apate", von Täuschung und Verblendung, in ihr Unglück geführt werden.[289]

Verhängnisvolle Seelenmächte, als Gestalten sichtbar gemacht, begannen erst seit dem 5. Jahrhundert die bildliche Erzählung zu bereichern, erkennbar allerdings meist nur durch ihre Beischrift. Zu den Trabanten der Aphrodite können nun „Sehnsucht" (Pothos) und „Süße Rede" (Hedylogos) gehören, oder Eudaimonia, die „Glückseligkeit", blickt in den Spiegel, den ihr Eutychia hinhält, offenbar an den Wahn allen äußeren Glücks gemahnend.[290] In einem Gemälde des Aristophon, das Figuren des trojanischen Krieges wiedergab, sah man neben Paris und Helena die „Leichtgläubigkeit“, und neben Odysseus und Deïphobos die „List“ (Plinius 35,139). Der zunächst neuartig wirkende Einfall des Apelles, eine Verleumdung nur mit derartigen Gestalten vor Augen zu führen (Abb. 9), besaß in der Bildtradition also seine Vorläufer. Für die Spätklassik dürfte bezeichnend sein, daß ein Interesse an Begriffen des individuellen Verhaltens und subjektiver Empfindung zunahm, während die alten Ordnungsbegriffe des politischen Lebens allmählich zurücktraten.

## *4. Gemälde im griechischen Wohnhaus*

Im Vergleich zur farbigen Ausstattung kretisch-mykenischer Paläste und erst recht zu den oft überladen wirkenden Wänden kaiserzeitlicher Häuser muß sich der malerische Schmuck in den griechischen Privathäusern, sofern er überhaupt vorhanden war, äußerst einfach und streng ausgenommen haben. Selbst vom vermögenden Bürger forderte es in älterer Zeit die Sitte, sein Haus von unnützem Prunk freizuhalten. Archäologische Zeugnisse einer künstlerischen Ausstattung von Wohnhäusern setzen denn auch erst mit den Bodenmosaiken der Häuser von Olynth in spätklassischer Zeit ein. Auch die ersten Reste farbigen Stucks wurden hier gefunden. Viele Häuser waren innen aber selbst im 4. Jahrhundert noch lediglich weiß getüncht, wie es Plinius ausdrücklich für das Haus des Apelles überliefert (35,118). Erinnert man sich der anekdotisch gefärbten Berichte über die Tätigkeit des Agatharch im Haus des Alkibiades oder des Zeuxis im Palast des Archelaos von Makedonien, so ist allerdings schon seit dem späten 5. Jahrhundert mit Auftraggebern zu rechnen, die sich der Malerei für ihre private Prachtentfaltung bedienten. Sokrates verurteilte nach Xenophon eine malerische Ausstattung der Bürgerhäuser als überflüssigen Zierat, der den praktischen Nutzen des Hauses hindere, eine Bemerkung, die deren Existenz immerhin voraussetzt. Eine nicht geringe Rolle spielten in solchen Diskussionen freilich nicht nur die *graphai,* die Malereien, sondern auch die *poikiliai:* bunte Teppiche, Decken, Polster und Wandbehänge, von denen heute jede Spur fehlt.[291]

Was die Gliederung des Wandschmucks angeht, so haben sich die Maler der älteren Zeit wohl mit einfachen monochromen Feldern über einer Sockelzone begnügt. Figürliche Motive sind nicht nachgewiesen, wohl aber rahmende Ornamentleisten, wie sie auch in der Grabmalerei des 4. Jahrhunderts schon vorkommen. Aus hellenistischer Zeit gibt es bereits Reste farbig dekorierten Wandstucks in den Wohnhäusern von Priene, Pergamon oder Athen.[292] Das hier bezeugte Ornamentrepertoire wird durch die jüngere Grabmalerei aus Makedonien und Ägypten ergänzt. Ein weiteres wichtiges Zeugnis bilden die erhaltenen Briefe des Malers Theophilos aus dem Fayum.

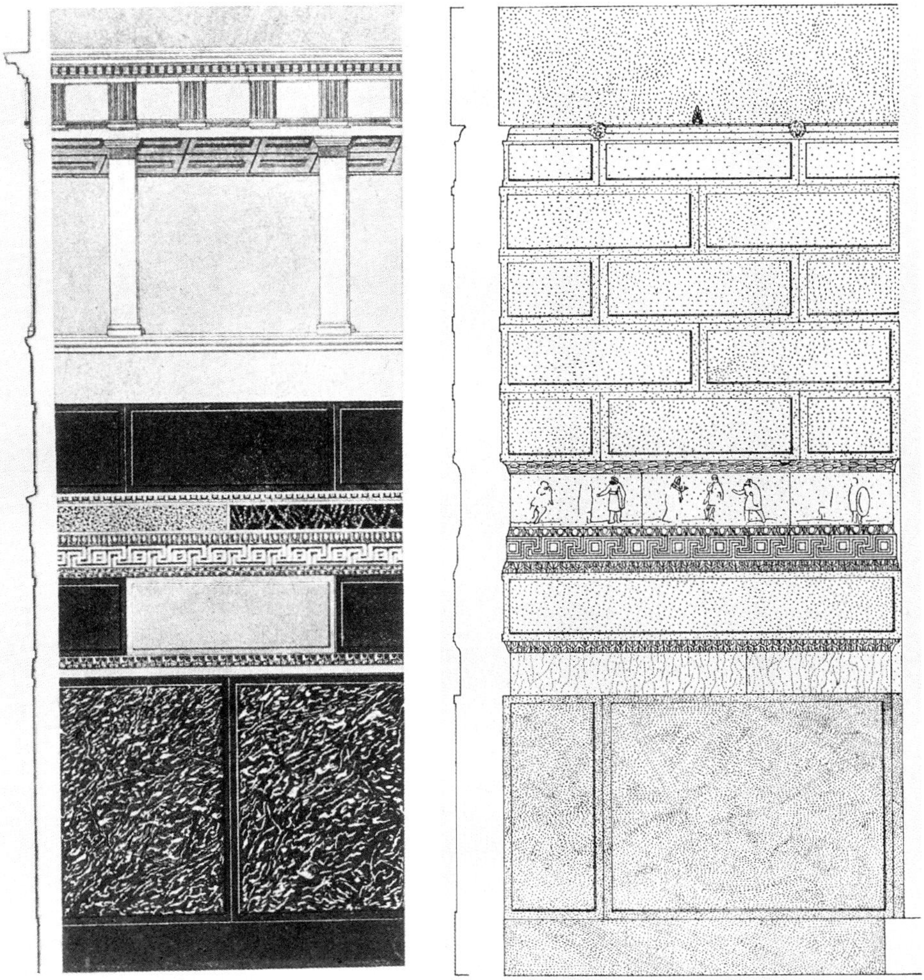

*82 Wanddekorationen späthellenistischer Häuser auf Delos*
*a Haus des Dionysos b Haus der Komödianten*

Seit dem 3. Jahrhundert waren demnach außer den bereits gebräuchlichen Kymatien auch Nachahmungen von gesprenkeltem oder gemasertem Marmor beliebt, ferner gab es Rankenornamente, perspektivischen Mäander und Tierfriese. In den späthellenistischen Häusern von Delos sind zwar nur wenige Schmuckelemente belegt, aber der Erhaltungszustand ermöglicht es hier, ganze Wandsysteme zu rekonstruieren. Wir finden in der Regel eine Dreiteilung der Wand in Sockelzone, Orthostatenzone und Oberzone mit Quader-

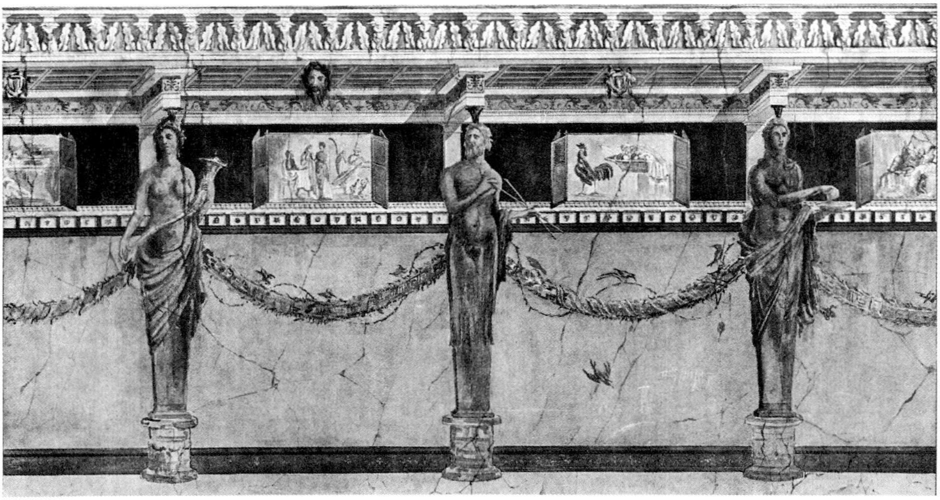

83 Klapptürbilder auf einem Gesims. Wandgemälde in Pompeji, um 30 v. Chr.

schichtungen oder anderen architektonischen Motiven, die in Stuckrelief ausgeführt waren (Abb. 82). Zwischen der Orthostatenzone und der höchsten Zone lag gewöhnlich, annähernd in Augenhöhe, eine Art Gesims, das durch Ornamentleisten oder einen Figurenfries hervorgehoben war.[293]

Auch mit Tafelbildern hat man sich im griechischen Wohnhaus bereits umgeben. Die stuckierten Gesimse der hellenistischen Häuser sprangen zuweilen so weit vor, daß man darauf kleine Klapptürbilder stellen konnte, wie es die römischen Wände in der Malerei noch wiedergeben (Abb. 83). Pinakes in Privathäusern sind erstmals durch die Versteigerungslisten des Hermokopidenprozesses in Athen im späten 5. Jahrhundert nachgewiesen. Außerdem führt Vitruv in seiner Beschreibung des griechisch-hellenistischen Wohnhauses unter anderem eine „Pinakothek" auf (VI 7,1 ff.): An der Südseite des Peristyls hätten sich in der Regel der kyzikenische, nämlich der ins Freie geöffnete Sommerspeisesaal und die Pinakothek befunden. Der Peristylhof war das Zentrum der „Andronitis", die der Repräsentation des Hausherrn diente und mehrere festliche Banketträume aufweisen konnte. Zur Zeremonie der Gastlichkeit dürfte also schon in vorrömischer Zeit auch das Betrachten von Gemälden in der privaten Pinakothek gehört haben. In mancher Hinsicht bieten die erhaltenen Grundrisse späthellenistischer Wohnhäuser eine Bestätigung von Vitruvs Beschreibung, die Pinakothek und der kyzikenische Speiseraum lassen sich jedoch in diesen Beispielen nicht sicher identifizieren. Wahrscheinlich kannte Vitruv anspruchsvollere Anlagen, die archäologisch noch nicht nachgewiesen sind.[294]

Nur selten dürften sich in den privaten Bildersammlungen des Durchschnittsbürgers Meisterwerke erster Qualität befunden haben. Andererseits begann sich das Sammeln von Kunstwerken nach dem Vorbild der Fürsten langsam auch in bürgerlichen Kreisen auszubreiten, und ein gewisses Kunstinteresse des Hausherrn ist in den Privathäusern mit „Pinakothek" ebenso vorauszusetzen, wie es für die oben erwähnten römischen Sammler der späten Republik nachgewiesen ist. Auch die Tatsache, daß sich die gebildeten oder prachtliebenden Sammler Roms am kultivierten Lebensstil der griechischen Oberschicht orientierten, setzt für letztere bereits ähnliche Verhältnisse voraus.

*Figurenbilder*

Was zum Wanddekor im ganzen zu sagen ist, gilt auch für die Figurenbilder im besonderen, sie sind im Denkmälerbestand nur spärlich belegt. Keinesfalls dürfte es bereits so reichhaltige Bildprogramme gegeben haben, wie sie die römisch-kampanische Wandmalerei aufweist, und von den Tafelbildern, die in manchen Wohnhäusern bereits zum Inventar gehörten, fehlt heute die unmittelbare Anschauung. Bei der Frage nach den Bildinhalten, die im privaten Bereich eine Rolle spielten, ist demnach auf sekundäre Quellen zurückzugreifen.

Zu diesen gehören zunächst die bemalten Tongefäße, die für das 6. und 5. Jahrhundert, als es eine figürliche Wandmalerei im Wohnhaus offensichtlich noch nicht gab, einen wichtigen Ersatz liefern, sofern die Gefäße aus Siedlungsbereichen stammen. Sie zeigen eine Bilderwelt vorwiegend rituellreligiösen Charakters. Familienereignisse wie Hochzeit, Tod oder Initiationen waren von Riten begleitet, deren Zeugen in entsprechenden Kultgefäßen noch vorliegen.[295] Zuweilen geben auch die Vasenbilder selbst Hinweise auf

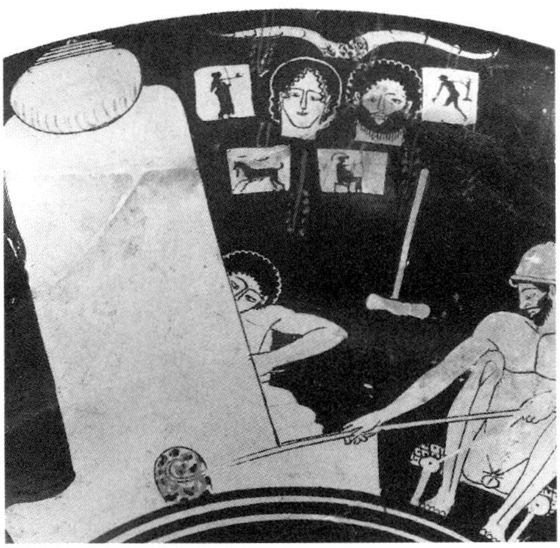

*84 Pinakes über dem Schmelzofen einer Erzgießerei. Attisches Schalenbild, um 480 v. Chr. (Berlin)*

die Funktion von Pinakes. Auf einer attischen Trinkschale mit dem Bild einer Erzgießerei hängen über dem Schmelzofen an einem Geweih mehrere Täfelchen, die wohl die Aufgabe hatten, Katastrophen abzuwehren, wie sie das technisch komplizierte Verfahren des Erzgusses mit sich bringen konnte (Abb. 84). Es sind Bilder von Athena und Hephaistos, den Schutzgöttern des Handwerks, auf einem anderen Pinax ist ein Ziegenbock, das Tier des Dionysos, zu erkennen. Man darf annehmen, daß zu den ältesten Aufgaben im häuslichen Bereich die übelabwehrende Kraft von Bildern gehörte. Durch bildliche Gegenwart der Götter versuchte man, sich ihres Schutzes und Segens zu versichern, wie ihn sich wohl auch noch der Besitzer eines spätantiken Tafelbildes, das in einem Wohnhaus des Fayum gefunden wurde, von dem dargestellten Götterpaar erhoffte (Abb. 86).[296]

Als Bildquelle kommen im 4. Jahrhundert v. Chr. die Fußbodenmosaiken hinzu, die sich in den Häusern von Olynth und anderen Fundorten vorwiegend im prunkvoll ausgestatteten Andron, dem Symposionraum, gefunden haben. Neben herkömmlichen, in die archaische Zeit zurückgehenden Kraftzeichen wie Tierfriesen, Tierkämpfen, Kentauren und Heroentaten finden sich dionysische Motive sowie Eroten und Meeresthiasoi, die wohl als Glückssymbole verstanden wurden. Die stattlichen Paläste aus dem späten 4. Jahrhundert in Pella enthalten größere, erzählende Mosaikbilder, nämlich zwei Jagdszenen (Abb. 52), eine Amazonomachie und eine Entführung der Helena. Durchgehend beliebt blieb das Bild des auf einem Raubtier reitenden Dionysos, das in Pella wie auch auf Delos und in römischen Mosaikkopien bezeugt ist.[297]

Die geringen Reste hellenistischen bemalten Wandstucks vermitteln vom figürlichen Schmuck der Häuser nur noch eine schwache Vorstellung. Einige Fragmente von Delos weisen eine Reihe „erotischer" Themen auf, nämlich Ares und Aphrodite oder eine schlafende, von einem Flügeldämon umschwebte Ariadne sowie spielende Eroten, Themen also, die der Frau zugeordnet waren, während die weniger zahlreichen Krieger- oder Kentauromachiebilder der herkömmlichen männlichen Ikonographie angehören.[298]

Eine konkrete kultische Aussage enthalten die späthellenistischen „liturgischen" Fassadenmalereien einiger delischer Häuser. Sie sind wesentlich einfacher gemalt als die farbigen Innenfriese und zeigen einen eher plakativen Erzählstil. Gut erhalten ist über einem Altar mit Opferszene die monumentale Gestalt eines Herakles; neben ihm ein Hahn, darunter ein großer Schinken und eine mächtige Weinamphora, ferner in wesentlich kleinerem Format zwei Faustkämpfer. Diese Gruppe von Gemälden bezog man letzthin auf die *compitalia,* ein Larenfest, das auf den Straßen und vorwiegend von Sklaven begangen wurde.[299]

Es ist vielleicht gerechtfertigt, als eine weitere Bildquelle die in hellenistischer Manier gemalten kleinen Klapptürbilder heranzuziehen, die in der römischen Wandmalerei auf Gesimsen stehend so dargestellt sind, wie sie

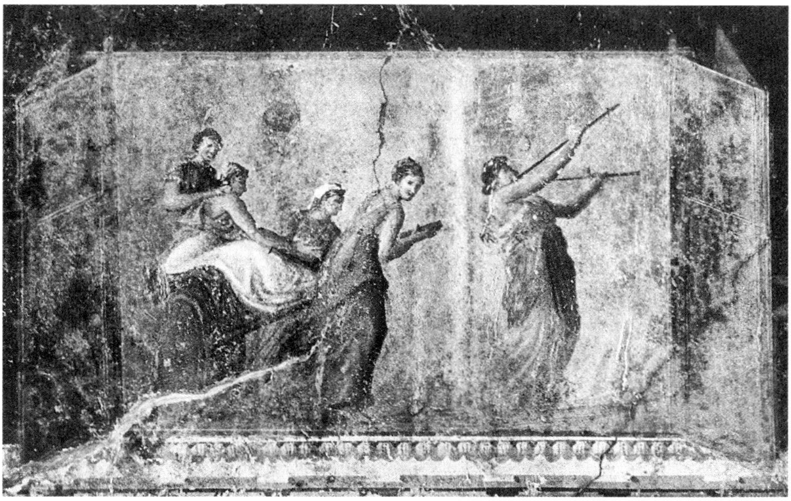

85 *Frauenprozession. Klapptürbild in hellenistischem Stil, vgl. Abb. 83*

wohl in manchen hellenistischen Häusern in *realiter* vorhanden waren (Abb. 85).[300] Hier erkennt man neben allgemeinen Themen der Frömmigkeit, etwa Opferszenen, festlichen Umzügen oder Götterbildern auch Hochzeitsszenen, Liebesgelage, Frauen im Gemach oder auch, als eine Art *memento mori,* den Nachen des Charon. Nicht alle Bilder sind einwandfrei entschlüsselt, was vor allem dort verständlich ist, wo sie möglicherweise Mysterienkulte betreffen. Andere Klapptürbilder spielen auf die musische Bildung an. So zeigen sie in der Villa Imperiale in Pompeji einen Zyklus von Dichterfiguren, die sich auf verschiedene literarische Gattungen, nämlich Tragödie, Komödie, Lyrik und Chorgesang, beziehen. Solche Bilder könnten im griechischen Haus die Bibliothek geschmückt und ein entsprechendes Bildungsideal zum Ausdruck gebracht haben. In seiner Bibliothek wird übrigens mancher Hausherr auch bereits mit der Buchmalerei in Berührung gekommen sein. Obgleich illustrierte Buchrollen erst für die Kaiserzeit sicher nachgewiesen sind, wird mit hellenistischen Vorläufern dieser Kunst gerechnet.[301]

Aus den bisher angeführten Bildzeugnissen ist in erster Linie eine Glücks- und Segensthematik herauszulesen. Aber auch der Wunsch nach positiver Selbstdarstellung mag bei der Themenwahl mitgewirkt haben. Er ist jedenfalls im Spiel, wenn es um Ahnenkult und Tatenruhm geht, wie sie im römischen Wohnhaus in Bildnissen, Ahnentafeln, Verzeichnissen vollbrachter Taten der Ahnen und in „Bildern ihres hohen Mutes“ (Plinius 35,6ff.140) einen beträchtlichen Niederschlag fanden. Ob man auch im griechischen Wohnhaus Vergleichbares vorzeigte, etwa Familien- und Ahnenbildnisse oder Erinnerungen an errungene agonale Siege, muß offen bleiben. Eher als

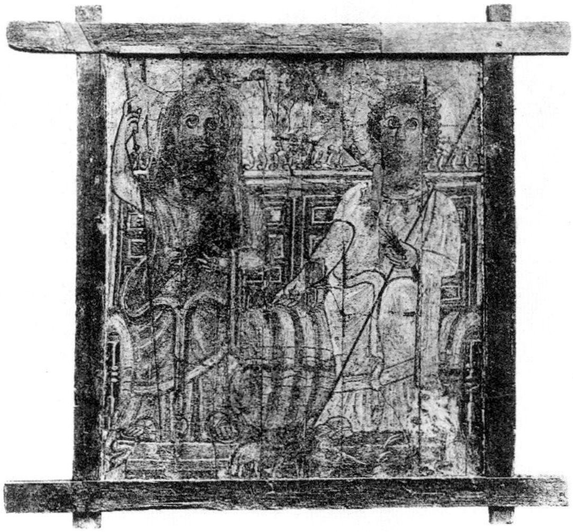

86 Götterpaar. Tafelbild aus dem Fayum, Tempera auf Holz, 3. Jh. n. Chr.

allgemeines Siegessymbol und omnipräsentes Zeichen männlichen Erfolges ist das Fußbodenmosaik eines Hauses auf Delos zu interpretieren, das panathenäische Amphora, Siegeskranz und Palmzweig zu einem „Stilleben" vereinigt (Abb. 88).[302]

Andere Themenkreise betreffen schließlich das weite Feld von Unterhaltung und Belustigung. Aus bildlichen wie literarischen Quellen ist der Ablauf häuslicher Trinkgelage bekannt, der in klassischer Zeit je nach dem Geschmack des Hausherrn und seiner Gäste vom ernsten Rezitieren alter Dichtung, dem Singen von Trinkliedern, über geistreiche Gespräche, Geschicklichkeitsspiele und Gauklervorführungen bis zu handfesten erotischen Lustbarkeiten alle Facetten der Unterhaltung aufweist. In homerischer Tradition stand das Hersagen epischer Gesänge, in denen man sich der Schicksale der Altvorderen erinnerte. Es war bis ins 6. Jahrhundert v. Chr. noch ein wesentlicher Bestandteil des aristokratischen Symposions. Vasenbilder dieser Zeit spiegeln die Orientierung an der Heroenzeit in mannigfacher Form, und vor allem die mit entsprechenden Sagenbildern geschmückten Symposionsgefäße stellen den Sinnzusammenhang ganz unmittelbar wieder her. Auf spätklassischen Trinkschalen verschwindet bezeichnenderweise diese Thematik und macht Bildern einer aphrodisisch-dionysischen Glückssymbolik Platz, denn geändert hat sich auch der gesellschaftliche Hintergrund, das Symposion ist keine dem Adel vorbehaltene Sitte mehr.[303]

Der Sagenüberlieferung gewinnt man in der Spätklassik sowohl in der Dichtung wie in der bildenden Kunst neue Reize ab. Was die Tafelmalerei

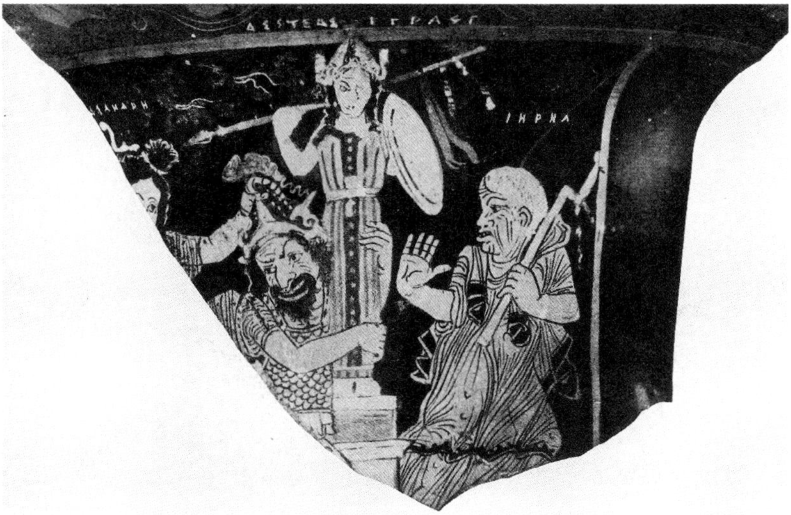

*87 Kassandra verfolgt Aias. Mythentravestie des Vasenmalers Asteas, paestanisch, 4. Jh. v. Chr. (Rom)*

angeht, so sei an den Einfall des Timanthes erinnert, die Größe eines Kyklopen dadurch zu verdeutlichen, daß ein Satyr ihm mit dem Thyrsos den Daumen mißt. Zeuxis stellte erstmals eine Familienidylle von Kentauren dar, und Aëtion ließ im Hochzeitsbild Alexanders kleine Eroten mit dessen Waffen spielen. Der Mythos wird vergnüglich und unterhaltsam, und gewiß haben solche Bilder vor allem den privaten Käufer angezogen.

Als beliebtes Bildthema im privaten Bereich sind ferner Theaterszenen, vor allem solche der Komödie, bezeugt.[304] Nicht zufällig verlagern mittlere und neue Komödie im 4. Jahrhundert v. Chr. ihren Gegenstand von der Behandlung öffentlicher Belange, die noch bei Aristophanes dominieren, in die private Sphäre des Bürgerhauses. Sie karikieren das Leben des Kleinbürgers mit seinen trivialen Vorkommnissen, menschlichen Schwächen und daraus entstehenden Verwicklungen. Dem lassen sich neue Bildthemen der Malerei an die Seite stellen, bezeugt vor allem im Werk der hellenistischen Maler Antiphilos und Peiraïkos. Ersterer malte mit Vorliebe sogenannte *Grylloi,* Gestalten von lächerlichem Aussehen für „Leute mit Humor" (Plinius 35,114), und von Peiraïkos heißt es (35,112ff.), daß er sich „nur von gewöhnlichen Gegenständen leiten ließ und gerade in diesem Kleinen höchsten Ruhm erwarb. Er malte Barbierstuben und Schusterwerkstätten, Esel, Gemüse und Ähnliches und erhielt deshalb den Beinamen der ‚Schmutzmaler' *(rhyparographos).*" Plinius kommentiert weiter: „Aus diesen Werken spricht vollendetes Vergnügen, so daß sie zu höherem Preis verkauft wurden als die größten Bilder anderer." Wiederum darf angenommen werden, daß solche Preise vor allem die am privaten Besitz der Gemälde interessierten Käufer zahlten.

Spott, Karikatur und Parodie hatten ihre Vorgeschichte in der alten Volksposse wie auch in der Komödie. Volkstümliches Theater veranschaulichen im 4. Jahrhundert v. Chr. in großer Vielfalt die unteritalischen Phlyakenvasen.[305] Ein geiziger Alter wird, auf seiner Geldtruhe schlafend, von Dieben überrascht oder eine häßliche alte Magd tritt als „Charis", Göttin der Anmut auf. In einer Szene vom Untergang Trojas kommt es zum komischen Rollentausch: Aias umklammert mit verzerrtem Gesicht das schützende Palladion, von dem ihn Kassandra loszureißen versucht (Abb. 87). Ähnliche Bildthemen muß es auch in hellenistischer Zeit noch gegeben haben. Ein Reflex hat sich im Baderaum des Menanderhauses von Pompeji erhalten, nämlich ein Fries von Karikaturen, darunter witzige Travestien der Liebesabenteuer des Zeus.[306]

Solchen zufällig erhaltenen Gemälden lassen sich wieder einige literarisch erwähnte Tafelbilder an die Seite stellen. Der Apellesschüler Ktesilochos soll den Göttervater Zeus in recht frivoler Weise bei der Geburt des Dionysos dargestellt haben, nämlich in einer Frauenhaube und nach Weiberart in Wehen stöhnend, während die Götter Hebammendienste leisten (Plinius 35,140). Nach alter Mythenüberlieferung hatte Zeus das noch nicht geborene Kind nach dem Tode der Mutter Semele in den eigenen Schenkel einnähen lassen, um es auszustragen. Daß derartige, an Blasphemie grenzende Bilder auch öffentlich in den Heiligtümern zu sehen waren, bestätigt eine allerdings späte Notiz des Diogenes Laertius (VII 7,188), nach der sich in der Pinakothek des Heraions von Samos ein Bild des Götterpaares Hera und Zeus befand, das in Abwandlung des hergebrachten „Hieros Gamos", der Heiligen Hochzeit, die beiden in obszöner Haltung zeigte.

Bilder, die den Liebesakt vor Augen führen, sind bekanntlich in den Cubicula römischer Wohnhäuser wie in den Bordellen Pompejis keine Seltenheit. Am Beginn dieser antiken Bildtradition stehen archaische dionysische Szenen mit Satyrn und Mänaden oder Symposiasten, die zweifellos elementaren Fruchtbarkeitsvorstellungen entsprangen und Dionysos als Gott der sexuellen Potenz feierten. Die in seinem Namen begangenen Symposien schlossen Vergnügungen des Geschlechtsverkehrs mit Hetären nicht aus, was auf spätarchaischen Trinkschalen häufig thematisiert wird. Eine subtilere Erotik ist vereinzelt noch auf klassischen Vasen anzutreffen.[307] Für die gleiche Zeit sind pornographische Themen erstmals auch in der Tafelmalerei bezeugt. Plinius erwähnt solche *libidines* ausdrücklich unter den Werken des Parrhasios (35,72). Er bezeichnet sie als kleine Kabinettbilder, bei deren Art „dreisten Scherzes" sich Parrhasios Erholung verschafft haben soll. Wahrscheinlich waren auch derartige Bilder in erster Linie für den privaten Gebrauch bestimmt. Gemälde obszönen Inhalts werden ferner im „Hippolytos" des Euripides (1005) erwähnt, dessen Aufführung in das Jahr 428 v. Chr., also in die Zeit des Parrhasios fällt. Hippolytos verteidigt seine Keuschheit, indem er beteuert, das Liebeswerk nur vom Hörensagen und aus Gemälden zu kennen. Zu den „Pornographen" rechnete man später auch die Maler Aristeides, Pausias und Nikophanes (Plinius 35,72; Athenaios 567 B).

### *Stilleben*

Unter den gemalten Klapptürbildern im Haus der Kryptoportikus wechseln figürliche Darstellungen mit Stilleben ab (Abb. 83). Solche Pinakes mit Eßwaren aller Art, Fischen und Schalentieren, geschlachtetem Geflügel und Wildbret, Eiern, Brot, Trauben, Feigen und anderen Früchten, mit Pilzen und Gemüsen, sind in der römischen Wandmalerei keine Seltenheit. Neben den getöteten Tieren gibt es auch lebende, die an den Vorräten naschen oder selbst als Speise dienen sollen. Früchte, Eier und ähnliches werden in Glasschüsseln oder Körben dargeboten, auch Trinkgefäße und Wein laden zur Tafel ein. Die Bildchen zieren die römischen Wände nur als Nebenmotive, und ihr meist nüchterner Stil, die Höhenstaffelung der Dinge in zwei Registern wie auch die Kombination mit anderen hellenistischen Bildtypen sprechen für eine griechische Bildgattung (Abb. 89).[308]

*88 Siegespreise. Bodenmosaik eines Wohnhauses auf Delos, um 150 v. Chr.*

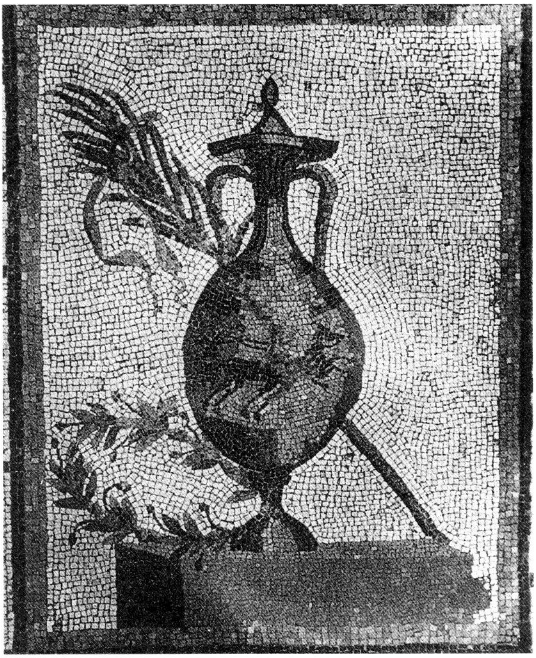

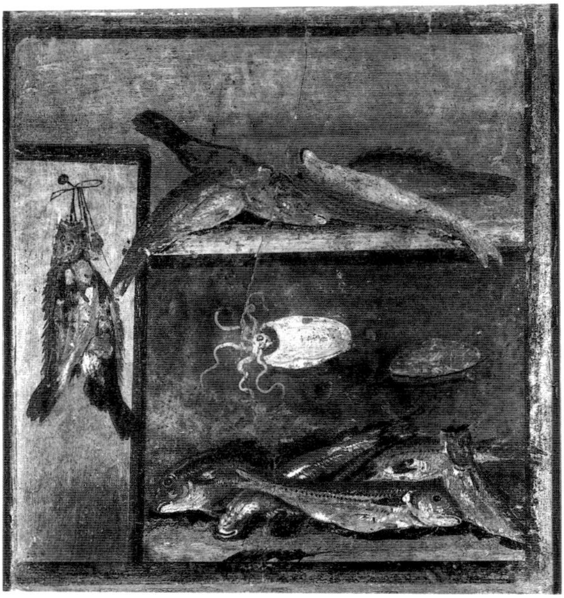

*89 „Stilleben" mit Fischen. Wandbild aus Herkulanum (Neapel)*

Bestätigung und Erklärung bringt Vitruv anläßlich seiner Beschreibung eines griechischen Wohnhauses. Als festen Bestandteil wohlhabender Häuser führt er den Gästetrakt auf und schildert dabei eine griechische Gastsitte. Nur am ersten Tag lud man den im Haus wohnenden Besuch zum gemeinsamen Gastmahl ein, später ließ man ihn mit Lebensmitteln versorgen, schickte ihm „Hühnchen, Eier, Gemüse, Obst und andere ländliche Erzeugnisse", damit er sich selbst verpflegen konnte. Als „Gastgeschenke" *(xenia)* bezeichneten denn auch die Maler, die solche Arrangements „nachahmten", ihre Bilder (Vitruv VI 7,4). Im hellenistischen Haus entsprachen also offenbar die sie wiedergebenden Bilder den tatsächlichen Vorräten – beredte Zeichen großzügiger Gastlichkeit.

Ihr konkreter Bezug zu den damaligen Speisesitten läßt sie mit den Küchen-, Jagd- und Früchtestilleben des 17. und 18. Jahrhunderts vergleichen.[309] Auch die minutiöse Wiedergabe von Details und die malerischen Effekte der Augentäuschung haben sie mit jenen zuweilen gemeinsam. Als Trompe-l'œil im engeren Sinn ließen sich beispielsweise am Nagel hängende Geflügel- und Fischbündel verstehen, wenn der Nagel perspektivisch und mit Schlagschatten wiedergegeben ist. Auch auf einem berühmten hellenistischen Mosaikfußboden, den der Mosaizist Sosos für einen fürstlichen Gelagesaal in Pergamon geschaffen hatte, muß dieser Täuschungseffekt ausdrücklich beabsichtigt gewesen sein (Plinius 36,184). Das Mosaik stellte einen „ungefegten Raum“ *(asarotos oikos)* dar, nämlich Speiseabfälle, die gewöhnlich nach einem Gastmahl weggefegt wurden. Ein kaiserzeitliches Mosaik kann von der Wirkung des hellenistischen Fußbodens noch eine Vorstellung geben (Abb. 90). Man erkennt, durch Schlagschatten plastisch vom Boden abgesetzt, täuschend naturgetreu Austern- und Muschelschalen, Fischgerippe, abgenagte Hühnerbeinchen, Nüsse, Fruchtkerne und ähnliche Abfälle.[310]

Freilich blieben die antiken Stilleben, was ihre malerische Brillanz angeht, weit hinter den neuzeitlichen niederländischen Bildern zurück. Zwar ist die realistische Wiedergabe mancher Seetiere bereits auf den spätklassischen „Fischtellern“ bewundernswert, und gewiß rief es Staunen hervor, als Pausias etwa zur gleichen Zeit erstmals durchsichtiges Glas zu malen verstand (Pausanias II 27,3). Aber solche Qualitäten relativieren sich angesichts der insgesamt begrenzten koloristischen Möglichkeiten der griechischen Malerei.[311]

Auch reine Sachstilleben waren der Antike nicht fremd, aber sie beschränken sich auf wenige stereotype Themen und entbehren der allegorischen Bezüge, der hintergründigen Symbolik neuzeitlicher Bilder. Ein römisches Motiv scheint die Gruppierung von Schreibtäfelchen, Tintenfaß und Geldbeutel gewesen zu sein.[312] In der griechischen Kunst handelt es sich selten um eigenständige Gemälde, eher um Versatzstücke, die als Bildkürzel die Ikono-

*90 Speiseabfälle. Römisches Bodenmosaik aus Tivoli (Vatikan)*

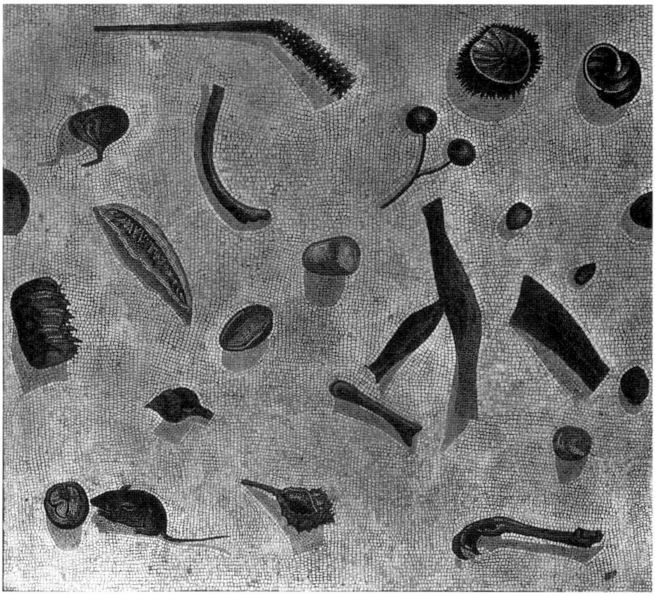

graphie der gängigen Funktionsbereiche begleiten oder ersetzen. Panzer, Schild und Waffen weisen auf Heldentum und Opfertod; Strigilis, Schwamm und Aryballos, die Attribute des Athleten, auf sportliche Tüchtigkeit; in analoger Weise werden auch agonale Siegessymbole kombiniert (Abb. 88). Zu den „Sachstilleben" gehören nicht zuletzt Darstellungen von Opfergefäßen, Musikinstrumenten, Tänien, Masken, Thyrsoi, von kultischen Requisiten also, die meist die dionysische Religion kennzeichnen.[313] Hier wie auch in erzählenden Bildern wurden die Gegenstände mit zunehmender Beobachtungsgabe erfaßt. In einem wohl hellenistischen, von Athenaios (474 D) beschriebenen Gemälde des Hippys gab es „Oinochoen und Trinkbecher aus Stein mit Goldrändern" zu beachten, „Klinen mit bunten Decken, Leuchter mit vielen Flammen", aber all dies war nur Beiwerk einer mythischen Erzählung, des Gastmahls anläßlich der Hochzeit des Peirithoos.

Das in der abendländischen Kunst so beliebte Blumenstilleben kannte die antike Malerei offenbar nicht.[314] Wenn Pausias im Erfindungsreichtum seiner gemalten Blumen mit der Geliebten, der Kranzwinderin Glykera, wetteiferte (Plinius 35,125), weist das eher auf die Darstellung von Kränzen und Girlanden hin, die im Gegensatz zu gebundenen Sträußen und Gestecken das gängige Blumenmotiv der Antike waren. Auch die spätklassischen dekorativen Blütenranken, die eine Vorstellung von der Blumenmalerei des Pausias geben können, haben mit heutigen Blumenstilleben nichts zu tun (vgl. Abb. 52).

### *Landschaft und Natur*

Erst recht kann man keine antike Landschaftsmalerei erwarten, die in ihrer Wirkung der niederländischen oder romantischen unserer Zeit entsprochen hätte. „Einsame Natur" als Stimmungsträger war ein typisches Sujet der späteren abendländischen Malerei. Wie der stilgeschichtliche Überblick bereits zeigte, setzten sich in der griechischen Bildgestaltung landschaftliche Elemente nur vereinzelt durch. Die Landschaft verselbständigte sich nicht zu einem autonomen Bildthema, sondern blieb mit erzählender, meist mythischer Staffage verbunden. Bezeichnendes für das griechische Verhältnis zur Natur enthält ein Passus in Platons Kritias (107 c–d).[315] Es werden hier die Möglichkeiten einer gerechten Beurteilung der nachahmenden Künste erörtert. Überprüfbar sei die Leistung nur, wenn man das Vorbild genau kenne, wie es bei der Darstellung von menschlichen Figuren und von Tieren der Fall sei. In der Wiedergabe von Himmel und Erde, Bergen, Flüssen und Wäldern aber dürfe sich der Maler auf unbestimmte, trügerische Andeutungen beschränken, weil beim Betrachter nur eine unzulängliche Kenntnis der Dinge zu erwarten sei. Gleichermaßen zeigt dieser Text die griechische Einstellung zur freien Natur wie die Verfahrensweise der Maler in bezug auf diesen Gegenstand. Man beschränkte sich, wie es erhaltene Bilder des 4. Jahrhun-

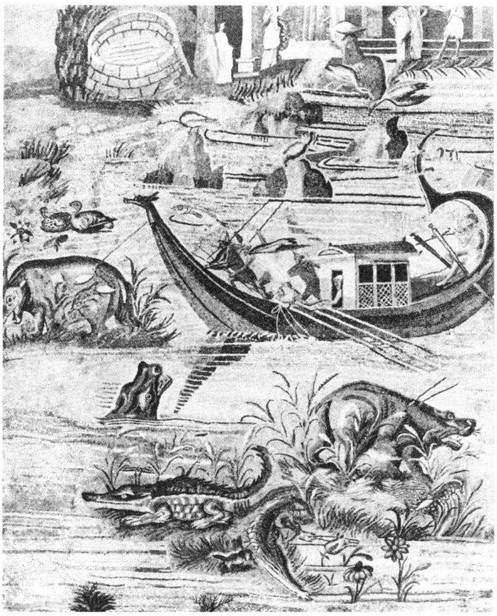
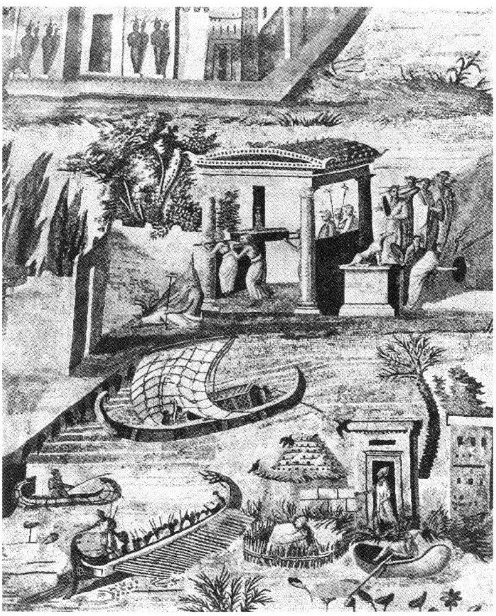

*91 Nilszenen. Bodenmosaik aus dem Fortuna-Heiligtum von Praeneste, frühes 1. Jh. v. Chr. (Palestrina)*

derts auch bezeugen, auf wenige andeutende Versatzstücke, die dem Betrachter ein Ganzes lediglich vortäuschen. Eine Landschaft realistisch um ihres eigenen, natürlichen Reizes willen darzustellen, gehörte offensichtlich nicht zu den Intentionen der griechischen Maler.

Demnach ist es unwahrscheinlich, daß im griechischen, selbst noch im hellenistischen Wohnhaus Bildschmuck vorhanden war, der romantische Naturerlebnisse reflektieren sollte. Allerdings weist die Wandmalerei der römisch-kampanischen Privathäuser verschiedene Gattungen von Landschaftsbildern und Naturszenen auf, die nicht ganz ohne hellenistische Vorläufer sein dürften. Die sogenannten sakralidyllischen Landschaften der frühen Kaiserzeit enthalten, wie erwähnt, Bildelemente, die nach Alexandria weisen; auch kennt schon die hellenistische bukolische Dichtung den Reiz der Hirtenidylle. In hellenistischer Zeit vorgebildet dürften ferner die römischen „mythologischen Landschaften" sein, die wie der Odysseefries (Taf. VIII b) die handelnden Figuren im Verhältnis zur Landschaftsszenerie sehr klein wiedergeben.[316] Landschaftsveduten ohne mythische Staffage boten dagegen offenbar die Gemälde römischer Wandelhallen, wie sie Vitruv (VII 5) beschreibt. Hier waren „Häfen, Vorgebirge, Gestade, Flüsse, Quellen, Meerengen, Heiligtümer, Wälder und Gebirge" dargestellt, und zwar „in ähnlicher Weise, wie sie von der Natur geschaffen sind". Von diesen spätrepublikanischen Wandgemälden ist leider keine unmittelbare Anschauung mehr zu gewinnen; daß sie aber von einzelnen Menschenfiguren belebt und durch Gebäude akzentuiert waren, ist anzunehmen.[317] Ihr illusionistischer Effekt könnte vor allem darin bestanden haben, daß sich dem Lustwandelnden gleichsam im Spiegel schöne Ausblicke boten, die sich in den Wandelhallen mancher ländlicher Villen tatsächlich auftaten.

Für den römischen Villenbesitzer steigerten Durchblicke und Fernblicke in die Landschaft das Lebensgefühl. Dies ist auch der Plazierung und dem Grundriß mancher Villen heute noch zu entnehmen.[318] Dem griechischen Wohnstil scheint eine solche Form des Genusses dagegen fremd geblieben zu sein. Darum wird man Vitruv glauben dürfen, wenn er die Landschaftsbilder der Wandelhallen als eine Neuerung der römischen Wandmalerei anführt, ähnlich wie Plinius (35,116) die etwas später üblich werdenden kleinen Vedutenbilder als „Erfindung" eines römischen Wandmalers bezeichnet. Ohne hellenistische Parallelen blieb bisher ferner die im dritten pompejanischen Stil aufkommende „Gartenmalerei", die die Illusion des Ausblicks in einen *hortus* mit Obstbäumen, Ziersträuchern und Blumen schafft. Hier nehmen die Pflanzen fast die gesamte Wandhöhe ein und erscheinen durch einen ebenfalls gemalten niedrigen Zaun vom Betrachter getrennt.[319]

Ein anderer, gelegentlich in römischen Wohnhäusern vorkommender Bildtypus stellt weiträumige, von wilden Tieren belebte Landschaften dar. Hierzu gehören zwei Mosaikbilder aus der Villa Hadriana in Tivoli, die man auf hellenistische Vorlagen zurückführte.[320] Das eine Mosaik gibt einen „Tierkampf" wieder, im anderen sind zwei Kentauren von Tiger und Löwe bedroht (Abb. 92). Die Landschaft besteht aus felsigem, nur spärlich bewachsenem Gelände. Meist ist ein relativ hoher Betrachterstandpunkt gewählt. In solchen Bildern ist noch der alte Gedanke spürbar, daß Raubtiere für andere Lebewesen Todesgefahr schlechthin bedeuten. In Anlehnung an altorientalische Vorbilder drückte ihn die archaische Zeit in festgeprägten Darstellungen von starken Raubtieren mit ihren Opfern aus. Relativ stereotyp tauchen solche „Tierkampfgruppen" auch noch in den Bodenmosaiken spätklassischer und hellenistischer Wohnhäuser auf. Ebenso bleibt das herkömmliche Motiv des Kentauren in dieser Mosaikkunst lebendig.[321] Der in Wald und Gebirge lebende Kentaur vertrat im Mythos die wilde Natur allerdings auf andere Weise als das Raubtier, denn er besaß zugleich menschliche Züge. Darum kann er als Jäger dem Tiger nachstellen oder – wie im Bild des Zeuxis – seine Kinder mit einem Löwenjungen necken (Abb. 93). Im Mosaikbild aus Tivoli hingegen werden Raubtiere und Kentauren auf neuartige Weise konfrontiert, wird ein schärferer Ton angeschlagen. Der männliche Kentaur versucht mit einem mächtigen Stein den Tiger zu töten, der die Kentaurin bereits blutig geschlagen hat. Aus überkommenen Bildzeichen ist eine drastische Szene geworden, die einen nunmehr aufgeklärten, aber sensationslüsternen Betrachter fesseln soll. Die Landschaft verdeutlicht dabei lediglich den Schauplatz der Handlung, die Wildnis.

Einige römische Tierbilder lassen zusätzlich auf zoologisches Interesse schließen.[322] Mit ihrer Tiermenagerie spielen sie möglicherweise auf die schon erwähnten *paradeisoi* an, künstliche Tierparks, die den hellenistischen Fürsten nicht nur als Jagdrevier dienten, sondern zugleich eine zoologische Kuriositätenschau bieten konnten. Wir wissen ferner von Forschungsexpeditionen nach Äthiopien, die, von Alexandria aus unternommen, das geographische und naturkundliche Weltbild des Hellenismus erweiterten und zur Entdeckung neuer exotischer Tierarten führten.

Das große, im Fortuna-Heiligtum von Praeneste befindliche Fußbodenmosaik mit der Darstellung einer Nillandschaft hat man auf eine solche Expedition zu beziehen versucht, weil im oberen, wohl Äthiopien meinenden Teil des Bildes viele inschriftlich bezeichnete fremdartige Tiere erscheinen.[323] Im Vordergrund sollen allerdings offensichtlich andere Motive das Leben am Nil in seiner Vielfalt schildern (Abb. 91). Auf „Inseln" spielend, sind diese Szenen von Nilwasser umflossen. Erst im „äthiopischen" Teil geht die Landschaft in ein Gebirge über. Das Spektrum handelnder Figuren reicht von Tempelbesuchern, Symposiasten und Landleuten bis zu Fischern, Jägern und Kriegern. Obgleich dem Ganzen ein lehrhafter Charakter nicht abzusprechen ist, kann von einer streng kartographischen Wiedergabe im modernen Sinn keine Rede sein. Trotzdem hat man wohl zu Recht das Nilmosaik von Praeneste mit der Kunst des „Topographos" Demetrios von Alexandria in Verbindung gebracht, der am Hof des Ptolemaios VI Philometor (181–145

*92 Raubtiere greifen Kentauren an. Römisches Mosaik nach hellenistischer Vorlage. Aus Tivoli (Berlin)*

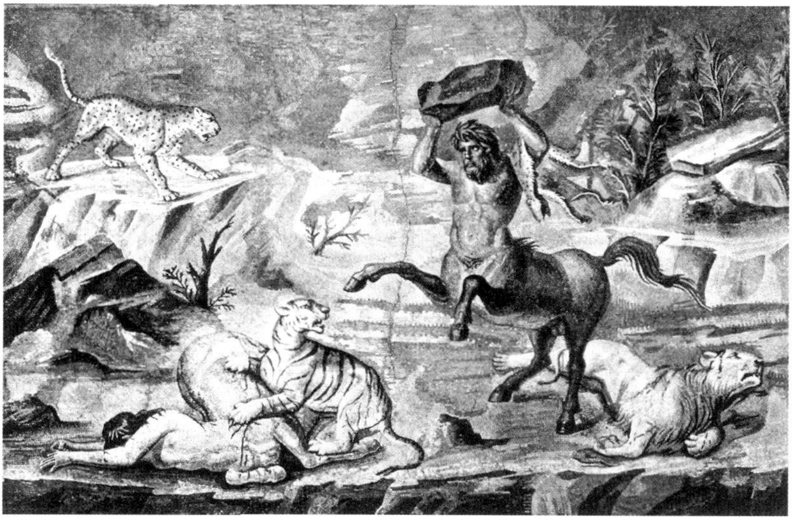

v. Chr.) arbeitete. Später lebte er in Rom, wo er den vorübergehend auf der Flucht befindlichen Ptolemaios in sein Haus aufgenommen haben soll. Man vermutet, daß Demetrios in Rom sein Können auch der Triumphmalerei dienstbar zu machen hatte.[324] Die topographischen Darstellungen des Demetrios gehörten zweifellos zur offiziellen bzw. in fürstlichem Auftrag entstandenen Kunst. Doch sind bürgerliche Auftraggeber schon in hellenistischer Zeit denkbar, die sich derlei aus persönlichem Interesse kopieren ließen, wie sich im privaten Bereich auch herkömmliche Tierkampfbilder neben dramatisierten oder zoologisch bereicherten Szenen befunden haben können.

Das Landschaftsbild war in allen Fällen jedoch nicht Selbstzweck, sondern es erläuterte die Erzählung, nicht anders als in den Darstellungen der Jagd, des Hirten- und Landlebens. Selbst in den anmutigen Veduten, die vielleicht erst römischer Geschmack hervorgebracht hat, sieht man eine von Menschen belebte, gestaltete Natur. Die unberechenbare Wildnis blieb ausgegrenzt. Wo die unbewohnte Natur ausdrücklich zum Thema gemacht wurde, schilderten die Maler nicht ihre romantische Schönheit, sondern in Gestalt von Raubtieren ihre Gefahren.

*93 Die „Kentaurenfamilie" des Zeuxis. Textillustration des 17. Jahrhunderts nach Lukian*

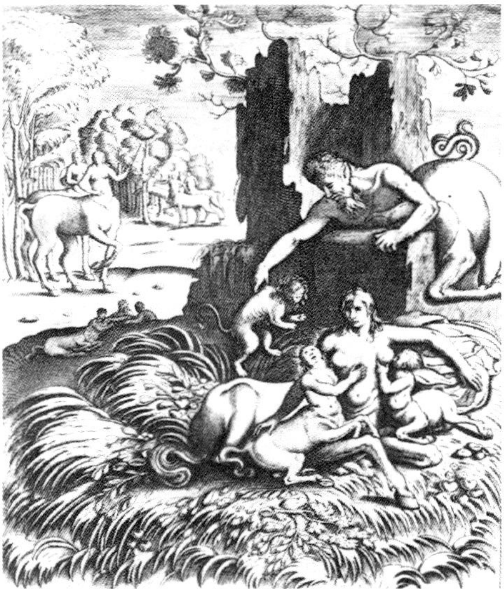

# Schlußbemerkung

Die zuletzt genannten Beispiele aus antiken Wohnhäusern machen besonders bewußt, wie sehr uns heute Kunstformen fremd bleiben, die aus vergangenen Sitten und Lebensverhältnissen hervorgegangen sind. Es fördert unser Verständnis wenig und führt eher zu Täuschungen, wenn man sich diese Verhältnisse und ihre Hinterlassenschaften durch moderne Analogien oder gar subjektive Urteile „näher" zu bringen versucht. Vielmehr wird man die Phänomene so zu belassen haben, wie sie sich uns in ihrer nüchternen Überlieferung nun einmal darbieten. Dies gilt für die allgemeine Semantik der Bilder ebenso wie für die sichtbare Form im besonderen. Unter „Meisterwerken der Malerei" stellt sich der Abendländer zunächst etwas anderes vor als das, was im spätklassischen Griechenland an Vollkommenem erreicht und später noch bewundert wurde. Wenn man die vermutlich kühle Plastizität und sorgfältige Pinselführung dieser Gemälde durch Werke des Quattrocento veranschaulichen würde, beginge man bereits wieder den bedenklichen Fehler der Anverwandlung, denn die griechischen Meisterwerke sahen gewiß anders aus als die Tafelbilder und Wandgemälde der Frührenaissance. Allenfalls könnte ein solcher Vergleich helfen, sich die im 4. Jahrhundert v. Chr. erreichte Stufe der malerischen Entwicklung zu vergegenwärtigen.

Auch eine intensivere Erforschung wird diese Distanz nicht wirklich überbrücken können. Zudem steht unsere Kenntnis der griechischen Malerei, wie deutlich wurde, trotz einer nun bald zwei Jahrhunderte währenden archäologischen Arbeit immer noch auf recht unsicherem Boden. Vor allem müssen wir uns damit abfinden, daß von den Werken der berühmten Maler keine unmittelbare Anschauung mehr zu erlangen ist. Aus den literarischen Zeugnissen, die doch unsere wichtigste Quelle sind, lassen sich nicht einmal mehr vollständige Künstlerviten oder Werkverzeichnisse, wie sie die neuere Kunstgeschichte kennt, erschließen. Wissenschaftliche Versuche, das Schaffen einzelner Malerpersönlichkeiten nach Art und Umfang zu beschreiben und zu erläutern, bleiben denn auch mit vielen Unsicherheiten, fruchtlosen Vermutungen und empfindlichen Lücken behaftet. Was sich allenfalls noch vergegenwärtigen läßt, sind die historischen und künstlerischen Rahmenbedingungen der individuellen Leistungen, und manches Einzelzeugnis kann zunächst nur auf Symptome und Exempla hinweisen. In Vergessenheit geraten sollte jedenfalls die literarische Überlieferung zur griechischen Malerei nicht, sie regt immer wieder zu Kombinationen an und bildet ein wichtiges Korrektiv zur Aussage archäologischer Denkmäler. Wir können die Malerei der Griechen zwar nicht mehr als „Künstlergeschichte" zurückgewinnen, dürfen aber mit einem langsamen Zuwachs an Erkenntnissen zu Maltechnik und Stilwandel, zu Ikonographie und Rezeption der Bilder rechnen. Nicht zuletzt tragen Wesentliches zu solchen Erkenntnissen die Reste antiker Malerei bei, die der Ausgräber in Glücksfällen zutage fördert.

In welcher Weise neue Funde schlagartig unsere Vorstellungen erweitern können, haben die rezenteren Entdeckungen von Vergina oder Thera gezeigt. Solche Neufunde ergänzen unser Wissen und korrigieren alte Standpunkte, sie werfen aber auch neue Fragen auf. Im besten Fall überraschen sie zunächst. Es ist zwar so gut wie auszuschließen, daß jemals noch ein „Zeuxis" oder ein „Apelles" ans Licht gehoben wird, aber es lassen sich andere Glücksfälle denken: Vielleicht hat in irgendeinem Heiligtum ein Erdbeben noch Spuren repräsentativer Wandgemälde im Stil des Polygnot oder Panainos bewahrt, vielleicht gibt es noch unbekannte Kammergräber mit Gemälden aus der Zeit des Parrhasios, die eines Tages entdeckt werden. Und warum sollten sich nicht, wie die archaischen Pinakes von Pitsà, in einer ähnlichen Höhle auch Tafeln der sikyonischen Schule erhalten haben, oder im Fayum hellenistische Häuser mit einem Gemäldeschmuck, der die Briefe des Theophilos oder Vitruvs Beschreibung des hellenistischen Wohnstils genauer illustrieren könnte? Erst recht bestehen Chancen, daß gute Mosaikkopien nach griechischen Gemälden auch in Zukunft geborgen werden. Solange sich freilich solcherlei nicht zeigt, werden wir das Vorhandene um so mehr zu schätzen wissen.

# Anmerkungen

## *Kapitel I: Ruhm und Wirkung*

1 Philostrat 1. Plutarch, De glor. Athen. 2, 345 F; 3, 346 F (Simonides). Jucker 35f.; 140ff.

2 E. Kris – O. Kurz, Die Legende vom Künstler (1934), V. L. Brüschweiler-Mooser, Ausgewählte Künstleranekdoten. Eine Quellenuntersuchung. Ungedr. Dissertation Bern 1969. Gschwantler 75ff.

3 Aelian, Nat. animal. IV 50 (SQ 1090). Den Reiter Simon von Athen, Verfasser einer berühmten Hippologie, hat nur Pollux, Onom. II 69 in die Anekdote aufgenommen.

4 Aelian, Var. hist. II 2 (SQ 1656). Plutarch, De adul. 15; De tranqu. animi 12 (SQ 1834). Megabyzos war allerdings offenbar kein Individualname, sondern eine Amtsbezeichnung, s. Gschwantler 122ff.

5 Vgl. SQ 1649. Gschwantler 22f., 135. Protogenes: Strabo XIV 652.

6 Brunn 195f. Brüschweiler-Mooser a.a.O. 84ff., 124ff.

7 Ausführlicher Cicero, De invent. II 1.1 (SQ 1668). Gschwantler 136ff. Angelika Kauffmann variiert durch zusätzliche Modelle in der Zeichnung um 1800 (hier Abb. 1) die Anekdote, die sie in einem Gemälde von 1775 genauer illustriert. O. Sandner, Hommage an Angelika Kauffmann. Ausst. Kat. Vaduz. Milano 1992, XIII u. 38.

8 Lais und Phryne: Athenaios XIII 588 C-590 F (SQ 1845.1946). Der Maler Arellius soll Göttinnen nach seinen verschiedenen Liebschaften dargestellt haben: Plinius 35,119. Vgl. auch Brüschweiler-Mooser a.a.O. 199ff.; 236f.

9 Wenn Pausanias (IV 31,12) als Geschwätz kolportiert, Omphalion, der Schüler des Nikias, sei zunächst dessen Sklave und Liebling gewesen, so war damit für antike Verhältnisse nichts Außergewöhnliches behauptet.

10 Festus v. pictor 209,10 (SQ 1658). Zum Prometheus des Parrhasios Brunn 67; Gschwantler 141f. Die Anekdote vom gemarterten Greis überliefert Seneca, Controv. X 34,1 (SQ 1703).

11 W. Pritchett, The Attic Stelai. In: Hesperia 22, 1953, 225ff.; 279ff. (Stele VII). 25, 1956, 250ff.; 326ff. (A. Pippin). Die nicht als „bunt" bezeichneten Pinakes werden immerhin *gegrammenoi* genannt, waren also wohl ebenfalls Bildträger.

12 F. Studniczka, Das Symposion Ptolemaios II. Abh. Sächs. Ges. Wiss. 30 (1914). H. Drerup, Zum Ausstattungsluxus in der römischen Architektur² (1957) 14ff. E. Salza Prima Ricotti, Le tende conviviali e la tenda di Tolemeo Filadelfo. In: Studia pompeiana & classica in honor of W. F. Jashemski II (1989) 199ff. Hebert 138ff.; 145ff. Athenaios V 196 A (SQ 1990).

13 M. Fränkel, Gemälde-Sammlungen und Gemälde-Forschung in Pergamon. In: Jahrb. d. Inst. 6, 1891, 49ff. Jucker 115. Zur Ausstattung der Residenz H. J. Schalles, Untersuchungen zur Kulturpolitik der pergamenischen Herrscher im dritten Jahrhundert v. Chr. Istanb. Forsch. 36 (1985).

14 Rouveret 486. Pausanias IX 35,7 (Chariten des Pythagoras von Paros); I 4,5 (Galaterschlacht); X 25,10 (Polyxena). Bodenmosaiken: unten S. 174f.

15 Eine Vorstellung von antiken Bildformaten vermitteln außer den literarischen Hinweisen vereinzelte Kopien und Umbildungen der Kaiserzeit sowie leere Wandeinlassungen, die einst griechische Originale enthielten (Abb. 5).

16 K. Christ, Antike Numismatik. Einführung und Bibliographie (1972). R. Göbl, Antike Numismatik I–II (1978) 154 ff.

17 Plinius 35,99; 107. Zum Berechnen von Gemälden nach Figuren vgl. Rouveret 234. Wahrscheinlich handelte es sich um Wandgemälde, s. unten S. 155 f.

18 Athenaios XII 543 E; Pritchett a.a.O. (s. Anm. 11) 1956, 253.

19 Zum folgenden M. Vickers, Golden Greece: Relative Values, Minae and the Temple Inventories. In: Amer. Journ. Arch. 94, 1990, 613 ff.

20 N. Himmelmann, Die Entlohnung künstlerischer Tätigkeit in klassischen Bauinschriften. In: Jahrb. d. Inst. 94, 1979, 127 ff.

21 Zur möglichen Textkonjektur Lippold, s. v. Parrasios, RE XVIII 4 (1949) 1876, wonach eher nur 1 Million Sesterze anzunehmen sind.

22 W. Krenkel, Pompejanische Inschriften$^2$ (1963) 55 ff. T. Frank, An Economic Survey of Ancient Rome I. Rome and Italy of the Republic (1933, Nachdr. 1975) 402 ff. Lammert, s. v. Stipendium, RE 2 III 2 (1929) 2536 ff.

23 Wahrscheinlich handelt es sich nicht um eine Übermalung, sondern um eine komplette Neuherstellung der Tontafel: R. A. Stucky, Die Tonmetope mit den drei sitzenden Frauen von Thermos. Ein Dokument hellenistischer Denkmalpflege. In: Ant. Kst. 31, 1988, 71 ff.

24 Zur Ablösung von Wandgemälden bzw. deren Heraussägen aus den Ziegelsteinwänden sowie zur Rahmung solcher Werke: Vitruv II 8.9; Plinius 35,173.

25 H. J. Drexhage – Th. Pekáry, Zur Behandlung und Restaurierung von Bildwerken in der Antike. In: Mousikos Aner. Festschr. M. Wegner (1992) 343 ff.

26 Polybios 39,2. Strabo VIII 381 (SQ 1781).

27 Zum Beuterecht allgemein Pape 27 ff.

28 Diodor 13,90. Andere vorrömische Beispiele von Kunstraub: Pape 86 ff. Gewöhnlich handelte es sich bei den geraubten Werken um Statuen. Als im späten 6. Jahrhundert v. Chr. das ionische Phokaia von den Persern belagert wurde, konnten die Phokaier mit Hab und Gut, mit Götterbildern und Weihgeschenken zu Schiff noch rechtzeitig die Stadt verlassen. Zurück ließen sie von den Weihgeschenken jedoch „Erzwerke, Marmorbilder und Gemälde" (Herodot I 164).

29 Plinius 35,98. Philipp in Olynth: Seneca, Controv. X 34 (SQ 1703).

30 Zum folgenden Pape 6 ff., 89 ff.

31 Jucker 59 ff. E. Künzl, Der römische Triumph. Siegesfeiern im antiken Rom (1988) 65 ff., 109 ff.

32 Pape 41 ff., 73 ff.

33 Pape 75, 206 f.

34 Pape 49 ff.

35 Pape 25 f.

36 Pape 73 ff., Jucker 87 ff., 102 ff. Zum widersprüchlichen Verhalten Ciceros als Gegner des Verres einerseits, Kunstsammler andererseits Ch. Neumeister, Polyklet in der römischen Literatur. In: Polyklet. Der Bildhauer der griechischen Klassik (1990) 429 f.

37 Pape 143 ff. Zur Beschreibung eines Tempelmuseums nach Martial, Epigr. XIV 170–182: K. Lehmann, A Roman Poet Visits a Museum: In: Hesperia 14, 1945, 259 ff. Zu späteren Standorten griechischer Tafelbilder Rouveret Appendix II, 475 ff. Zur Anbringung von Waffen Drerup a.a.O. (Anm. 12) 27 ff.

38 E. Nash, Bildlexikon zur Topographie des antiken Rom (1961) I 471 f. (Porticus Philippi), II 254 ff. (P. Octaviae), 423 ff. (P. Pompei).

39 Jucker 18 ff. C. C. Vermeule III, Greek Sculpture and Roman Taste (1977)

1ff., 45ff. P. Zanker, Zur Funktion und Bedeutung griechischer Skulptur in der Römerzeit. In: Le Classicisme a Rome aux I[iers] siècles avant et apres J.-C. Entrét. Hardt 25 (1979) 284ff.

40 Plinius 35,24; 100; 108.

41 Sehr gezielt deutet die thematische Zweitverwendung der Bilder T. Hölscher, Griechische Bilder für den römischen Senat. In: Festschr. N. Himmelmann (1989) 327ff.

42 P. Zanker, Forum Augustum. Das Bildprogramm (1970); ders., Augustus und die Macht der Bilder (1987) 213ff.

43 Plinius 35,26. Pape 76ff. Unter den mehrfach bezeugten Kunstsammlern der spätern Republik sind neben Lucullus Persönlichkeiten wie Heius, Scaurus, Atticus oder Varro zu nennen.

44 Jucker 35ff.; 68. Pape 72. F. Coarelli, Il commercio delle opere d'arte in età tardo-repubblicana. In: Dialoghi di Arch. 1983, 45ff.

45 Petron, Satyrica 83ff. G. Bagnani, The House of Trimalchio. In: Amer. Journ. Phil. 1954, 16ff. Vgl. auch Schefold 1952, 32ff.

46 Lukian, De domo (Wieland III 6, 327ff.); zu Statius: Neumeister a.a.O. (Anm. 36) 428ff.; 442f.

47 K. Lehmann-Hartleben, The Imagines of the elder Philostratus. In: The Art Bulletin 23, 1941, 16ff. Zu Philostrat auch unten S. 43. Zu den Bildergalerien der Kaiserzeit van Buren 76ff.; ders., s. v. Pinacotheca, RE Suppl. 8 (1956) 500ff. W. Ehlich, Zur Entstehung der römischen Bildsammlungen. In: Altertum 24, 1978, 167ff. (ohne Einzelnachweise).

48 Borda 170–171 (Casa del Criptoportico), 190–191 (Villa dei Misteri); 247, Pompei 3, 82 Nr. 64ff. (Casa di D. Ottavio Quartione bzw. Domus M. Lorei Tiburtini). Wo im folgenden Häuser ohne Ortsangabe genannt sind, ist Pompeji gemeint. Hier sind teils italienische, teils lateinische oder deutsche Häusernamen üblich, vgl. K. Schefold, Die Wände Pompejis (1957).

49 Einschränkend auch van Buren 72ff. Im Apollontempel von Pompeji zeigt eine mit reichem Architekturdekor bemalte Wand den außergewöhnlichen Fall eines freien Mittelfeldes, dessen gemalte Bänder auf die Hängung eines wirklichen Tafelbildes hindeuten: van Buren Taf. 5,3.

50 Bilder hängend oder auf Ständern: Schefold 1962 Taf. 48 (Haus des Lucretius Fronto); Taf. 9 (Haus des Sacerdos Amandus); Taf. 42,2 (Boscotrecase). Bragantini – Vos Taf. 61–66 (Farnesina, Rom). An die Wand „montierte" Bilder: Schefold 1962 Taf. 16,1 (F), 102 (Casa dell'Ara Massima); Taf. 71 (Haus der Dioskuren); Taf. 4 (F) 28, 29, 32 (Haus des Obellius Firmus). Zu Darstellungen von Klapptürbildern auf Gesimsen unten S. 166ff.

51 Curtius 126f. Abb. 84–85.

52 Schefold 1962, Taf. 100 (Casa del Sirico); 134–135 (Pompeji IX 5,11). Curtius 41 Abb. 27 (Casa del Poeta Tragico). Ling Abb. 59 (Haus des Caecilius Iucundus) u. a. m. Vgl. als Vorstufe die Hängung der Bilder am Prunkzelt des Ptolemaios, hier Abb. 3.

53 Vielleicht auch nur als Imitation einer Wandverkleidung gedacht, Cerulli Taf. 139 (Casa del Gran Portale). Borda 20 (Centuripe). Über einem Bild im Haus des M. Epidius Sabinus ist ein gemalter Vorhang zurückgeschlagen: Curtius 177 Abb. 109; Borda 78.

54 Th. Kraus – L. v. Matt, Pompeji und Herculaneum (1973) 53 Abb. 56. Pompei 2, 388ff. Nr. 239–245.

55 C. Robert, Hall. Winckelmann. Programme 21–24, 1897–1903. Vgl. auch unten S. 63, 86. Stuckbilder: unten S. 63f., Anm. 103.

56 A. Maiuri in: Boll. d. Arte 31, 1937–38, 481ff. Auch ein zugehöriger Holzrah-

men (88 × 80 cm) ließ sich nach vorhandenen Spuren ergänzen. Zum Verhältnis von Bild und Wandkörper auch O. Elia, Le pitture della „Casa del Citarista“. Mon. Pitt. III Pompei I (1937), 3. Skeptisch noch O. Donner v. Richter in: Röm. Mitt. 14, 1899, 119ff.

57 Schefold 1952, 27ff.; Schefold 1962, 186ff. (Anhang II).

58 Th. Wirth, Zum Bildprogramm in den Räumen N und P in der Casa dei Vettii. In: Röm. Mitt. 90, 1983, 449ff.

59 Pasiphaë entbrannte in unnatürlicher Liebe zu einem Stier und gebar den Minotauros, Ixion näherte sich vermessen der Göttin Hera, die durch Zeus in eine Wolke verwandelt wurde und die Kentauren gebar. Beider Frevel ist insofern vergleichbar, als „ihre Liebesleidenschaften die Götter beleidigten und Ungeheuer hervorbrachten“ (Schefold 1952, 88).
Pentheus, König von Theben, wird als Gegner des Dionysoskultes von rasenden Mänaden getötet, zu denen seine eigene Mutter gehört. Seine Rache an Dirke überträgt Zeus seinen Söhnen Amphion und Zetos, die sie an einen Stier gebunden zu Tode schleifen lassen. Die Mutter der beiden, Antiope, war jahrelang von Dirke in Knechtschaft gehalten worden.

60 Vgl. M. Strocka in: Röm. Mitt. 100, 1993, 321ff., 341ff. Zur antiken Reiseliteratur E. Pernice – W. H. Gross, Die griechischen und lateinischen literarischen Zeugnisse. In: U. Hausmann (Hrsg.), Allgemeine Grundlagen der Archäologie, Hdb. d. Arch. (1969) 399f.

61 Aus dem 1. Jahrhundert v. Chr. ist eine Epigrammsammlung des Meleagros von Gadara bezeugt und um 50 n. Chr. könnte auch die Sammlung des Philippos von Thessaloniki schon bekannt gewesen sein. Heutige Ausgaben verwenden die Sammlung der Anthologia Palatina, einer mittelalterlichen, um 980 datierten Handschrift. H. Beckby (Hrsg. u. Übers.), Anthologia Graeca 1–4 (1957–58). Zu Epigrammen als Bildaufschriften Gschwantler 93ff.

62 Aulus Licinius Archias. Beckby a.a.O. 4, XVI 179 (SQ 1850). Ähnlichen Inhalts Beckby a.a.O. 178, 180–182 (SQ 1849, 1851–53).

63 Jucker 118ff. Pollitt 58ff., 81ff. Neumeister a.a.O. (Anm. 36) 429ff., 438ff.

64 Quintilian, Inst. Orat. XII 10, 4–6. Rouveret 424ff.

65 Plinius 34,64 (Zuweisung einer Statue an Polyklet oder Lysipp); 34,67 (schwer unterscheidbare Werke der Lysippschule): 35,61 (Zeitstellung des Zeuxis); 35,122 (Frage der Entstehung der Enkaustik); 36, 28 (Frage der Zuschreibung der Niobiden an Skopas oder Praxiteles).

66 A. Kalkmann, Die Quellen zur Kunstgeschichte des Plinius (1898). K. Jex-Blake (Übers.) – E. Sellers, The Elder Pliny's Chapters on the History of Art (1896, Neudr. 1968). Jucker 118ff. Pollitt 73ff. B. Schweitzer, Xenokrates von Athen (1932). Nachdruck in: Zur Kunst der Antike. Ausgewählte Schriften I (1963) 105ff. Rouveret 436ff.

67 Jucker 126ff. F. Preisshofen, Kunsttheorie und Kunstbetrachtung. In: Entrét. Hardt 25 (1979) 263ff. Zur *perfectio* der Malerei Jucker 140ff., vgl. auch Pollitt 162ff.

68 Schweitzer a.a.O. 157f. Zu den Adjektiven *pulcher* und *durus* Pollitt 187ff., 263ff.

69 Aristoteles, Poetik 10, Magn. Mor. I 1, 19 (Reinach 34–35). Zu dem seit archaischer Zeit gebräuchlichen Begriff *sophia* Xenophon, Mem. I 4, 2–3. Aristoteles, Eth. Nic. 1141a 9. Vgl. Pollitt 93; Ch. I. Karuzos, Perikalles Agalma (1941) Übers. in: Inschriften der Griechen (Darmstadt 1972) 102ff.

70 B. Schweitzer, Platon und die bildende Kunst der Griechen (1953) 80ff. E. Keuls, Plato and Greek Painting. In: Amer. Journ. Phil. 95, 1974, 100ff. Rouveret 27ff.

71 Aristoteles, Poetik 6 (Reinach 133). Pollitt 194ff. J. J. Pollitt, The Ethos of Polygnotos and Aristeides. In: In Memoriam O. J. Brendel. Essays in Archaeology and Humanities (1976) 49ff.

72 Aristophanes über Pauson: Acharner 854; Thesmoph. 948; Ploutos 602 (Reinach 173–175, vgl. auch 176–179). Aristoteles, Ath. Pol. VIII 5,7. Poetik 2. (Reinach 131.132).

73 Die dem Nikias zugeschriebene Äußerung richtete sich gegen die neue gefällige Thematik des Pausias, vgl. unten S. 156f.; 176. Beispiele der späteren vergleichenden Kunstkritik: Plinius 35,2 (Niedergang der Malerei); Vitruv VII 5,2–3 (Kritik entarteter Wanddekoration). Zu möglichen Wurzeln der klassizistischen Kunstkritik in der Spätklassik Jucker 134f.

## *Kapitel II: Funde und Zeugnisse*

74 Zur Textgeschichte: Philostratos (1968) 71ff. (O. Schönberger). Zum archäologischen Zeugniswert zuletzt N. Bryson in: S. Goldhill – R. Osborne (Hrsg.), Art and Text in ancient Greek Culture (1994) 255ff.

75 R. Foerster, Philostrats Gemälde in der Renaissance. In: Jahrb. d. Preuss. Kunstslgn. 25, 1904, 15ff.; 43, 1922, 134ff. H. Ladendorf, Antikenstudium und Antikenkopie (1958) Taf. 16–18.

76 J. M. Massing, Du Texte a l'Image. La Calomnie d'Apelle et son Iconographie (1990) 256, 4 A. Zur Textgeschichte des Lukian ebenda 29ff. Botticelli nimmt das Bildschema einer Buchillustration des Jahres 1472 von Bartolomeo Fontio auf (Massing a.a.O. 251, 1 A).

77 Lukian, Gegen die Verleumdung. Wieland III 6, 97ff. Die unten zitierte Übersetzung der Bildbeschreibung wurde E. Ermatinger – K. Hoenn (Hrsg.), Lukian. Parodien und Burlesken (1970) 316f. entnommen.

78 Bragantini – Vos Taf. 134–161. H. Gabelmann, Antike Audienz- und Tribunalszenen (1984) 76ff. (Perservase), 151ff. (Farnesina).

79 Nach Lukian war der „Neid" ohne Mühe zu erkennen, d. h. diese Personifikation hatte ein dem antiken Betrachter vertrautes Aussehen, s. K. M. D. Dunbabin – M. W. Dickie in: Jahrb. f. Antike u. Christentum 26, 1983, 7ff.

80 Massing a.a.O. 264, 6 A. Mantegna greift das Schema einer Textillustration des Jahres 1494 von Benedetto Bordone auf (Massing a.a.O. 254, 3 A).

81 Massing a.a.O. 251ff. ermittelte für den Zeitraum zwischen 1472 und 1875 insgesamt 55 verschiedene Fassungen.

82 Lukian, Zeuxis oder Antiochos. Wieland II 3, 419ff. Die unten zitierte Übersetzung der Bildbeschreibung folgt W. Kraiker, Das Kentaurenbild des Zeuxis. 106. Berl. Winckelm. Pr. (1950) 6f. (H. Brunn). – Zu den Bildrekonstruktionen A. Giuliano, La famiglia dei Centauri. In: Studi di Storia dell'Arte in Onore di Valerio Mariani (1971) 123ff. Das von Philostrat (II 3) beschriebene Bild „Weibliche Kentauren" war figurenreicher als das Gemälde des Zeuxis. Die Textillustration einer Philostratausgabe des 17. Jahrhunderts orientiert sich dennoch eindeutig an Lukians Beschreibung (Giuliano a.a.O. Abb. 8; hier Abb. 93). Zu J. G. Hiltensperger (Abb. 21) D. Zanker-von Meyer, Ideal und Natur. Ausst. Kat. München 1993 Nr. 6.

83 Giuliano a.a.O. 123ff.

84 Lukian, Herodot oder Aëtion. Wieland II 3, 411ff. Die unten wiedergegebene Übersetzung wurde Hölscher 196f. entnommen.

85 H. Meyer, Kunst und Geschichte (1983) 9ff. Anders Hölscher 196ff. Zur älteren griechischen Hochzeitsikonographie: C. Reinsberg, Ehe, Hetairentum und

Knabenliebe im antiken Griechenland (1989) 49ff. J. H. Oakley – R. H. Sinos, The Wedding in Ancient Athens (1993).

86 A. Pigler, Barockthemen 2 (1974) 361 Taf. 295. Sodoma: Ladendorf a.a.O. Taf. 16, 62. Weitere Fassungen: R. Foerster, Die Hochzeit des Alexander und der Roxane in der Renaissance. In: Jahrb. d. Preuss. Kunstslgn. 15, 1894, 182ff.

87 E. Grumach, Goethe und die Antike. Eine Sammlung (1949) 2, 652ff. Zur Aldobrandinischen Hochzeit: P. H. v. Blanckenhagen – B. Green in: Röm. Mitt. 82, 1975, 83ff.

88 J. J. Winckelmann, Geschichte der Kunst des Altertums (1934, Nachdr. 1972) 135f.; Erläuterungen der Gedanken von der Nachahmung. In: Kleine Schriften und Briefe, Hrsg. W. Senff (1960) 112.

89 W. Scheidig, Goethes Preisaufgaben für bildende Künstler 1799–1805 (1958) 336ff. Taf. 4. Zum folgenden ebenda 371ff.

90 Die Rekonstruktion der Iliupersis wurde 1805, die der Nekyia erst 1826 veröffentlicht. Goethe beurteilte sie als fortschrittlich gegenüber den einige Jahrzehnte zuvor erschienenen Wiederherstellungsversuchen des Grafen Caylus. Vgl. auch Grumach a.a.O. 636ff.

91 C. Robert, Die Nekyia des Polygnot. 16. Hall. Winckelm. Pr. (1892); Die Iliupersis des Polygnot. 17. Hall. Winckelm. Pr. (1893). Diesen Arbeiten waren andere archäologische Rekonstruktionsversuche von O. Jahn, F. G. Welcker, O. Benndorf u. a. vorausgegangen. Zu Goethes Hinweis auf die Vasenmalerei Grumach a.a.O. 632f. Eine neue Rekonstruktion der Iliupersis bringt M. D. Stansbury-O'Donnell in: Amer. Journ. Arch. 93, 1989, 203ff.

92 Aus „Polygnots Gemählde in der Lesche zu Delphi" (1804). Grumach a.a.O. 639.

93 Rumpf 1953, 5. Zur Quellenlage auch Rumpf 1947, 10ff.

94 Zur Auswertung der von H. Brunn und J. Overbeck (SQ) gesammelten Quellen s. Bianchi-Bandinelli 123ff. (EAA s. v.); Moreno 1979 (4–6); 1987 passim.

95 Rouveret 67. A. Kleingünther, *Protos Heuretes*. Philologus Suppl. 26,1 (1933).

96 F. Winter, Attische Lekythos. 55. Berl. Winckelm. Pr. (1895). A. Rumpf, Parrhasios. In: Amer. Journ. Arch. 56, 1951, 1ff.

97 A. Rumpf, *Diligentissime mulieres pinxit*. In: Jahrb. d. Inst. 49, 1934, 6ff.

98 Zu den Malerschulen des 4. Jahrhunderts Moreno 1979 (6) 464ff., 484ff. Ein jüngerer Aristeides, Sohn des Nikomachos, gehört nach Plinius (35,110) eindeutig zur Generation des Nikomachosschülers Philoxenos von Eretria (ca. 320–280 v. Chr.). Der „berühmte" Aristeides von Theben war offensichtlich dessen Großvater, und seine Schaffenszeit ist im wesentlichen schon vor 350 v. Chr. anzusetzen. Dem widerspricht nicht der umfangreiche, erst nach 350 v. Chr. erteilte Auftrag des Mnason von Elateia (vgl. Hölscher 120), aber als 338 v. Chr. aus Theben ein Bild des Aristeides entführt wurde (Plinius 35,98f.), dürfte der Künstler nicht mehr gelebt haben. Auf diesen großen Aristeides, den Plinius häufig und prägnant erwähnt, kommt er 35,111, wohl einer anderen Quelle folgend, nochmals kurz zurück. Den Schwerpunkt seiner Schaffenszeit, wie es meist geschieht, in das 3. Viertel des 4. Jahrhunderts zu setzen, fehlen jedoch eindeutige Belege.

99 Die äußerst unvollständige Überlieferung hinderte allerdings die Forschung nicht, durch unzählige Hypothesen die Lücken zu schließen, oder auch durch kombinierende Interpretation ein Verständnis zu vertiefen. Polygnot: Brunn 11ff. SQ 1042–1079. Reinach 100–134. C. Weickert, Studien zur Kunstgeschichte des 5. Jahrhunderts v. Chr. 1. Polygnot. Abh. Berlin 8, 1947 (1950). Bianchi-Bandinelli 176ff. s. v. Polygnotos (A. Rumpf). Pollitt a.a.O. (s. Anm.

71). Moreno 1979 (4) 635ff. – Zeuxis: Brunn 51ff. SQ 1647–1691. Reinach 199–256. Gschwantler passim. Kraiker a.a.O. (s. Anm. 82). Bianchi-Bandinelli 189ff. s. v. Zeusi (P. Moreno). Moreno 1979 (4) 663ff. – Apelles: Brunn 136ff. SQ 1827–1905. Reinach 400–486. W. Lepik-Kopaczynska, Apelles, der berühmteste Maler der Antike (1962). Bianchi-Bandinelli 129ff. s. v. Apelle (D. Mustilli). Moreno 1979 (6) 494ff.; 1987, 140ff. – Malerviten als Thema der neueren Malerei: Zanker-von Meyer a.a.O. (Anm. 82) Nr. 5–6.

100 Lippold passim. Einschränkend zum Zeugniswert der kaiserzeitlichen „Kopien" u. a. Lauter-Bufe passim. Rouveret 9. Ling 128ff. Vgl. dagegen F. Taglietti, A proposito di una pittura „perduta". In: Studi L. Breglia 3 (1987) 139ff. – Telephosbild aus Herkulanum: Moreno 1987, Abb. 176. Villard 1988, 154 Abb. 155.

101 Hölscher 122ff. H. Fuhrmann, Philoxenos von Eretria (1931). Farbabbildungen: B. Andreae, Das Alexandermosaik aus Pompeji (1977) Taf. 1–18; 25. Ch. Havelock, Hellenistische Kunst (1971) Taf. 11. Moreno 1987, 186f. Abb. 198–199. Villard 1988, 116f. Abb. 115–116. – Zu den Antiquaria: M. M. Markle III, Macedonian Arms and Tactics under Alexander the Great. In: Macedonia and Greece 87ff. St. Bittner, Tracht und Bewaffnung des persischen Heeres zur Zeit der Achaimeniden (1985). Zur inhaltlichen Interpretation der Alexanderschlacht unten S. 156; zur Formgebung S. 119f.

102 M. Bieber – G. Rodenwaldt, Die Mosaiken des Dioskurides von Samos. In: Jahrb. d. Inst. 26, 1911, 1ff. Farbabbildungen: Curtius 336 Taf. 10. Havelock a.a.O. 242 Taf. 13. Villard 1988, 140f. Abb. 139–140. Gemäldekopie der „Straßenmusikanten" aus Stabiae: Ling 218f. Mosaikembleme: Ph. Bruneau, Les mosaïques. Expl. Délos 29 (1972) 32ff.

103 Stuckbilder: Curtius 270ff. Abb. 160–163. Pozzi 138f. Nr. 103–106. Farbabbildungen: Bianchi-Bandinelli 14. Villard 1988, 120ff. Abb. 119–120. 122. Zu den Marmorbildern aus Herkulanum Anm. 55, 145.

104 R. Bianchi-Bandinelli, Tradizione ellenistica e gusto romano nella pittura pompeiana. In: Crit. d'Arte 6, 1941, 3ff.

105 Bianchi-Bandinelli a.a.O. 3ff.

106 R. Bianchi-Bandinelli in: Crit. d'Arte 5, 1940, 77f.

107 Lauter-Bufe 62ff.

108 Lauter-Bufe 4ff. Zum Sitzmotiv der Io im 4. Jahrhundert: Pfuhl Abb. 596, 597, 624. Zur Haltung des Argos: Pfuhl Abb. 628. Lediglich die Figur der Io ist spätklassisch nach B. Wesenberg in: Kanon. Festschr. E. Berger (1988) 344ff.

109 Lauter-Bufe 20ff. K. Schefold in: Studies A. D. Trendall (1979) 155ff. Farbabbildungen: Villard 1971 Abb. 385. Moreno 1987, 143 Abb. 148. – Lauter-Bufe wie auch B. Schmaltz in: Jahrb. d. Inst. 104, 1989, 259ff. halten dieses Andromedabild für eine klassizistische Erfindung.

110 Ebensowenig kann man das Bild des „Triumphierenden Theseus" auf Grund des angeblich ungriechischen Handkußmotivs als Erfindung der griechischen Malerei absprechen (B. Schmaltz in: Arch. Anz. 1989, 71ff.), obwohl die Repliken sehr voneinander abweichen: Villard 1988, 144 Abb. 143–144. Cerulli Taf. 88. Macedonia and Greece 251ff. Ant. Welt 16, 1985, 11 Abb. 17. Der Figurentypus des Theseus in der Replik aus Herkulanum findet in Plastik und Vasenmalerei um 320–300 v. Chr. gute Parallelen.

111 H. Froning, Marmor-Schmuckreliefs mit griechischen Mythen im 1. Jahrhundert v. Chr. (1981) 132ff. lehnt einen Zusammenhang der Marmor-Ara des Kleomenes mit dem Werk des Timanthes ab. Wandbild: Villard 1971, 329 Abb. 383. Vgl. auch Lippold 53ff. Rumpf 120f.

112 Über den Maler ist sonst wenig bekannt: Bianchi-Bandinelli 137, s. v. Athenion. Brunn 198.

113 W. Kraiker, Aus dem Musterbuch eines pompejanischen Wandmalers. In: Studies D. M. Robinson (1951) 801 ff.

114 R. Lindner, Der Raub der Persephone in der antiken Kunst (1984) 30 ff., 58 Nr. 50. Taf. 14,1. Moreno 1987, 103 ff. Abb. 116, 118.

115 Moreno 1979 (6) 710 ff. Moreno 1987, 125 ff. Rouveret 235. E. Thomas, Nikomachos in Vergina? In: Arch. Anz. 1989, 219 ff.

116 Blümner IV 414 ff. Die Malerei wurde als *zographia,* das Gemälde als *zographema* bezeichnet.

117 Schweitzer 1925, 18 ff. H. Philipp, Tektonon Daidala (1968) 70 ff. N. Himmelmann, Über Bildende Kunst in der homerischen Gesellschaft. Abh. Mainz 1969, 42 ff.

118 A. E. Raubitscheck, Dedications from the Athenian Akropolis (1949) 522 ff. Eumares-Antenor: ebenda 498 ff. Nr. 197. Zu Phidias und Panainos Plinius 35,54; 36,177. Strabon VIII 354. Ob Parrhasios der Sohn des Bildhauers Euenor war, wie Raubitschek a.a.O. 496 ff. erwägt, bleibt unsicher. Maler, die auch als Bildhauer tätig waren: Plinius 35,85 (Polygnot). 34,88 (Mikon). 34,77; 35,128 (Euphranor). 34,91; 35,106 (Protogenes). 35,66 (Zeuxis). 34,50 (Aëtion).

119 Plutarch, Perikles 2,1. Vgl. Lukian, Traum 1,9. Zeugnisse des 4. Jhs.: Platon, Staat 495 D–E. Gesetze 644 A–B. Aristoteles, Ath. Pol. 1278 A. 1328 B. Zum Begriff des *banausos* Philipp a.a.O. 74 ff.

120 Plinius 35,147. Brunn 175, 196, 201 f. Zum Ansehen der Malerei Plinius 35,77; der Ruhm des Melanthios habe den Ausschlag gegeben, „daß zuerst in Sikyon, dann in ganz Griechenland freigeborene Knaben, was vorher vernachlässigt worden war, im Zeichnen, d. h. in der Malerei auf Buchsbaumholz unterrichtet wurden und daß diese Kunst den ersten Rang unter den freien Künsten einnahm. Sie hat überhaupt immer in solchem Ansehen gestanden, daß Freigeborene, dann auch ehrbare Leute sie übten". Als Maler betätigten sich u. a. der Philosoph Metrodoros (Plinius 35,135), der Dichter Euripides (Suidas s. v.; SQ 1116–1117), der Philosoph Pyrrhon (Brunn 175), der Aristokrat Fabius Pictor (Plinius 35,19. A. Rouveret in: OPUS 6/7, 1987/89, 107 ff.).

121 Schenkungen: Plinius 35,132 (Nikias). Plutarch, Kimon 4. Plinius 35,59 (Polygnot). Vgl. auch Plutarch, De glor. Ath. 2 (SQ 1109).

122 Neutsch 7, 14. Wer ein Choregenamt übernahm, mußte vermögend sein.

123 Athenaios XII, 543 C–F; XV, 687 C. Aelian, Var. hist. 9, 11 (vgl. SQ 1700). Gschwantler 119 ff. A. J. B. Wace, The Cloaks of Zeuxis and Demetrius. In: Österr. Jh. 39, 1952, 111 ff.

124 Suidas s. v. Pamphilos. Vgl. Plinius 35,76. Lehrschriften anderer Maler: Plinius 35,79; 111 (Apelles). Suidas s. v. Protogenes. Vitruv VII praef. 11 (Agatharch). Plinius 35,129 (Euphranor). Zum Kanon des Polyklet H. Philipp u. E. Berger in: Polyklet. Ausstellung Frankfurt 1990, 135 ff., 156 ff.

125 Plutarch, Perikles 13. Brunn 65. Rouveret 114. Zur Signatur des Apollodoros bzw. Zeuxis: Plutarch, De glor. Ath. 2. Plinius 35,63. Frühe Konkurrenzsignatur eines Vasenmalers: Euphronios, der Maler. Ausstellung Berlin 1991, 14 ff. Anm. 7 (L. Giuliani).

126 W. Schubart, Griechische Briefe aus Ägypten. In: Antike 8, 1932, 113 ff., 126 ff. (hiernach die im folgenden zitierte Übersetzung). M. Novicka, Theophilos, peintre alexandrin et son activité. In: Alessandria e il mondo ellenistico-romano. Festschr. A. Adriani (1984) 256 ff.

127 Plinius 35,118. Plutarch, Alkibiades 16. Andokides, Alkibiades 17 (SQ 1124).

Demosthenes, Midiam 147 (SQ 1125). Zum römischen Maler Famulus bemerkt Plinius vergleichbar (35,120): „Das Gefängnis seiner Kunst ist das goldene Haus des Nero gewesen."

128 Aelian, Var. hist. 4, 12 (SQ 1671). Gschwantler 138. Zum Krieger des Theon: Aelian, Var. hist. 2, 44 (SQ 1948). Zu Künstleragonen Gschwantler 128ff. Vgl. hier S. 11, 140. Zeuxis und Aëtion in Olympia: Plinius 35,62. Lukian, Herodot sive Aëtion 4 (SQ 1938).

129 Plinius 35,51 weist auf ein 120 Fuß hohes Bildnis des Nero auf Leinwand als eine Neuheit hin. Unter den kaiserzeitlichen Mumienbildnissen finden sich die ersten erhaltenen Gemälde auf Leinwand, s. unten Anm. 168. Papyrus und Pergament wurden in erster Linie für Buchrollen verwendet, Blümner I 308ff. Zu einem apotropäischen Gemälde auf Pergament Plinius 35,121.

130 Polychrome Malerei zeigt auch der archaische Votivpinax Hesperia 2, 1933, 605 Abb. 73 (Abb. 44). Archaische polychrome Totenkultkeramik: J. K. Brock, Fortetsa. Early Greek Tombs near Knossos (1957) Taf. 117–130. K. Kübler, Kerameikos VI 2 (1970) Taf. 38–53. Zur jüngeren polychromen Keramik vgl. unten Anm. 135. – Zum schwarzfigurigen Stil J. Boardman, Schwarzfigurige Vasen aus Athen (1977).

131 Antike Denkmäler II Taf. 9. Rumpf Taf. 12, 1–4. H. Mommsen bereitet eine neue Publikation vor. – Weihepinakes: J. Boardman, Painted Votive Plaques. In: Ann. Brit. Ath. 49, 1954, 183ff. B. Graef, Die antiken Vasen von der Akropolis zu Athen I (1925) Nr. 2493ff. Korinthische Pinakes: Antike Denkmäler I (1891) Taf. 8. A. Geagan in: Arch. Anz. 1970, 31ff.

132 Thermos: Antike Denkmäler II (1908) Taf. 51. Villard 1969, 32 Abb. 33–34. Kalydon: E. Dyggve, Das Laphrion. Der Tempelbezirk von Kalydon (1948) 149ff., zur Maltechnik 201ff. Der Waffenläufer-Pinax von der Akropolis (Villard 1969, 313 Abb. 359) trug ursprünglich die Lieblingsinschrift des Megakles, die getilgt und durch den Namen des Glaukytes ersetzt wurde; verschiedene Anlässe zwischen 510 und 486 v. Chr. werden erwogen.

133 M. Moretti in: Arch. Class. 9, 1957, 18ff. Taf. 1–7. F. Roncalli, Le lastre dipinte da Cerveteri (1966). M. Sprenger – G. Bartolini, Die Etrusker (1977) Taf. 74–75. Verkleidungsplatten des 7. Jhs. v. Chr.: C. Wikander, Acquarossa I. The Painted Architectural Terracottas (1981).

134 J. Boardman, Rotfigurige Vasen aus Athen. Die archaische Zeit (1981). Robertson 1992. Zum Pinax der Niinnion unten Anm. 254.

135 Wintermeyer 45ff. Robertson 173–174. Villard 1988, 132 Abb. 130–131; 186 Abb. 193. Zur Technik der weißgrundigen Lekythen Wehgartner 20ff. Italische polychrome Gattungen: L. Forti, La ceramica di Gnathia (1965). Rumpf 136f. L. Bernabo-Brea – M. Cavalier, La ceramica policroma liparese (o. J.).

136 P. Reuterswärd, Studien zur Polychromie der Plastik. Griechenland und Rom (1960) 67ff. K. Yphantidis, Die Polychromie der hellenistischen Plastik (Diss. Mainz 1984). V. Manzelli, La Policromia nella Statuaria Greca Arcaica (1994). Von der Ganosis, einer Behandlung des Marmors mit Wachs, ist nur bezüglich der nackten Teile von Statuen die Rede (Vitruv VII 9,3). Es handelte sich dabei um ein Glättungs- und Konservierungsverfahren, das zugleich eine natürliche Hautfarbe erzeugte. – Zur Polychromie der Architektur unten Anm. 243.

137 G. M. A. Richter, The Archaic Gravestones of Attica (1961) Nr. 57, 61, 70–73. Farbige Rekonstr. der Lysias-Stele (Richter Nr. 70): Kraiker Taf. IV. Geritzt auch noch die Kriegerstelen von Theben: Pfuhl Abb. 633–634.

138 E. Breccia, La Necropoli di Sciatbi (1912) Taf. 22–33. Brown 13ff. A. Gazal, Graptai Stelai tes hellenistikes Alexandrias (1964).

139 Rumpf 1947, 12f.; L. Bacchielli, Le pitture della „Tomba dell'Altalena" di Cirene. In: Quad. Arch. Libia 8, 1976, 355ff.
140 A. S. Arbanitopoulos, Graptai Stelai Demetriados-Pagason (1928).
141 Andronikos 83ff. Abb. 43–45. C. Saatsoglu-Paliadeli, Ta epitaphia mnemeia apo te megale toumba tes Verginas (1984).
142 S. oben Anm. 139. Stelen von Volos: v. Graeve – Preußer 120ff.
143 v. Graeve 1979, 111ff. F. Preußer – V. v. Graeve, Malerei auf griechischen Grabsteinen. In: Maltechnik – Restauro 1, 1981, 11ff.
144 V. v. Graeve – E. Walter-Karydi, Der Naiskos des Hermon. In: Kanon. Festschr. E. Berger (1988) 331ff.
145 V. v. Graeve, Marmorbilder aus Herkulanum und Pompeji. In: Ricerche 283 Abb. 17.
146 P. Bocci in: Studi Etr. 27, 1960, 109ff. Farbabbildungen: Sprenger – Bartolini a.a.O. (s. Anm. 133) Taf. 212–213. Villard 1988, 107f. Abb. 102–104. Zum Priestersarkophag von Tarquinia, dessen Farben weniger gut erhalten sind, H. Blanck in: Ricerche 79ff.
147 Ergon 1987 (1988) 44ff. Abb. 45–49. M. Andronikos, Malerei im alten Makedonien. In: Arch. Ephem. 126, 1987 (1989) 376 Abb. 3–4.
148 Bianchi-Bandinelli 19ff. s. v. affresco (M. Cagiano de Azevedo). Steingräber 91ff. (L. Vlad Borelli).
149 Vitruv VII 9,3–4. Plinius 21,85; 33,122. – Zur römischen Technik Berger 98ff. W. Klinkert in: Röm. Mitt. 64, 1957, 111ff. Ling 198ff.
150 S. Marinatos, Excavations at Thera IV (1971) – VII (1976). Andere Funde: G. Rodenwaldt, Tiryns II. Die Fresken des Palastes (1912). A. Evans, The Palace of Minos III (1930) 31ff., 201ff. M. L. Lang, The Palace of Nestor at Pylos in Western Messenia II. The Frescoes (1969). S. Marinatos – M. Hirmer, Kreta, Thera und das mykenische Hellas$^2$ (1973) 56ff., 115ff.; 155ff. S. A. Immerwahr, Aegean Painting in the Bronze Age (1990).
151 O. Broneer, Temple of Poseidon. Isthmia I (1971) 33ff.
152 Das ältere Grab von Elmali liegt bei Kizilbil, das jüngere bei Karaburun. M. J. Mellink in: Amer. Journ. Arch. 74, 1970, 251ff.; 75, 1971, 245ff.; dies., Local, Phrygian and Greek Traits in Northern Lycia. In: Rev. Arch. 1976, 21ff.; dies., Notes on Anatolian Wall Painting. In: Mansel'e Armagan I (1974) 537ff. Taf. 163–167 (Kizilbil); Taf. 168–170 (Karaburun). – Vergleiche in der assyrischen Wandmalerei: A. Parrot, Assur (1961) Abb. 109–120; 342–347.
153 M. Napoli, La Tomba del Tuffatore (1970). A. Rouveret, La Tombe du Plongeur et les fresques étrusques: Témoignages sur la peinture Grecque. In: Rev. Arch. 1974, 15ff. Andere unteritalische Kastengräber: F. T. Bertocchi, La pittura funeraria apula (1964). St. Steingräber, Grabmalerei in Unteritalien. In: AntWelt 20, 1989, 3ff. Pontrandolfo – Rouveret 1992 passim (Paestum).
154 V. Micoff, Le Tombeau antique près de Kazanlâk (1954). A. Vassiliev, Das antike Grabmal von Kazanlak (1959). J. Skivkova, Das Grabmal von Kazanlak (1973). P. Zazoff u. a., Zur thrakischen Kunst im Frühhellenismus. In: Arch. Anz. 1985, 619ff. Villard 1988, 112 Abb. 109–113.
155 M. Petsas, Ho Taphos ton Lefkadion (1966). Bruno 1977 Abb. 6–8. Moreno 1987 Abb. 214.
156 K. A. Rhomaios, Ho Makedonikos Taphos tes Verginas (1951). Andronikos 35ff. Abb. 15–16. Moreno 1987 Abb. 215 („Bella Tumulus").
157 Philippsgrab: Andronikos 97ff. Arch. Ephem. 126, 1987 (1989) 369 Abb. 1 (Rekonstruktion). Moreno 1987, 115ff. Persephonegrab: Andronikos 86ff. Arch. Ephem. 126, 1987 (1989) 373. Moreno 1987, 103ff. Prinzengrab: Andronikos 198ff. – Eine abschließende Publikation der Funde durch C. Saatso-

glu-Paliadeli steht bevor. Zur historischen Bedeutung der Königsgräber: Moreno 1979 (6) 703ff. N. G. L. Hammond, The Royal Tombs of Vergina: Evolution and Identities. In: Ann. Brit. Ath. 86, 1991, 69ff.

158 B. Gossel, Makedonische Kammergräber (1980), 178ff. Nr. 20. S. G. Miller, The Tomb of Lyson and Kallikles: A Painted Macedonian Tomb (1993).

159 R. A. Tomlinson, The Ceiling Painting of the Tomb of Lyson and Kallikles at Lefcadia. In: Ancient Macedonia 4, 1986, 607ff. Gossel a.a.O. 47. A. Adriani, Repertorio d'arte dell'Egitto Greco-Romano. Ser. C 1–2 (1963) Taf. 71–72.

160 Gossel a.a.O. 192ff. Nr. 23. K. Rhomiopoulou in: Arch. Anal. Ath. 6, 1973, 87ff. mit Frontispiz.

161 M. Bulard, Peintures murales et mosaïques de Délos. In: Mon. Piot. 14, 1907 (1908) 91ff. Bruno 1985.

162 U. Bezerra de Meneses, L'Ilôt de la Maison des Comédiens. Expl. Délos 27 (1970) 151ff. Taf. 21–25. Bruno 1985, Taf. III–VII. Zur rituellen Fassadenmalerei an delischen Häusern unten Anm. 299.

163 K. Wehlte, Werkstoffe und Techniken der Malerei (1967) 383ff. Zu den in der Antike verwendeten Nutzhölzern Blümner II 245ff., IV 437ff. Berger 175f. Ehlich 141ff.

164 Ehlich 80ff. Gassner 65ff.

165 Andronikos 198ff. Zu den *sanides* der Stoa Poikile Rouveret 240ff. Derartige Wandbilder hatten offensichtlich meist Friesformat, vgl. oben S. 32 mit Anm. 48. Die in den Inschriften von Delos erwähnten *pinakes makroi diazomatikoi* dürften sich auf die gleiche Bildform beziehen (s. unten Anm. 242). Die Übergänge zwischen Tafel- und Wandmalerei erweisen sich hier als fließend.

166 EAA VI (1964) 200ff. s. v. Pitsa (A. Orlandos). Villard 1969 Abb. 357. Moreno 1987 Abb. 11. H. Walter-Karydi, Prinzipien der archaischen Farbgebung. In: Studien zur klass. Archäologie. Festschr. F. Hiller (1986) 26ff. Abb. 1–3.

167 British Museum 1975. 7–28.1. Brit. Mus. Yearbook 2, 1977, 197f. (B. Cook). Moreno 1987 Abb. 15.

168 A. F. Shore, Portrait Painting from Egypt. British Museum (1972) 20ff. J. E. Berger – R. Creux, L'œil et l'éternité. Portraits romaines d'Egypte (1977). Zur Bestattungssitte der Mumien R. Gerner u. a. in: Ant. Welt 24, 1993, 186ff.

169 E. Simon, Ein unvollendetes Mumienporträt. In: Jahrb. Mainz 9, 1962, 68ff.

170 Berger 185ff. R. Büll, Vom Wachs. Hoechster Beiträge zur Kenntnis der Wachse I 7,1 (1963) 321ff. Bianchi-Bandinelli 30ff. s. v. encausto (M. Cagiano de Azevedo).

171 Plinius 35,45; 13,67; 28,236. Berger 177ff. Zum punischen Wachs Büll a.a.O. 340ff.

172 Berger 172f.

173 Beigaben: Berger 211ff., 230ff., 263ff. Ling 209f. H. G. Bachmann – W. Czysz in: Germania 55, 1977, 85ff. Werkstattbilder: Berger 172ff. Büll a.a.O. 381. Blümner IV 437ff. Borda 387 (Journ. Hell. Stud. 39, 1919, 144).

174 Varro, De re rust. III 17 (Reinach 8), schon im 4. Jh. v. Chr. verwendet.

175 Nicht mehr verarbeitete Malerfarben kamen in größeren Mengen in Pompeji zutage: S. Augusti, I Colori Pompeiani (1967).

176 Heraclius, Von den Farben und Künsten der Römer (Quellenschriften für Kunstgeschichte und Kunsttechnik des Mittelalters und der Renaissance IV. 1873. Nachdr. 1970). Zu Isidorus von Sevilla Plinius 35, Anhang 145ff. Naturwissenschaftliche Angaben ebenda 175ff. (R. König – G. Winkler). Primärquellen: Plinius 33,89ff., 111ff., 158ff.; 35,29ff. Vitruv VII 7ff. Theophrast, De lapid., Dioscurides, mat. med. V.

177 Zum folgenden Berger 255ff. Blümner IV 464ff. Augusti a.a.O. passim. Vgl.

auch Wehlte a.a.O. (s. Anm. 163) 57ff. Von den Pigmentbezeichnungen sind die antiken Farbwörter abzusetzen: H. Dürbeck, Zur Charakteristik der griechischen Farbenbezeichnungen (1977). P. G. Maxwell-Stuart, Studies in Greek Colour Terminology I–II (1981).

178 Vitruv VII 13. Blümner I 230ff., IV 320. Berger 258ff. Imitationen des Purpur: Vitruv VII 14. Platon, Timaios 67 C.

179 Blümner IV 468ff. Anders J. Riederer, vgl. Anm. 243.

180 Fuhrmann a.a.O. (s. Anm. 101) 26ff., 203ff. I. Scheibler, Die „Vier Farben" der griechischen Malerei. In: Ant. Kst. 17, 1974, 92ff. Bruno 1977, 53ff.

181 Platon, Staat IV 420 C (Reinach 42). Aristoteles, De sensu 3 (Reinach 38). Poetik VI 15 (Reinach 33).

182 Ausgehend von Heraclius III C 58: W. Lepik-Kopaczynska, Colores floridi et austeri in der antiken Malerei. In: Jahrb. d. Inst. 73, 1958, 79ff. Scheibler a.a.O. 95f. Eine antike Polemik in der Anwendung verschiedener Koloritstile vermutet Rouveret 255ff., 265ff.

183 Plinius 35,22. 97 (Apelles). 33,160; 35,42 (Polygnot). 35,38 (Nikias).

184 Plinius 35,64. Bruno 1977, 41ff. Rouveret 252f. Bianchi-Bandinelli 86ff. s. v. monochromata (S. de Marinis).

185 Plinius 35,134 (Athenion). 130 (Antidotos). 98 (Aristeides). 137 (Nikophanes).

186 v. Graeve 1979, 118f., vgl. oben S. 84f. Pollux dürfte eine hellenistische Quelle verwendet haben.

187 W. Lepik-Kopaczynska, Die Inkarnatfarbe in der antiken Malerei. In: Klio 41, 1963, 95ff.

188 Platon, Kratylos 424 D. Theophrast, De lapid. 95.

189 Zur Farbgebung von Schattenpartien Bruno 1977, 79ff.

190 Plutarch, De defect. orac. 6; 47 (Reinach 110). Platon, Timaios 67 C spricht im Zusammenhang mit Fragen der sinnlichen Wahrnehmung von Farbmischungen und scheint die Malerpraxis zu kennen, wenn er für einige Mischungen ein blaustichiges Atramentum angibt.

191 Brunn 62.

192 Platon, Staat 586 B. Phaidon 69 B. Parmenides 165 C–D. Aristoteles, De sensu 439. B. E. Keuls, Plato and the Greek Painting. In: Amer. Journ. Phil. 95 (2), 1974, 10ff.; dies., Skiagraphia once again. In: Amer. Journ. Arch. 79, 1975, 1ff., 13ff. Kritisch: E. Pemberton in: Amer. Journ. Arch. 80, 1976, 82ff.

193 Platon, Theaitet 208 E. Parmenides 165 C–D. Gesetze 663 C. Aristoteles, Rhetorik 3, 12.5. De sensu 440 A.

194 Pfuhl 1923; Swindler 1929; Robertson 1959; 1992. T. Rasmussen – N. Spivey (Hrsg.), Looking at Greek Vases (1991). Zur Funktion der bemalten Keramik I. Scheibler, Griechische Töpferkunst (1983) 11ff., 137ff.

195 Zum folgenden Pollitt 14ff., 160ff. *(symmetria)*. 117ff., 170ff. *(akribeia-aletheia)*. 76 *(katagrapha)*. 194ff. *(ethos, pathos, animus)*. Vgl. auch Hoesch 43ff., 98ff., 192ff.

196 Pollitt 37ff.; zur *dispositio* 148. Plinius 35,80.

197 E. G. Pemberton, The Beginning of Monumental Painting in Mainland Greece. In: Studia pompeiana & Classica in Honor of W. F. Jashemski II (1989) 181ff. P. G. Schaus, The Beginning of Greek Polychrome Painting. In: Journ. Hell. Stud. 108, 1988, 107ff.

198 Von dem Ägyptologen H. Schäfer eingeführter Begriff, s. G. Krahmer, Figur und Raum in der ägyptischen und griechisch-archaischen Kunst. 28. Hall. Winckelm. Pr. (1931) 7ff., 58ff.

199 Bauchamphora in Boulogne, Kraiker Taf. 23. Simon – Hirmer Taf. 76. Priamos:

LIMC I (1981) s. v. Achilleus 147ff. Taf. 121, 642 (Bronzerelief). 645 (Vasenbild). Sophilos: M. Moore – M. Z. P. Philippides, Attic Black-Figured Pottery. Agora 23 (1986) Taf. 121 Nr. 1912. G. Bakir, Sophilos (1981) Taf. 83 Abb. 171.

200 J. Borchardt, Zur Darstellung von Objekten in der Entfernung. In: Tainia. Festschr. R. Hampe (1980) 257ff. rechnet – wohl nicht zutreffend – bereits für das 6. Jahrhundert mit einer Fernsichtperspektive in der Landschaftsdarstellung. – Zur „vorstelligen" Erzählweise N. Himmelmann, Erzählung und Figur in der archaischen Kunst (1967). A. M. Snodgrass, Narration und Allusion in Archaic Greek Art (1982).

201 Walter-Karydi a.a.O. (s. Anm. 166) 28.

202 Zur assyrischen Wandmalerei oben S. 89 mit Anm. 152.

203 „Philoktet" und „Ankaios" des Aristophon: Brunn 36ff. SQ 1127–1129. Vasenmalerei: N. Alfieri – P. E. Arias, Spina (1958) Taf. 50,53 (Seher). Pfuhl Abb. 418 (Patroklos verwundet). Moreno 1987 Abb. 50. Pfuhl Abb. 490 (Philoktet).

204 Dies ändert sich auch in der Folgezeit zunächst kaum: L. G. Nelson, The Rendering of Landscape in Greek and South Italian Vase Painting (1980).

205 Zu den Anfängen der Schattengebung A. Rumpf in: Jahrb. d. Inst. 49, 1934, 6ff. Schlagschatten: Moreno 1987 Abb. 92. Flüssiges: Moreno 1987 Abb. 19. Wellen: Robertson 1959, 110. Flammen: Pfuhl Abb. 297. 477. 515. Felsen: Robertson 1959, 125ff.

206 P. Moreno, Il realismo nella pittura greca del IV sec. A. C. In: Riv. Ist. Arch. 13–14, 1964–65, 27ff.

207 L. Burn, The Meidias Painter (1987). Zum Kunsturteil des Aristoteles oben S. 40.

208 Plinius 35,90. Menelaos des Zeuxis: SQ 1677. Iphigenie des Timanthes: Plinius 35,73. SQ 1735. Aristeides: Plinius 35,98.

209 Krater Berlin, Pfuhl Abb. 554; Villard 1971 Abb. 287. Trauernder Vater: Lekythos Berlin, CVA 8 Taf. 13. Mit dieser Entwicklung geht eine zunehmende Differenzierung in der Darstellung von Individuen und Karikaturen, also eine Entfaltung der Porträtkunst einher.

210 Anm. 297. – Tierdarstellungen: Pfuhl Abb. 507 (Kelchkrater, New York). Das Pferd dieser Reiterin in Vorderansicht zeigt noch keine Verkürzung des Pferderumpfes. Jüngere Beispiele: H. Lohmann, Grabmäler auf unteritalischen Vasen (1979) Taf. 21,2. E. Buschor, Griechische Vasen (1969) 266 Abb. 269. Kopien: Pfuhl Abb. 648 (Alexandermosaik). Borda 201 (Pompeji, Casa del Centauro). Curtius Abb. 161 (Stuckbild aus Herkulanum). Borda 221 (Rom, Domus Transitoria).

211 Villard 1988 Abb. 119. Lohmann a.a.O. Taf. 12ff., 20 u. a. m. Zum folgenden Richter 30ff. Hoesch 51ff. Gigante 53ff. Vgl. auch Anm. 223.

212 Andronikos Abb. 45, 64, 167. Weiteres zur Abschattierung oben S. 85, 104.

213 Moreno a.a.O. (s. Anm. 206) 35 Abb. 5. Andreae a.a.O. (s. Anm. 101) Taf. 11–13. Rouveret 291. L. Balensiefen, Die Bedeutung des Spiegelbildes als ikonographisches Motiv in der antiken Kunst (1990).

214 Die Farbgebung der Gewänder scheint häufig bestimmten Wertvorstellungen und Bedeutungstopoi entsprochen zu haben, die auch in der Dichtung belegt sind: I. Scheibler, Zum Koloritstil der griechischen Malerei. In: Pantheon 36, 1978, 299ff. H. Stulz, Die Farbe Purpur im frühen Griechentum (1990).

215 Pollitt 185ff. Vgl. oben S. 38f.

216 Bezeichnend ist einerseits der Typus des stehenden Kriegers in seiner raumgreifenden Torsion (Andronikos Abb. 16. Moreno 1987 Abb. 215, hier Taf. IIIa),

andererseits die massige, in reiche Stoffe gehüllte und kaum bewegte weibliche Figur (Villard 1988 Abb. 130.131.193).

217 P. W. Lehmann, Roman Wall Painting from Boscoreale in the Metropolitan Museum of Art (1953). Villard 1988 Abb. 133–134. Zum Bildthema unten S. 160f. mit Anm. 284.

218 B. Wesenberg, *Certae rationes picturam*. In: Marb. Winckelm. Pr. 1975/76, 23ff.

219 Aelian, Var. hist. II 44 (SQ 1948). Vgl. oben S. 77.

220 Villard 1988 Abb. 147–148. Zur Replikenrezension Curtius 208ff. Lauter-Bufe 9ff. Zur Farbgebung Scheibler a.a.O. (s. Anm. 214) 305ff.

221 Pfuhl Abb. 664. Farbabbildung nach dem Original: Havelock a.a.O. (s. Anm. 101) Taf. XII.

222 Zum Begriff *compendiaria* Rouveret 229ff. Pollitt 226ff. Moreno 1979 (6) 713.

223 „Konsequenter" als die spätklassischen Naiskoi ist ein „Interieurbild" aus der Villa dei Misteri konstruiert: Villard 1988, Abb. 195. Um annähernd zentralperspektivische Konstruktionen bemüht sich vor allem die römische Wandmalerei des 2. bis 4. pompejanischen Stils. Zum Unterschied antiker und neuzeitlicher Linearperspektive: E. Panofsky, Die Perspektive als „symbolische Form". In: Vorträge der Bibliothek Warburg 1924/25 (1927). Nachdr. in: H. Oberer – E. Verheyen (Hrsg.), Aufsätze zu Grundfragen der Kunstwissenschaft (1985) 99ff. G. Simon, Der Blick, das Sein und die Erscheinung in der antiken Optik (1992). Zur Bedeutung der Skenographie für die Linearperspektive unten S. 151f.

224 Helbig 465. Rumpf 1947, 19ff. A. Gallina, Le pitture con paesaggi dell'Odissea dall'Esquilino. Stud. Misc. 6 (1964). P. H. v. Blanckenhagen, The Odyssey Frieze. In: Röm. Mitt. 70, 1963, 100ff. R. Biering (ungedr. Dissertation Bochum 1992) schließt auf Grund der Malweise einen Kopiervorgang aus. Griechische Maler in Rom: Plinius 35,135 (Metrodoros). 35,154 (Damophilos und Gorgasos). SQ 2141–2142 (Demetrios). Helbig 2482. Bragantini – Vos 22 Abb. 1 (Seleukos). Vgl. auch Ling 234, Bibliographie zu Kap. 11.

225 R. Ling, Studius and the Beginnings of Landscape Painting. In: Journ. Rom. Stud. 67, 1977, 1ff. Zur römischen Landschaftsmalerei auch Blanckenhagen – Alexander 10ff., 18ff. Mielsch 194ff. Cerulli 249ff. (Peters). Zu Vorbildern aus Alexandria K. Schefold in: Athen. Mitt. 71, 1956, 211ff.

226 G. Gullini, I mosaici di Palestrina (1956). Gesamtansicht Villard 1988, 176 Abb. 181. Zum Bildthema unten S. 179.

## *Kapitel III: Aufgaben und Bildinhalte*

227 Zum folgenden D. C. Kurtz – J. Boardman, Thanatos. Tod und Jenseits bei den Griechen (1985). M. Herfort-Koch, Tod, Totenfürsorge und Jenseitsvorstellungen in der griechischen Antike. Eine Bibliographie (1992).

228 A. Rouveret – A. Pontrandolfo in: Ricerche 99ff. Pontrandolfo – Rouveret Taf. 123, 137, 152–153 u. a. m. Ältere Darstellungen: E. Vermeule, Painted Mycenaean Larnakes. In: Journ. Hell. Stud. 85, 1965, 123ff. G. Ahlberg, Prothesis and Ekphora (1971). D. P. Brooklyn, Attic Black-Figure Funerary Plaques (1982). H. Mommsen, Der Grabpinax des Exekias mit den trauernden Frauen. In: H. A. G. Brijder (Hrsg.), Ancient Greek and Related Pottery (1984) 329ff.

229 C. Grunwald, Frühe attische Kampfdarstellungen. In: Acta praehist. arch. 13/14, 1982, 155ff. K. Tancke, Wagenrennen. In: Jahrb. d. Inst. 105, 1990, 95ff.

230 B. Schmaltz, Griechische Grabreliefs. Erträge der Forschung 192 (1983) 24ff. Archaische Stelen: Richter a.a.O. (s. Anm. 137).

231 Bacchielli a.a.O. (s. Anm. 139). Zu Darstellungen von Frauen im Kindbett U. Vedder in: Athen. Mitt. 103, 1988, 161ff.

232 Anders Zazoff a.a.O. (s. Anm. 154) 619ff.

233 M. P. Nilsson, Geschichte der griechischen Religion I (3. Aufl. 1967) 198f. Bildbeispiele: Pontrandolfo – Rouveret Taf. 94, 112, 191 u. a. m. (Granatäpfel). Kurtz – Boardman a.a.O. Abb. 98. Z. Barow in: Getty Mus. Journ. 5, 1977, 145ff. (Sport und Agon). Steingräber Nr. 62 Taf. 66–67. Nr. 69 Taf. 79–83. Moreno 1987 Abb. 218–219 (Waffen). I. Bokotopoulou in: Praktika 12. Arch. Symposion Athen 1983, 2 (1988) 25ff. (Kultrequisiten).

234 R. O. Barnett, Ancient Oriental Influence on Archaic Greece. In: The Aegaean and the Near East. Festschr. H. Goldman (1956) 212ff. Zum folgenden Bull. Corr. Hell. 99, 1975, 644 (Larnax Tanagra). R. M. Cook, Clazomenian Sarcophagi (1981). F. Hölscher, Die Bedeutung archaischer Tierkampfbilder (1972). H. Demisch, Die Sphinx (1977). H. Hoffmann, Knotenpunkte. In: Hephaistos 2, 1980, 127ff.

235 Steingräber 53ff. Nr. 120 Taf. 157–158. Zum Grab von Elmali s. Anm. 152.

236 Steingräber 62ff.

237 L. Cerchiai in: Dial. Arch. 5, 1987, 113ff.

238 Kurtz – Boardman a.a.O. (s. Anm. 227) 129ff., 400 Taf. 7. Pfuhl Abb. 535. Zur Hadespforte: B. d'Agostino in: Arch. Stor. Ant. 4, 1982, 43ff., 51ff.

239 Steingräber 50f., 57ff. (C. Weber-Lehmann). 62ff. Zwischen einem lykisch-etruskischen Jenseitsglauben und dem griechischen, der wie im Tauchergrab von Paestum ein im Diesseits spielendes Symposion darstelle, unterscheidet O. Murray, Death and the Symposion. In: Ann. Arch. Stor. Ant. 10, 1988, 239ff.

240 Pausanias I 22,6 (Propyläen). X 38,6 (Ephesos). Strabo 14, 637 (Hera-Tempel Samos). 9, 396 (Zeus-Tempel Piräus). Cicero, Verres 4, 122. Hebert 250, Q 497 (Athena-Tempel Syrakus).

241 Noch schwach sind auf dem Pinax des Vasenbildes in Neapel zwei Reiter, wohl die Dioskuren zu erkennen: J. Boardman, Griechische Plastik. Die archaische Zeit (1981) Abb. 259.

242 Zum folgenden C. Blinckenberg, La Chronique du Temple Lindien (1912) 12, 88ff. R. Vallois, Les Pinakes Déliens. In: Mélanges Holleaux (1913) 289ff. W. K. Pritchett in: Hesperia 25, 1956, 250ff. Gasser 7ff. mit ausführlichem Kommentar der delischen Inschriften.

243 K. Eliakes, Architekturmalerei im Tempel der Nemesis von Rhamnus. In: Arch. Delt. 31, 1976, 244ff. E. L. Schwandner, Der ältere Porostempel der Aphaia auf Aegina (1985) 130ff., 136ff. (J. Riederer). Archaische Dachterrakotten: N. A. Winter (Hrsg.) in: Hesperia 59, 1990, 1ff.

244 K. Tancke, Deckenkassetten in der griechischen Baukunst. In: Ant. Welt 20, 1989, 24ff. Bemalte Türen bzw. Türrahmen: A. Büsing-Kolbe in: Jahrb. d. Inst. 93, 1978, 66ff. H. H. Büsing in: Studies in Class. Arch. Festschr. P. H. v. Blanckenhagen (1979) 29ff. Vgl. auch Simonides, Anthol. Greca I 74.78 (SQ 1087).

245 M. F. Billot, Recherches aux XVIIIe et XIXe siècles sur la polychromie de l'architecture greque. In: M. C. Hellmann u. a. (Hrsg.) Paris-Rome-Athènes (1982) 61ff.

246 Im Auftrag des Themistokles wurde das Mysterienheiligtum von Phlya ausgemalt (Plutarch, Them. 1). Zur Bauzeit gehörten wohl die Wandgemälde von Delphi (Plinius 35,138) und Plataiai (Pausanias IX 4, 1–2). Fraglich bleibt dies

für die Bilder der Wände von Thespiai (Plinius 35,123) oder des Tempels von Messene, wo angeblich Omphalion die Gemälde schuf (Pausanias IV 31, 11). Zur Ausmalung römischer Tempel Plinius 35,17.19.120.

247 Mit dem Pentheusbild könnte das Vorbild des Pentheusbildes im Vettierhaus (Abb. 8) identisch gewesen sein, da sein Zeitstil der vermuteten Bauzeit des Tempels, dem späteren 5. Jh. v. Chr., entspricht.

248 W. Burkert, Griechische Religion der archaischen und klassischen Epoche (1977) 416ff. – Pausanias (VI 6, 11) weist auf ein ungewöhnliches Gemälde hin, das sich auf eine Lokalsage von Temesa bezog und unter anderem einen Dämon zeigte, „schrecklich schwarz in der Farbe und in seiner ganzen Gestalt furchtbar, mit einem Gewand aus Wolfsfell bekleidet".

249 G. Ahlberg-Cornell, Myth and Epos (1992). K. Schefold, Götter- und Heldensagen der Griechen in der Früh- und Hocharchaischen Kunst (1993).

250 K. Stähler, Griechische Geschichtsbilder klassischer Zeit (1992) 49ff. K. Jeppesen, Dilemma der Sieben vor Theben. In: Acta Arch. 41, 1970, 154ff. 42, 1971, 110ff. Andere Deutungen des Argonautenbildes: M. Prange, Der Niobidenmaler und seine Werkstatt (1989) 102ff.

251 R. B. Kebric, The Paintings in the Cnidian Lesche at Delphi and their Historical Context (1983). Zur Funktion der Halle als Versammlungsraum R. A. Tomlinson in: Ann. Brit. Ath. 75, 1980, 221ff.

252 W. Völcker-Janssen, Klassische Paradeigmata. In: Boreas 10, 1987, 11ff. interpretiert das Bildprogramm als bewußte „Reaktion auf das Mythenverständnis der Sophistik".

253 Es handelte sich um eine Amazonenschlacht, den Kampf zwischen Lapithen und Kentauren, den jungen Theseus am Meeresgrund und vielleicht sein Ende auf Skyros. J. P. Barron, New Light on Old Walls. In: Journ. Hell. Stud. 92, 1972, 20ff. Zum Theseuskult in Athen H. A. Shapiro, Art and Cult under the Tyrants in Athens (1989) 143ff. Als attischer Nationalheld gewann Theseus im 5. Jahrhundert auch politisch an Gewicht, s. unten S. 153.

254 Plinius 35,71.96.126.137. Athenaios X 423 F. Zum Pinax der Niinnion E. Simon in: Ant. Kst. 9, 1966, 86ff. K. Clinton, Myth and Cult (1992) 73ff. Zu griechischen Weihesitten W. H. Rouse, Greek Votive Offerings (1902). M. Guarducci, Epigrafia Greca 3 (1974) 1ff.

255 Rouveret 275 (Epigramm des Leonidas, Anth. Pal. 6, 355). Ob das Täfelchen von Sunion schon mit Regatten, wie sie später für Sunion bezeugt sind (U. Sinn in: Ant. Welt 23, 1992, 180f.), zu verbinden ist, bleibt fraglich.

256 Hölscher 35ff. I. Scheibler, Griechische Künstlervotive der archaischen Zeit. In: Mü. Jb. 30, 1979, 7ff. 14.

257 Plinius 35,60 (Apollodoros). 70 (Parrhasios). 93 (Apelles). In großer Zahl sind Priesterbildnisse auch unter den hellenistischen Pinakes von Delos inschriftlich bezeugt, s. Gasser 16ff. Zum folgenden (Weihung des Habron) Brunn 173, SQ 1974. Vgl. unten Anm. 283.

258 s. oben S. 27 mit Anm. 41.

259 Th. Krauss – L. v. Matt, Pompeji und Herculaneum (1973) Abb. 38–44. A. W. Pickard-Cambridge, The Theatre of Dionysos in Athens (1946) 220ff. Reflexe von Votivbildern auf Vasen: Simon – Hirmer Taf. 229 (Satyrspielvase in Neapel). H. Froning, Dithyrambos und Vasenmalerei in Athen (1971). A. Kossatz-Deissmann, Dramen des Aischylos auf westgriechischen Vasen (1978).

260 RE Suppl. X (1965) 242f. s. v. Gorgosthenes (M. Bonaria).

261 H. D. Blume, Einführung in das antike Theaterwesen (3. Aufl. 1991) 45ff. Pickard-Cambridge a.a.O. 148ff., 175ff.

262 Pfuhl Abb. 707. Rumpf 1947, 18. Lehmann a.a.O. (s. Anm. 217) 90ff.,

Abb. 51. M. Bieber, The History of Greek and Roman Theater (2. Aufl. 1961) 124ff. Die im Cubiculum von Boscoreale vereinigten Bildgattungen wurden selbstverständlich in der Theaterpraxis getrennt verwendet. Zur hellenistischen Bühnenmalerei geben Inschriften und Befunde der Theater von Delos und Oropos weitere Hinweise, s. Bieber a.a.O. 110ff. Pickard-Cambridge a.a.O. 187 (mit Angaben über Preise und Reparaturen).

263 Zum Begriff *skenographia* zuletzt Rouveret 65ff., 106ff. Schon die in Holz errichtete Skene des 5. Jhs. muß entsprechend den variierenden Handlungsorten der Dramen auswechselbare Kulissenbilder besessen haben; über Ausmaß, Aussehen und die Konstruktion ihrer Anbringung läßt sich jedoch nur spekulieren, vgl. Pickard-Cambridge a.a.O. 30ff., 122ff. W. Jobst, Die Höhle im griechischen Theater des 5. und 4. Jahrhunderts v. Chr. (1970).

264 Zur Würzburger Scherbe vgl. S. Gogos in: Österr. Jh. 54, 1983, 59ff.

265 s. oben S. 143ff. Zweifelhafte Interpretationsansätze kritisiert R. Osborne, The Myth of Propaganda and the Propaganda of Myth. In: Hephaistos 5/6, 1983–84, 61ff.

266 G. Roux, La Terrasse d'Attale I à Delphes. In: Bull. Corr. Hell. 76, 1952, 182ff. Abb. 25. Andere Gemälde in Hallen: Aristophanes, Schol. Ploutos 382–385 (Athen). Athenaios V 210 B (Phlious).

267 Gymnasien: Strabo 14, 652ff. (Rhodos). Brunn 175 (Elis). Bouleuterion Athen: Pausanias I 3,4. Pompeion Athen: Plinius 35,140. Odeion Smyrna: Pausanias IX 35,6.

268 E. Strommenger, Fünf Jahrtausende Mesopotamien (1962) Abb. 217. 237. Zur widersprüchlichen Chronologie der Bularchos-Überlieferung Hölscher 34f.

269 Hölscher 50ff. Taf. 5. Stähler a.a.O. (s. Anm. 250) 31ff. A. Rouveret, Les lieux de la mémoire publique: Quelques remarques sur la fonction des tableaux dans la cité. In: OPUS 6/7, 1987–89, 101ff.

270 J. M. Camp, Die Agora von Athen (1989) 73ff.

271 Hölscher 116ff. R. Vasić, Some Observations on Euphranors „Cavalry Battle". In: Amer. Journ. Arch. 83, 1979, 345ff.

272 Hölscher 120f. Andere verlorene Schlachtengemälde des 4. Jahrhunderts: Plutarch, Arat 32 (Timanthes). Plinius 35,140 (Ktesidemos).

273 Hölscher 162, 170 gibt als Auftraggeber des Gemäldes nach allgemeinem Konsens Kassander von Makedonien an. B. Fehr in: Bathron. Festschr. H. Drerup (1988) 121ff. hält einen Auftrag des Ptolemaios von Ägypten für möglich.

274 Ps.-Demetrios v. Phaleron, De eloc. 76 (SQ 1825). Hölscher 112f. Neutsch 30ff. Schlachtengemälde als *genus* der Malerei: Plutarch, De glor. Athen. 2 (SQ 1109). Zur attisch-thebanischen Malerschule, die sich in diesem *genus* auszeichnete, Moreno 1979 (6) 464ff.

275 Zur Amphora in Zürich H. Bloesch in: Wandlungen. Festschr. E. Homann-Wedeking (1975) 84ff. – Lukian und Aelian berichten von einem sich im Staub wälzenden Pferd des Pauson, das laufend erschien, wenn man das Bild umdrehte (Brunn 34. SQ 1114–1115).

276 Plinius 35,142. Weitere hellenistische Schlachtenbilder befanden sich u. a. im Athena-Tempel von Syrakus (Cicero, Verres 4, 122f.), in Pergamon (Pausanias I 4, 5) und im Bouleuterion von Athen (Pausanias I 3, 4) sowie in Sikyon (Plutarch, Arat 32,3).

277 P. H. v. Blanckenhagen in: Macedonia and Greece 252. Zur römischen Triumphmalerei Künzl a.a.O. (s. Anm. 31) 34ff., 114ff. Rouveret a.a.O. (s. Anm. 269). 107ff.

278 K. Fittschen (Hrsg.), Griechische Porträts (1988) 1ff., 15ff. T. Hölscher, Ideal und Wirklichkeit in den Bildnissen Alexanders des Großen (1971). Ein Ge-

mälde mit dem Bildnis des Themistokles wurde von dessen Söhnen in den Parthenon geweiht (Pausanias I 1, 2). Der Grad seiner Authentizität ist nicht mehr zu ermitteln, aber zweifellos trug es eine Namensbeischrift, die dem Bildnis erst seinen Rang gab.

279 Plinius 35, 92 (Ephesos). P. Mingazzini, Una copia dell'Alexandros Keraunophoros di Apelle. In: Jahrb. Berl. Mus. 3, 1961, 7ff. P. Moreno in: J. Carlsen u. a. (Hrsg.), Alexander the Great. Reality and Myth (1993) 101ff.

280 So L. E. Baumer – U. Weber in: Hefte Arch. Sem. Bern 14, 1991, 27ff. Zur Frage der Grabinhaber von Vergina richtig N. G. L. Hammond a.a.O. (s. Anm. 157).

281 L. Laurenzi, Ritratti Greci (1941) 65ff. Nr. 276 (Konon), 291 (Timotheos), 294 (Lysander), 314 (Chabrias).

282 Th. Peckáry, Das römische Kaiserbildnis in Staat, Kult und Gesellschaft (1985) 134ff.

283 Brunn 90, 173. Plutarch, Vit. X Orat. Lykurg 37–39 (SQ 1974).

284 E. Simon, Die Fürstenbilder von Boscoreale (1958) K. Fittschen in: Neue Forschungen in Pompeji (1975) 93ff. M. Pfrommer, Göttliche Fürsten (1993).

285 Th. Kraus, Das römische Weltreich (1967) Abb. 156. Herrscherbildnisse in Prozessionen: Athenaios V 203 (Hebert 158, Q 319).

286 Moreno 1987 Abb. 120. M. Meyer, Die griechischen Urkundenreliefs (1989) 293, A 97 Taf. 30,2. Zu anderen Demosdarstellungen der Spätklassik ebenda 177ff. Zum negativen Bild des Demos (Plinius 35,69) vgl. Aristophanes, Ritter 727ff., 1112ff.

287 Zum folgenden F. W. Hamdorf, Griechische Kultpersonifikationen der vorhellenistischen Zeit (1964). Rouveret 346ff. H. A. Shapiro, Personifications in Greek Art. The Representation of Abstract Concepts 600–400 B. C. (1993).

288 M. P. Nilsson, Geschichte der griechischen Religion II (3. Aufl. 1974), 200ff. Hamdorf a.a.O. 37f., 97f. SQ 1868–1869 (Apelles). Reinach 394 (Timotheosbildnis mit Tyche).

289 Gabelmann a.a.O. (s. Anm. 78) 76ff. Ch. Aellen, A la recherche de l'ordre cosmique (1994) 109ff. Ortspersonifikationen: Hamdorf a.a.O. 25ff., 90ff. Meyer a.a.O. 191ff.

290 Shapiro a.a.O. 62ff., 121ff. Vgl. auch 168ff. (Lyssa), 186ff. (Peitho). Hamdorf a.a.O. 67 (Ate, Poine, Mania).

291 Xenophon III 8,10. Platon, Staat 372 E–373 A. Dagegen hält Aristoteles, Eth. Nic. IV 2, 16f. (1123A) es bereits für schicklich, wenn materieller Wohlstand auch in der Gestaltung des Hauses zum Ausdruck gebracht wird. – Fußbodenmosaiken: D. Salzmann, Untersuchungen zu den antiken Kieselmosaiken (1982) 21ff., 47ff.

292 Borda 11, 397ff. I. Baldassare in: Ricerche 203ff. R. B. Wartke in: Forsch. Ber. Berlin 18, 1977, 21ff. Taf. 9 (Priene). A. Andreou, Griechische Wanddekorationen (1988) Nr. 27–29 (Athen), Nr. 151 (Pella), Nr. 152–158 (Pergamon), Nr. 161–163 (Priene).

293 Andreou a.a.O. Nr. 30–115 (Delos). Der erste pompejanische Dekorationsstil besitzt Vorstufen in den Wandsystemen hellenistischer Kammergräber, B. Wesenberg in: Gymnasium 92, 1985, 470ff. Rouveret 165ff. In den Briefen des Theophilos aus dem 3. Jh. v. Chr. werden sowohl Wandornamente wie auch Tafelbilder erwähnt (s. oben S. 75).

294 K. Reber, Aedificia graecorum. Zu Vitruvs Beschreibung des griechischen Hauses. In: Arch. Anz. 1988, 653ff.

295 Scheibler a.a.O. (s. Anm. 194) 44ff. Zu häuslichen Kulten Rouse a.a.O. (s. Anm. 254) 240ff. Nilsson a.a.O. (s. Anm. 288) 187ff., 213ff.

296 O. Rubensohn, Aus griechisch-römischen Häusern des Fayum. In: Jahrb. d. Inst. 20, 1905, 1ff., 16ff. Zur Schale des Erzgießereimalers Simon – Hirmer Taf. 158.

297 Villard 1988, 185 Abb. 192. Salzmann a.a.O. Taf. 34,1. Expl. Delos 29 (1972) 240ff. Nr. 214. Pozzi 32, 116 Nr. 7. Erzählende Mosaikbilder von Pella: Salzmann a.a.O. Taf. 29–35.

298 M. Kreeb, Untersuchungen zur figürlichen Ausstattung delischer Häuser (1988) 55ff., 62. Bruno 1985 passim. Kentauromachie und Krieger auch in einem Haus von Knidos: Andreou a.a.O. Nr. 132.

299 U. T. Bezerra de Meneses in: Ricerche 215ff.

300 Gasser passim. Bragantini – Vos Taf. 40, 85, 166–167 (Farnesina). V. Spinazzola, Pompeji alla luce degli Scavi nuovi di Via dell'Abbondanza I–III (1953) Abb. 557ff. Taf. 21ff. Cerulli Taf. 1–3 (Casa del Crittoportico). Mon. Pitt. Ant. III Roma 3 (1936) 14ff. Abb. 14, 22, 23 und Taf. A (Haus der Livia). U. Pappalardo, Die „Villa Imperiale" in Pompeji. In: Ant. Welt 16, 1985 (4), 3ff.

301 K. Weitzmann, Ancient Book Illumination (1959); ders., Illustrations in Roll and Codex (1970) 47ff. Die erhaltenden Illustrationen gehören meist zu wissenschaftlichen Werken oder Dramentexten. Für das 1. Jh. v. Chr. ist der Sonderfall einer Sammlung von 700 Porträts berühmter Autoren bezeugt, die M. T. Varro seinen Büchern beigegeben haben soll, um zu verhindern, „daß ihre Gestalten verlorengingen". Er schickte die offensichtlich vervielfältigten Buchrollen in alle Länder, damit die Autoren „wie die Götter überall gegenwärtig sein konnten" (Plinius 35,11).

302 Expl. Delos 29, 264ff. Nr. 234; vgl. auch 256 Nr. 217. Villard 1988, 184 Abb. 191.

303 O. Murray (Hrsg.), Sympotica. A Symposium on the Symposion (1990) 177ff. Bildthemen auf jüngeren Trinkgefäßen: V. Paul-Zinserling, Der Jena-Maler und sein Kreis. Zur Ikonologie einer attischen Schalenwerkstatt um 400 v. Chr. (1994). Heroenthemen werden auf hellenistischen Reliefbechern nochmals aufgegriffen: U. Sinn, Die ‚Homerischen' Becher (1979).

304 Komödien- und Tragödienszenen sind in der Maison des Comédiens auf Delos dargestellt. Expl. Delos 27 (1970) 168ff. Taf. 21–25. Bruno 1985 24f. Taf. 3–7.

305 A. D. Trendall – T. B. L. Webster, Illustrationen of Greek Drama (1971) 127ff.

306 K. Schefold, Lachendes Pompeji. In: Gymnasium 67, 1960, 90ff. Taf. 1ff.

307 I. Peschel, Die Hetaire bei Symposion und Komos (1987). Reinsberg a.a.O. (s. Anm. 85) 80ff. Zu römischen Liebesszenen Mielsch 200f.

308 J. M. Croisille, Les natures mortes campaniennes (1965). Mielsch 198ff. Gasser Kat. 1ff. Cerulli 263ff. (St. De Caro). Rouveret 296ff.

309 N. Schneider, Stilleben. Realität und Symbolik der Dinge. Die Stillebenmalerei der frühen Neuzeit (1989).

310 Helbig 1084 (Lateran Inv. 10132). H. Meyer, Zu neueren Deutungen von Asarotos Oikos und Kapitolinischem Taubenmosaik. In: Arch. Anz. 1977, 104ff.

311 N. Kunisch, Griechische Fischteller. Natur und Bild (1989). I. McPhee – A. D. Trendall in: Ant. Kst. 33, 1990, 31ff. Zur heutigen Überschätzung malerischer Differenzierung in der Antike vgl. oben S. 105.

312 Croisille a.a.O. Taf. 104–110.

313 Forti a.a.O. (s. Anm. 135) Taf. 1d, 3c–d, 22b, 31a. Vgl. auch die Totenkultrequisiten oben Anm. 233.

314 Das singuläre Blumenkorb-Mosaik im Vatikan (Pfuhl Abb. 704) erwies sich als moderne Fälschung, C. Börker in: Arch. Anz. 1978, 442ff. Zur spätklassischen Blumenstilisierung F. Liliberto in: Hefte Arch. Sem. Bern 14, 1991, 11ff.

315 Rouveret 233f. Im Griechischen fehlt bezeichnenderweise ein Synonym für „Landschaft": W. Ellinger, Die Darstellung der Landschaft in der griechischen Dichtung (1975).

316 K. Schefold, Die hellenistische Blütezeit der Malerei. Sitz. Ber. Bayer. Akad. Wiss. 1985 (2). Blanckenhagen – Alexander 28ff. Ling 229, 9c.

317 Von größeren Wandgemälden könnten sich Landschaftsfriese wie der „Gelbe Fries" im Haus der Livia herleiten: Mon. Pitt. Ant. III Roma 3 (1936) Taf. B. Pfuhl Abb. 729. Ling 144 Abb. 149. Zum Verständnis von Vitruvs *topia* Rouveret 323ff.

318 H. Mielsch, Die römische Villa (1987) 37ff.

319 Ling 149ff. Cerulli 269ff. (St. De Caro). D. Michel, Pompejanische Gartenmalereien. In: Tainia. Festschr. R. Hampe (1980) 373ff.

320 Pfuhl 857ff. Abb. 692 (Kentaurenmosaik Berlin), Abb. 696 (Tierkampfmosaik Vatikan). Ähnliche römische Bilder finden sich in der Regel auf Wänden von Gärten oder Peristylhöfen: K. Schefold, Die Wände Pompejis (1957) 7 Nr. 6. Abbildungen: Schefold 1962 Taf. 150–151 (V 4,11). Cerulli Taf. 11 (I 6,15). Pompei III 547 Nr. 21 (V 1,18). W. J. Th. Peters u. a., La Casa di Marcus Lucretius Fronto (1993) 310ff., 340ff.

321 Salzmann a.a.O. (s. Anm. 291) Taf. 22, 36, 41,1. 46,2. 50,1. Kentaur, der einen Tiger jagt: ebenda Taf. 9. Tierkämpfe: ebenda Taf. 13, 26, 36, 69.

322 Schefold 1962 Taf. 151,2 (VII 7,10). Verwandte Motive boten die Tierfabel (H. Mielsch in. Arch. Anz. 1986, 747ff.) und der Orpheusmythos (Ling 152 Abb. 160: Pompeji VI 14,20).

323 A. Steinmeyer-Schareika, Das Nilmosaik von Palestrina und eine Ptolemäische Expedition nach Äthiopien (1978). Zum Mosaik oben S. 127f. mit Anm. 226.

324 Vgl. oben Anm. 277. Bianchi-Bandinelli 138 s. v. Demetrios (L. Guerrini). SQ 2141–2142.

# Bibliographie mit Abkürzungen


| | |
|---|---|
| Andronikos | M. Andronikos, Vergina. The Royal Tombs and the Ancient City (1984) |
| Berger | E. Berger, Die Maltechnik des Altertums nach den Quellen, Funden, chemischen Analysen und eigenen Versuchen (1904; Nachdr. 1986) |
| Bianchi-Bandinelli | R. Bianchi Bandinelli – G. Becatti (Hrsg.), Pittura e Pittori nell' Antichità. Estratto della Enciclopedia dell'arte antica classica e orientale (1968) |
| Blanckenhagen – Alexander | P. H. v. Blanckenhagen – C. Alexander, The Augustan Villa at Boscoreale, with contributions by J. R. Mertens and C. Faltermeier (1990) |
| Blümner | H. Blümner, Technologie und Terminologie der Gewerbe und Künste bei den Griechen und Römern I–IV (1875–1887) |
| Borda | M. Borda, La pittura romana (1958) |
| Bragantini – Vos | I. Bragantini – M. de Vos, Museo Nazionale Romano. Le Pitture II 1. Le decorazioni della Villa romana della Farnesina (1982) |
| Brown | A. B. Brown, Ptolemaic Paintings and Mosaics and the Alexandrian Style (1957) |
| Brunn | H. Brunn, Geschichte der griechischen Künstler. Bd. 2: Die Maler (2. Aufl. 1889) |
| Bruno 1977 | V. J. Bruno, Form and Colour in Greek Painting (1977) |
| Bruno 1985 | V. J. Bruno, Hellenistic Painting Techniques: The Evidence of the Delos Fragments (1985) |
| Cerulli | G. Cerulli Irelli (Hrsg.), Pompejanische Wandmalerei (1990; französ. Ausg. 1993) |
| Curtius | L. Curtius, Die Wandmalerei Pompejis (1929) |
| Ehlich | E. Ehlich, Bild und Rahmen im Altertum (1954) |
| EAA | Enciclopedia dell'arte antica classica e orientale |
| Gasser | A. Gasser, Die Klapptürbilder in der römisch-pompejanischen Wandmalerei (ungedr. Dissertation Wien 1982) |
| Gigante | L. M. Gigante, A Study of Perspective from the Representation of Architectural Forms in Greek Classical and Hellenistic Painting (1987) |
| Graeve 1979 | V. v. Graeve, Zum Zeugniswert der bemalten Grabstelen von Demetrias für die griechische Malerei. In: La Thessalie. Actes de la Table-Ronde Lyon 1975 (1979) 111ff. |
| Graeve-Preußer | V. v. Graeve – F. Preußer, Zur Technik griechischer Malerei auf Marmor. In: Jahrbuch des Instituts 96, 1981, 120ff. |
| Gschwantler | K. Gschwantler, Zeuxis und Parrhasios. Ein Beitrag zur antiken Künstlerbiographie (1975) |
| Hebert | B. Hebert, Schriftquellen zur hellenistischen Kunst (1989) |
| Helbig | W. Helbig, Führer durch die öffentlichen Sammlungen klassischer Altertümer in Rom (4. Aufl. 1963) |
| Hölscher | T. Hölscher, Griechische Historienbilder des 5. und 4. Jahrhunderts v. Chr. (1973) |

| | |
|---|---|
| Hoesch | N. Hoesch, Bilder apulischer Vasen und ihr Zeugniswert für die Entwicklung der griechischen Malerei (Dissertation München 1993) |
| Jucker | H. Jucker, Vom Verhältnis der Römer zur bildenden Kunst der Griechen (1950) |
| Kraiker | W. Kraiker, Die Malerei der Griechen (1958) |
| LIMC | Lexicon Iconographicum Mythologiae Classicae (I 1981 ff.) |
| Ling | R. Ling, Roman Painting (1991) |
| Lippold | G. Lippold, Antike Gemäldekopien. Abh. d. Bayer. Akademie der Wissenschaften 33 (1951) |
| Macedonia and Greece | B. Barr-Sharrar – E. N. Borza (Hrsg.), Macedonia and Greece in late Classical and early Hellenistic Times. Symposium Washington 1980 (1982) |
| Mielsch | H. Mielsch, Funde und Forschungen zur Wandmalerei des Prinzipats. In: Aufstieg und Niedergang der römischen Welt. II 12,2 (1981) |
| Moreno 1979 (4) | P. Moreno, La conquista della spazialità pittorica. In: Storia e Civiltà dei Greci 4. Le arti figurative. Hrsg. v. R. Bianchi-Bandinelli (1979) 631 ff. |
| Moreno 1979 (6) | P. Moreno, La pittura tra classicità ed ellenismo. La pittura in Macedonia. In: Storia e Civiltà dei Greci 6 (1979) 458 ff., 703 ff. |
| Moreno 1987 | P. Moreno, Pittura Greca da Polignoto ad Apelle (1987) |
| Neutsch | B. Neutsch, Der Maler Nikias von Athen (1939) |
| Pape | M. Pape, Griechische Kunstwerke aus Kriegsbeute und ihre öffentliche Aufstellung in Rom von der Eroberung von Syrakus bis in augusteische Zeit (1975) |
| Pfuhl | E. Pfuhl, Malerei und Zeichnung der Griechen (1923) |
| Pollitt | J. J. Pollitt, The Ancient View of Greek Art: Criticism, History and Terminology (1974) |
| Pompei | G. P. Carratelli (Hrsg.), Pompei. Pitture e mosaici. Bd. 1 ff. (1990 ff.) |
| Pontrandolfo – Rouveret | A. Pontrandolfo – A. Rouveret, Le Tombe dipinte di Paestum (1992) |
| Pozzi | E. Pozzi u. a., Le Collezioni del Museo Nazionale di Napoli I 1 (1986) |
| RE | Paulys Realencyclopädie der classischen Altertumswissenschaft |
| Reinach | J. Reinach, Receuil Milliet. Textes grecs et latins relatifs à l'histoire de la peinture ancienne (1921; 2. Aufl. 1985) |
| Ricerche | Ricerche di pittura ellenistica. Lettura e interpretazione della produzione pittorica dal IV secolo a. c. all'ellenismo. Quaderni dei Dialoghi di Archeologia 1 (1985) |
| Richter | G. M. A. Richter, Perspective in Ancient Drawing and Painting (1956) |
| Robertson 1959 | M. Robertson, Griechische Malerei (1959) |
| Robertson 1992 | M. Robertson, The Art of Vase Painting in Classical Athens (1992) |
| Rouveret | A. Rouveret, Histoire et imaginaire de la peinture ancienne. Ve siècle av. J. C. – Ier siècle ap. J. C. (1989) |
| Rumpf 1947 | A. Rumpf, Classical and Postclassical Greek Painting. In: Journal of Hellenic Studies 67, 1947, 10 ff. |
| Rumpf 1953 | A. Rumpf, Malerei und Zeichnung der klassischen Antike. Handbuch der Archäologie 4 (1953) |

| | |
|---|---|
| Schefold 1952 | K. Schefold, Pompejanische Malerei. Sinn und Ideengeschichte (1952) |
| Schefold 1962 | K. Schefold, Vergessenes Pompeji. Unveröffentlichte Bilder römischer Wanddekorationen in geschichtlicher Folge (1962) |
| Simon – Hirmer | E. Simon – M. u. A. Hirmer, Die griechischen Vasen (1976) |
| SQ | J. Overbeck, Die antiken Schriftquellen zur Geschichte der bildenden Künste bei den Griechen (1868; Nachdr. 1959) |
| Steingräber | St. Steingräber (Hrsg.), Etruskische Wandmalerei (1985) |
| Swindler | M. H. Swindler, Ancient Painting (1929) |
| van Buren | A. W. van Buren, Pinacothecae. With especial Reference to Pompei. In: Memoirs of the American Academy at Rome 15, 1938. |
| Villard 1969 | J. Charbonneaux – R. Martin – F. Villard, Das archaische Griechenland. Universum der Kunst (1969) |
| Villard 1971 | J. Charbonneaux – R. Martin – F. Villard, Das klassische Griechenland. Universum der Kunst (1971) |
| Villard 1988 | J. Charbonneaux – R. Martin – F. Villard, Das hellenistische Griechenland. Universum der Kunst (1971; 2. Aufl. 1988) |
| Wall Painting | E. M. Moormann (Hrsg.), Functional and Spatial Analysis of Wall Painting. Proceedings of the Fifth International Congress on Ancient Wall Painting. Bulletin Ant. Beschawing Suppl. 3 (im Druck) |
| Wintermeyer | U. Wintermeyer, Die polychrome Reliefkeramik aus Centuripe. In: Jahrbuch des Instituts 95, 1975, 45 ff. |
| Wehgartner | I. Wehgartner, Attisch-weißgrundige Keramik (1983) |


## *Antike Autoren*


| | |
|---|---|
| Aristophanes | Aristophanes, Sämtliche Komödien. Übers. Ludwig Seeger (Artemis 1952) |
| Herodot | Herodot, Historien. Übers. Josef Feix (Tusculum 1963; 3. Aufl. 1980) |
| Lukian | Lucian von Samosata, Sämtliche Werke. Übers. Christoph Martin Wieland (1788–89; Nachdr. Darmstadt 1971) |
| Pausanias | Pausanias, Reisen in Griechenland. Übers. Ernst Meyer (3. vollst. Ausg. Darmstadt 1986–89) |
| Petron | Petronius, Satyrica. Schelmengeschichten. Übers. Konrad Müller u. Wilhelm Ehlers (Tusculum 1965) |
| Philostrat | Philostratos, Die Bilder. Übers. Ernst Kalinka u. Otto Schönberger (Tusculum 1968) |
| Platon | Platon, Sämtliche Dialoge. Übers. Otto Apelt (1920; Nachdr. 1988) |
| Plinius | C. Plinius Secundus d. Ä., Naturkunde. Übers. Roderich König (Tusculum 1975 ff.) |
| Plutarch | Plutarch, Große Griechen und Römer. Übers. Konrat Ziegler (Artemis 1954–65) |
| Polybios | Polybios, Geschichte. Übers. Hans Drexler (Artemis 1961; 2. Aufl. 1978) |
| Thukydides | Thukydides, Geschichte des peloponnesischen Krieges. Übers. Georg Peter Landmann (Artemis 1960) |
| Vitruv | Vitruv, Zehn Bücher über Architektur. Übers. Curt Fensterbusch (Darmstadt 1964) |

Xenophon — Xenophon, Erinnerungen an Sokrates. Übers. Peter Jaerisch (Tusculum 1962; 3. Aufl. 1980)

Wo nicht anders vermerkt, sind bis auf geringfügige Änderungen alle wörtlichen Zitate den genannten Übersetzungen entnommen. Entlegenere Quellen wurden lediglich nach SQ oder Reinach zitiert.

# Glossar

Ädikula (lat.) – „Kleines Haus, Tempelchen"; Rahmenform mit seitlichen Säulen oder Pfeilern und oberem Giebelabschluß

Ädil (lat.) – „Tempelhüter"; Beamter der römischen Stadtverwaltung, der für die öffentliche Ordnung zuständig war und u. a. öffentliche Spiele auszurichten hatte

Agon (gr.) – Wettkampf

Agora (gr.) – Versammlungsplatz, Markt

Akme (gr.) – Höhepunkt, Reife

Amphiktyonie (gr.) – Verwaltungsrat großer nichtstädtischer Heiligtümer (wie Delphi), der sich aus Vertretern der umliegenden Gemeinden zusammensetzte

Andronitis (gr.) – Teil des griechischen Wohnhauses, in dem sich die Männergemächer befanden

Apographon (gr.) – „Abgeschriebenes", urkundlich Festgehaltenes; Gemäldekopie

Appianum (lat.) – aus grüner Kreide gewonnenes Grünpigment, preiswerter Ersatz für → Chrysocolla

Aretē (gr.) – Tugend, Tüchtigkeit

Armenium (lat.) – mineralisches Blaupigment (Azurit), in römischer Zeit angeblich aus Armenien importiert

Aryballos (gr.) – kugeliges, am Handgelenk getragenes Ölfläschchen der Athleten

Asianismus – ein vor allem in Kleinasien geübter manieriert-schwülstiger Stil der hellenistischen Rhetorik

Atramentum (lat.) – allgemeine Bezeichnung für Schwarzpigmente; in der Regel dem → Tryginon entsprechend

Atrium (lat.) – Eingangshalle; speziell die (ehemals vom Herdfeuer geschwärzte) Empfangshalle des römischen Wohnhauses

Attika – niedriger Wandaufsatz über dem Hauptgesims eines Gebäudes, häufig als Bildträger verwendet

Attizismus – Nachahmung attisch-klassischer Stilmuster in der Rhetorik seit dem 2. Jh. v. Chr., Reaktion auf den → Asianismus

Auripigment – natürliches, mineralisches, aber auch künstlich gewonnenes Gelbpigment von leuchtender Farbwirkung; das künstlich hergestellte A. (Arsengelb) war giftig

Austeritas (lat.) – Herbheit, Ernst, Strenge

Banausos (gr.) – „Ofenhocker" (der sich um öffentliche Belange nicht kümmert); abwertende Bezeichnung von Handwerkern im 5. und 4. Jh. v. Chr.

Caeruleum (lat.) – allgemeine Bezeichnung von Blaupigmenten; speziell: Ägyptischblau, Glasfritte

Cauterium (lat.) – löffelförmiges Metallgerät zur Ausführung von Wachsmalerei (→ Enkaustik)

Cerussa (lat.) – Bleiweiß; künstliches Weißpigment

Cerussa usta (lat.) – gebranntes Bleiweiß, Mennige; künstliches Gelbpigment

Chiton (gr.) – Leibhemd, feingewebtes Leinengewand, das auch reich gemustert sein konnte

Chlamys (gr.) – kurzer Reitermantel aus festem Stoff, über einer Schulter zusammengesteckt

Choregen (gr.) – vermögende Bürger, die Proben und Ausstattung dramatischer Agone für öffentliche Feste finanzierten und zu den Preisträgern zählten

Chrestographie (gr.) – „gewissenhafte Malweise"; Bezeichnung des Stils der sikyonischen Malerschule des 4. Jhs. v. Chr., der auf genauer Beobachtung der Wirklichkeit beruhte

Chrysocolla (lat.-gr.) – mineralisches Grünpigment (Malachit) von leuchtender Farbwirkung, auch künstlich in Kupferbergwerken gewonnen

Circumlitio (lat.) – „Rundum-Bemalung"; Bemalung von Statuen

Compendiaria pictura (lat.) – „vorteilhaft kurze Malweise", eine die Dinge lediglich andeutende Pinseltechnik; bezeichnet wohl die im späteren 4. Jh. v. Chr. eingeführte Schnellmalerei

Cubiculum (lat.) – kleiner Raum ohne Fenster; Schlafgemach des römischen Wohnhauses

Deckfarben – in der Vasenmalerei verwendete Erdfarben, die sich im Brand weniger stark verändern als der → Glanzton, über den sie meist gelegt sind

Demiourgen (gr.) – die „für das Gemeinwohl Tätigen"; Standesbezeichnung der griechischen Frühzeit

Dithyrambos (gr.) – Anrufung des Dionysos; an dionysischen Festen gesungenes und getanztes Chorlied

Drachenblut – organischer, rotbrauner Farbstoff, von Plinius (35,50) unter den kaiserzeitlichen exotischen Luxusfarben aufgeführt. Fraglich bleibt, ob er 35,30 mit *Cinnabaris* dasselbe meint, vgl. → Minium

Elephantinum (gr.-lat.) – durch Verbrennung von Elfenbein gewonnenes braunstichiges Schwarzpigment, angeblich von Apelles erfunden

Emblema (gr.-lat.) – in den Boden eingefügtes Mosaikbild

Enkaustik (gr.) – von *enkaío* – einbrennen. Wachsmalerei, bei der die durch Wachs gebundenen Farben mit einem zuvor erhitzten → Cauterium aufgetragen und angedrückt werden

Ethographos (gr.) – ein Maler, der in der Themenwahl Tradition und Sitte achtet, oder der heroische, würdige Charaktere darstellt (Bedeutung umstritten)

Frescomalerei – Wandmalerei, bei der die Farben auf den (noch) feuchten Putzmörtel aufgetragen werden, um mit diesem eine haltbare chemische Verbindung einzugehen

Geometrischer Stil – Epochenstil des 10.–8. Jhs. v. Chr., benannt nach seiner Ornamentik, die auf Kreis, rechtem Winkel und Parallellinien beruht

Glanzton – braun-schwarz brennender, eisenhaltiger Tonschlicker, die wichtigste „Farbe" der Vasenmaler

Grisaille – nachantike Gemäldegattung; auf graue, braune oder grünliche Farbtöne beschränkt

Hermokopiden (gr.) – Hermenverstümmler

Ikonen (gr.) – von *eikōn* – Bildnis, Abbild (Gottes); für den christlich-byzantinischen Kult gemalte Tafelbilder aus Holz mit einer stereotypen religiösen Ikonographie

Iliupersis (gr.) – „Ilions Zerstörung"; Titel früher epischer Dichtungen, beliebtes Bildthema

Illusionismus – andeutender, Scheineffekte erzeugender Malstil

Indicum (lat.) – aus Indien importierter blauer Farbstoff, dessen pflanzliche Herkunft im Altertum nicht bekannt war

Inkarnat – Fleischfarbe in Gemälden
Inkrustation (lat.) – Marmortäfelung, (Wand-)Verkleidung
Isokephalie (gr.) – „gleiche Kopfhöhe“ aller Figuren; einfaches Kompositionsprinzip archaischer Bilder

Kanon (gr.) – Meßlatte; Regel, Vorschrift; ideale Maßverhältnisse
Kantharos (gr.) – Trinkgefäß mit zwei hochgezogenen Schlaufenhenkeln, Attribut des Dionysos
Kaolin – weißer Ton, der frei von farbigen Spurenelementen ist
Kasein – Käsestoff der Milch, aus dem Bindemittel hergestellt werden können
Kassettendecke – Decke (aus Holz oder Marmor) mit einer regelmäßigen Unterteilung in eingetiefte quadratische Felder
Katagrapha (gr.) – „festgelegte Zeichnungen“; Bezeichnung neuer Darstellungsformeln des menschlichen Körpers, die Kimon von Kleonai erfunden haben soll
Kline (gr.) – Liege, Ruhebett, Speisesofa
Kymation (gr.) – wellenartiges Ornamentband, Rahmenornament. Das ionische K. besteht aus einem Eierstab, das lesbische aus spitz zulaufenden Blättern

Larnax (gr.) – Lade, Truhe; kastenförmige Urne
Lasur – transparenter Farbauftrag, der den Malgrund oder die tiefere Farbschicht nicht abdeckt
Lekythos (gr.) – schlanker, im Totenkult verwendeter Tonkrug für Ölspenden; im 5. Jh. v. Chr. in Athen mit Darstellungen auf weißem Überzug versehen (weißgrundige Lekythen)
Lokalfarbe – Gegenstandsfarbe, am gemalten Gegenstand als Eigenfarbe gedacht; reiner, nicht durch Aufhellung oder Abschattierung getrübter Farbton (gr. *tónos*)
Lünette – Bogenfeld über der Tür

Megalographie (gr.) – „große“ Themen gestaltende Malerei; wahrscheinlich zugleich großformatig (Bedeutung umstritten)
Melinum (lat.) – natürliches Weißpigment; Erdfarbe, die auf Melos vorkam, dem → Kaolin verwandt
Metopen (gr.) – aufgereihte Platten im dorischen Gebälk, bemalt, reliefiert oder schmucklos, durch → Triglyphen voneinander getrennt
Metöken (gr.) – „Mitwohner“; in Athen nicht eingebürgerte, aber frei lebende Fremde, die meist einem Gewerbe nachgingen
Miltos (gr.) – Rötel, natürliches Rotpigment; speziell Erdfarbe von leuchtender Farbwirkung, die auf Lemnos anstand
Mimesis (gr.) – „Nachahmung“; ähnliche Wiedergabe von Lebewesen und Dingen in der Kunst
Minium (lat.) – mineralisches, hochwertiges Rotpigment, Bergzinnober (gr. *kinnábaris*)
Modellierung – plastische Gestaltung; in der Malerei Erzielen plastischer Wirkungen durch Licht-Schatten-Abstufung
Monochromie – Einfarbigkeit, einfache Farbgebung

Naiskos (gr.) – Tempelchen, → Ädikula
Nekropole (gr.) – „Totenstadt“; Gräberfeld, Bestattungsgebiet einer Siedlung
Nekyia (gr.) – „Totenopfer“, Beschwörung der Seelen Verstorbener, Gang in die Unterwelt; Titel zu Homer, Odyssee 11. Gesang

Ocker (gr.-lat. *ochra*) – natürliches Gelbpigment, eisenhaltige Erdfarbe
Olympiade – Zeitraum von vier Jahren zwischen den olympischen Spielen, seit 776 v. Chr. fortlaufend gezählt. Zeitangaben nach Olympiaden verwendet in erster Linie die antike Geschichtsschreibung
Orthostaten – hochkant stehende Wandquader über der Sockelzone

Palladion (gr.) – pfeilerförmiges altes Kultbild der Pallas Athene aus Holz
Paneel – vertieft liegendes bzw. abgesetztes Feld einer Holzvertäfelung
Paradeisos (gr.) – Park, Tiergehege, künstlich angelegtes Jagdrevier
Paradigma (gr.) – Beispiel, Leitbild
Paraetonium (lat.) – natürliches Weißpigment; Kreide, die in P. bei Alexandria anstand
Paraskenien (gr.) – die vorspringenden Seitenflügel des altgriechischen Bühnengebäudes
Parataxe (gr.) – „Nebeneinanderordnung"; Schlachtordnung; in der Bildkomposition die Wiederholung oder Entsprechung gleichwertiger Bildelemente
Periakten (gr.) – dreiseitige, drehbare Pfeiler, bemalt mit Hintergrundmotiven von Tragödie, Satyrspiel und Komödie; Kulissenmaschinen des hellenistischen Theaters, die einen raschen Szenenwechsel ermöglichten
Peristyl (gr.) – Säulenhalle, die den Hof oder Garten des antiken Wohnhauses umgibt
Phlyaken (gr.) – burleske Figuren der dorischen Volksposse bzw. der unteritalisch-sizilischen Komödie des 4. Jhs. v. Chr.
Pigment – Farbmittel; Farbsubstanz, die mit dem Bindemittel vermischt die Malfarbe ergibt; im Gegensatz zum Farbstoff nicht löslich
Pinakes – (gr. sing. *pínax*) bemalte oder beschriftete Tafeln aus Holz oder gebranntem Ton; gebräuchlichste Bezeichnung für Tafelgemälde (lat. *tabulae*)
Pinakothek (gr.) – Raum oder Gebäude zur Aufbewahrung von Gemälden
Pointillismus – nachantike Malweise des späten Impressionismus, bei der unvermischte Farben als Punkte nebeneinander gesetzt sind, die man aus der Ferne als Farbmischung wahrnimmt
Polychromie (gr.) – Vielfarbigkeit; im Gegensatz zur → Monochromie Verwendung mehrerer Farben, buntes Erscheinungsbild
Pompeion (gr.) – Versammlungsgebäude, in Athen nahe dem Dipylon gelegen, in dem sich der panathenäische Festzug (gr. *pompē*) formierte
Ponderation – gleichmäßige Gewichtsverteilung; in der Bildhauerei das Standmotiv menschlicher Figuren
Pondus (lat.) – Gewicht, Schwerkraft, Gleichgewicht
Poros (gr.) – weicher Kalkstein, Tuff
Porticus (lat.) – Wandelhalle, Säulengang
Pronaos (gr.) – Vorraum der Cella des griechischen Tempels
Proskenium (gr.-lat.) – vor der → Skene errichtete, erhöhte Bühne der neuen Komödie
Prothesis (gr.) – Aufbahrung des Verstorbenen im Haus, mit Totenklage und anderen feierlichen Riten verbunden
Purpurissum (lat.) – Purpur; hochwertiger organischer roter Farbstoff, aus den Drüsen der Purpurschnecke gewonnen; Färbemittel, das nur in Verbindung mit Kreide zum Malpigment wurde

Rubrica (lat.) – allgemeine Bezeichnung von Rotpigmenten; speziell Rötel, → Sinopis

Seccomalerei – Wandmalerei, bei der die Farben auf trockenem Putzmörtel gewöhnlich in Temperatechnik aufgetragen werden
Semantik – die inhaltliche Aussage betreffende Sachverhalte und deren Erforschung,

Bedeutungslehre von Zeichen (gr. *sēma*); Semiotik bezieht darüber hinaus die Interaktion von Zeichen und Betrachter ein, setzt in der bildenden Kunst also den Begriff der „Bildersprache“ voraus

Sinopis (gr.) – Rötel, natürliches Rotpigment; Erdfarbe (Eisenocker), deren berühmteste antike Fundstätte Sinope in Kleinasien war (lat. *rubrica*)

Skene (gr.) – temporär errichteter Holzbau, Hütte, Zelt; Bühnengebäude des griechischen Theaters, das bis ins 4. Jh. v. Chr. meist aus Holz bestand

Skenographie (gr.) – Bühnenmalerei; auf Fernwirkung bedachte perspektivische Malerei

Skiagraphie (gr.) – „Schattenmalerei“, Blendwerk; sie täuscht optisch vor, was nicht wirklich vorhanden ist

Splendor (lat.) – Glanz, Glanzlicht

Stele (gr.) – aufrecht stehende Steintafel, Grabstein

Stoa (gr.) – Wandelhalle, Säulengang

Strigilis (gr.) – Schabeisen, vom Athleten nach dem Ringkampf zur Körperreinigung verwendet

Symposion (gr.) – Trinkgelage

Tänie (gr.) – Binde, Band; im Kult vielfach verwendetes Requisit der Huldigung

Tectorium (lat.) – Wandbewurf; Mörtelschicht, auf die gemalt wurde

Temperamalerei – Maltechnik, die im Gegensatz zur → Enkaustik oder zur Aquarelltechnik Emulsionen (Leime, Eigelb) als Bindemittel verwendet

Thesmotheten (gr.) – Gesetzgeber, Gesetzeshüter

Thiasos (gr.) – Festzug, festliches Gefolge eines Gottes, insbesondere die schwärmenden Trabanten des Dionysos, die Satyrn und Mänaden

Thyrsos (gr.) – Attribut von Satyrn und Mänaden im → Thiasos, meist ein an der Spitze mit Weinlaub oder Efeu umrankter Nartexstab

Triglyphen (gr.) – dreigeteilte Platten des dorischen Gebälks, die die → Metopen voneinander trennen

Trompe-l'Œil – „Augentäuschung“; naturalistische Darstellungsweise der Malerei, die dem Betrachter gemalte Gegenstände greifbar erscheinen läßt

Tryginon (gr.) – blaustichiges Schwarzpigment, das durch Verbrennung von Weintrester gewonnen wurde

Tumulusgrab – Hügelgrab, oft eine ausgemalte Grabkammer enthaltend

Vierfarbenmalerei – in Griechenland geübte Beschränkung auf die Farben Rot, Gelb, Schwarz und Weiß und deren Mischungen; Gemälde der V. weisen meist ein bräunlich-gedecktes Kolorit auf

Xenia (gr.) – Gastgeschenke

# Abbildungsnachweise

*Abkürzungen*

| | |
|---|---|
| CVA | Corpus Vasorum Antiquorum |
| DAI | Deutsches Archäologisches Institut |
| FR | A. Furtwängler – K. Reichhold, Griechische Vasenmalerei (1904 ff.) |
| MfA | Fotothek des Museums für Abgüsse Klassischer Bildwerke München |

## *Abbildungen*

1 Basel, Öffentliche Kunstsammlung, Kupferstichkabinett Inv. 1872.7 a. 37 × 32 cm. Museumsfoto
2–3 Nach F. Studniczka, Abhandl. der Sächs. Akademie 30, 1914
4 Rom, Villa Giulia Inv. 24.787, Fries der Cista Ficoroni (Umzeichnung). Helbig 2976. Nach Moreno 1987 Abb. 72–73
5 Rom, Augustusforum, in situ. Foto DAI Rom Neg. 82.875
6 Pompeji VI 15,1 (p), in situ. Nach Foto Brogi (MfA)
7 Nach Boll.d'Arte 31, 1937–38, 481 ff. Abb. 2 (A. Maiuri)
8 Pompeji VI 15,1 (n), in situ. Nach Foto Anderson (MfA)
9 Florenz, Uffizien. 62 × 92 cm. Nach Massing 256, 4A.
10 London, British Museum, Dep. of Prints 158. 20 × 38 cm. Copyright British Museum
11 Nach Festschrift V. Mariani 123 ff. Taf. 60 Abb. 3 (A. Giuliano)
12 Ferrara, Archäologisches Museum, aus Spina. Attischer Volutenkrater des Polion. Foto MfA Inv. 53 882
13 Ehem. Pompeji VI 12 (Haus des Fauns). Nach Ricerche 271 Abb. 3 (M. de Vos)
14 Kopenhagen, Statens Museum for Kunst. Museumsfoto (H. Petersen)
15 Vatikan, Bibliothek. Helbig 466. H 0,92 m. Nach Foto Anderson (MfA)
16 Weimar, Kunstsammlungen Inv. KK 1888. 58,5 × 45 cm. Museumsfoto
17 Nach C. Robert, 16. Hall. Winckelm. Progr. 1892. Zeichnung H. Schenck
18 Berlin, Staatl. Museen, Antikensammlung F 846. erh. H ca. 20 cm. Nach Pfuhl Abb. 182
19 Athen, Nationalmuseum 1817. Lekythos der Gruppe R. Nach Foto MfA Inv. 43920
20 Berlin, Staatl. Museen, Antikensammlung F 2685. Nach F. Winter, 55. Berl. Winckelm. Progr. 10
21 München, Städt. Galerie im Lenbachhaus Inv. G 12372. 26 × 18,5 cm. Museumsfoto
22 Rom, Palatin, in situ. Nach Pfuhl Abb. 708
23 Pompeji VII 9, 4–12, in situ. Foto MfA Inv. 23 772
24 Neapel, Nationalmuseum 8998, aus Pompeji VI 9,6–7 (Haus der Dioskuren). 1,20 × 0,98 m. Nach Pfuhl Abb. 647
25 Florenz, Uffizien Inv. 612 (Umzeichnung). H 65 cm. Nach H. Froning, Marmor-Schmuckreliefs 137 Abb. 8
26 Neapel, Nationalmus. 9112, aus Pompeji VI 8,3 (Haus des trag. Dichters). Nach P. Herrmann – F. Bruckmann, Denkmäler der Malerei des Altertums Taf. 15

27 Rom, Konservatorenpalast, Braccio Nuovo VII. Helbig 1674. Foto MfA Inv. 14466
28 New York, Metropolitan Museum of Art 50.11.4, Rogers Fund, 1950. Museumsfoto
29 Ruvo, Sammlung Jatta 1501. Attischer Volutenkrater des Talosmalers. Nach Villard 1971 Abb. 318.
30 Neapel, Nationalmuseum 9018, aus Pompeji VI 1,10. Nach R. Büll, Vom Wachs Abb. 171
31 Athen, Nationalmuseum. H 85 cm. Nach Pfuhl Abb. 482
32 Athen, Nationalmuseum, erh. H 55 cm. Nach Pfuhl Abb. 483
33 Berlin, Staatl. Museen, Antikensammlung 1811. Foto MfA Inv. 48 644.
34 London, British Museum F 542. Courtesy of the Trustees of the British Museum
35 Athen, Kerameikosmuseum Inv. 1535. H 1,06 m. Festschrift E. Berger (1988) Taf. 94,2, Foto v. Graeve (a). 333 Abb. 2 (c). Foto d. Verf. (b)
36 Neapel, Nationalmuseum 9560, aus Herkulanum. 35 × 50 cm. Nach Pfuhl Abb. 630
37 Vergina, Philippsgrab, in situ. Frieshöhe 1,16 m. Nach Andronikos Abb. 58–63
38 Nach Ephem. 126, 1987 (1989) 369 (M. Andronikos)
39 Vergina, Persephonegrab, in situ. Nach Andronikos Abb. 52
40 Athen, Nationalmuseum. H 15 cm. Nach Propyläen Kunstgeschichte 1 (1967) Abb. 190
41 Berlin, Staatl. Museen, Antikensammlung Inv. 31161.5. H 45 cm. Nach F. Wirth, Römische Wandmalerei (1934) Taf. 22a
42 Nach Ling Abb. 230
43 New York, Metropolitan Museum of Art Inv. 14.130.14, Rogers Fund. Nach G. Ahlberg, Prothesis and Ekphora (1971) Abb. 25
44 Athen, Agoramuseum T 175. H 25 cm. Nach Hesperia 2, 1933, 605 Abb. 73
45 Boston, Museum of Fine Arts Inv. 01.8018. Museumsfoto
46 a: Berlin, Staatl. Museen, Antikensammlung 1983.1. Museumsfoto (I. Geske)
b: Athen, Agoramuseum P 18567. Foto American School of Classical Studies at Athens: Agora Excavations
47 Ferrara, Archäologisches Museum, aus Spina. Volutenkrater des Chicago-Malers. Foto MfA Inv. 53817
48 Cleveland (Ohio), Cleveland Museum of Art. Leonard C. Hanna, Jr. Fund, 66.114. Museumsfoto
49 Berlin, Staatl. Museen, Antikensammlung F 2471. Bauchige Lekythos des Eretria-Malers. Nach A. Furtwängler, La Collection Sabouroff Taf. 55
50 Berlin, Staatl. Museen, Antikensammlung Inv. 30036. Amphoriskos des Heimarmene-Malers. Foto MfA Inv. 48 615
51 München, Staatl. Antikensammlungen 8694. Rotfigurige Pelike, H 30,5 cm. Museumsfoto
52 Pella, Haus in I 5, in situ. Nach Villard 1988 Abb. 108
53 Amsterdam, Allard Pierson Museum. Nach G. M. A. Richter, Perspective in Greek and Roman Art Abb. 198 (FR)
54 Basel, Antikenmuseum S 25. Museumsfoto
55 Boston, Museum of Fine Arts Inv. 1983, 558. H. 79 cm. The Museum Year: 1983–84, 22. Museumsfoto
56 a: Neapel, Nationalmuseum 9286, aus Pompeji I 4,5 (Haus des Kitharisten). 1,95 × 1,66 m. Nach Pfuhl Abb. 670. b: Foto DAI Rom Neg. 63.296
57 Neapel, Nationalmuseum 8992, aus Pompeji IX 3,5 (Haus des M. Lucretius). 1,95 × 1,55 m. Nach Herrmann-Bruckmann, Denkmäler der Malerei Taf. III

58 Neapel, Nationalmuseum 147501, aus Boscotrecase, „Villa des Agrippa Postumus". Nach Foto DAI Rom (MfA)
59 Paris, Louvre MNB 905. Schwarzfiguriger Pinax des Sappho-Malers. H 26,5 cm. Nach Foto Giraudon (MfA)
60 Volos, Museum. Nach Arbanitopoulos, Graptai Stelai Taf. II (Aquarellkopie)
61 Istanbul, Archäol. Museum 2524. Nach Brown, Ptolemaic Painting Taf. 20,2.
62 Lefkadia (Makedonien), in situ. Nach Ph. M. Petsas, Ho Taphos ton Lefkadion, Farbtafel (Aquarellkopie)
63 Paestum, Museum. Nach M. Napoli, La Tomba del Tuffatore 97 Abb. 30
64 London, British Museum E 494. Fragmente eines rotfigurigen Glockenkraters. Nach A. Rumpf, Die Religion der Griechen. Bilderatlas zur Religionsgeschichte Nr. 31.
65 Neapel, Nationalmuseum 3358. Attisch-schwarzfigurige Pelike, nahe Rycroft-Maler. Nach A. Rumpf, Bilderatlas Nr. 112
66 Nach M. C. Hellmann u. a., Paris-Rome-Athènes 122 Abb. 84 (frei erfundene Rekonstruktion)
67 Foto MfA Inv. 73 781 (Evers)
68 Paris, Louvre G 341. Kelchkrater des Niobiden-Malers. Nach Pfuhl Abb. 492 (FR)
69 Athen, Nationalmuseum 3588. H ca. 10 cm. Foto MfA Inv. 48729
70 Athen, Nationalmuseum 11036. H 44 cm. Nach M. Andronikos, Ephem. 126, 1987 (1989) 394 (Umzeichnung)
71 München, Staatl. Antikensammlungen 2315. Rotfigurige Amphora panathen. Form, Maler Palermo 1108. H 43,5 cm. Museumsfoto
72 Neapel, Nationalmuseum 9019. 39 × 39 cm. Nach Foto Anderson (MfA)
73 Nach Arch. Anz. 1973, 125 Abb. 3 (E. Simon – B. Otto)
74 Nach A. v. Gerkan, Das Theater von Priene Taf. 35
75 Nach J. M. Camp, Die Agora von Athen 77 Abb. 44
76 Neapel, Nationalmuseum 10020, aus Pompeji VI 12 (Haus des Fauns). Nach Foto Alinari (MfA)
77 Zürich, Privatbesitz. Foto Archäol. Institut Univ. Zürich (S. Hertig)
78 Pompeji VI 15,1 (Haus der Vettier), in situ. Nach Herrmann-Bruckmann, Denkmäler der Malerei Taf. 46
79 New York, Metropolitan Museum of Art. Nach Curtius Abb. 77 (Umzeichnung)
80 Berlin, Staatl. Museen, Antikensammlung Inv. 31329. Foto Antikensammlung Berlin (I. Geske-Heiden)
81 Neapel, Nationalmuseum 3253. Apulischer Volutenkrater. Nach FR Taf. 88
82 a: Delos, Haus des Dionysos, Raum D. Nach Ling Abb. 19
b: Delos, Haus der Komödianten, großer Oecus. Nach Delos 27 Abb. 110
83 Pompeji I 6, 2–4 (Haus der Cryptoporticus), in situ. Nach V. Spinazzola, Pompei alle Luce degli Scavi Nuovi di Via dell'Abbondanza Taf. 21
84 Berlin, Staatl. Museen, Antikensammlung F 2294. Trinkschale des Erzgießereimalers. Foto Antikensammlung Berlin (I. Geske-Heiden)
85 Pompeji, Haus der Cryptoporticus, in situ (vgl. Abb. 83). Nach Spinazzola, Pompei alla Luce Taf. 28
86 Berlin, Staatl. Museen. Ägypt. Museum Inv. 15978 (Kriegsverlust). 62,5 × 59,5 cm. Nach Jahrb. d. Inst. 20, 1905 Taf. 1 (O. Rubensohn)
87 Rom, Villa Giulia 50279. Helbig 2708. Kelchkrater des Asteas. Nach Pfuhl Abb. 803
88 Delos, Haus des Dreizacks, in situ. Nach Delos 29 Nr. 234
89 Neapel, Nationalmuseum 8635. 34 × 43 cm. Nach Foto MfA Inv. 60828
90 Vatikan, Museo Gregoriano Nuovo Inv. 10132. Foto MfA Inv. 44 213

91 a–b: Palestrina, Museo Prenestino-Barberiniano. Nach Foto Alinari (MfA)
92 Berlin, Staatl. Museen, Antikensammlung, Mos. Inv. 1. 59 × 91 cm. Nach Pfuhl Abb. 692
93 B. de Vigénère, Les images ... des deux Philostrates, Blatt 301. Nach Festschr. V. Mariani Taf. 63 Abb. 8 (A. Giuliano)

## *Tafeln*

I a Athen, Akropolismuseum Inv. 1037. H 65,5 cm. Nach Villard 1969 Abb. 359
b Paestum, Museum. Museumsfoto
II a Kammergrab in Vergina, in situ. Nach Ergon 1987 Taf. 48
b Florenz, Museo Archeologico. Nach Villard 1988 Abb. 104
III a Vergina, Bella Tumulus, Fassade des Kammergrabes, in situ. Nach Andronikos Abb. 16
b Delos, Museum. Nach M. Bulard, Mon. Piot 14, 1907 Taf. IX (Aquarellkopien)
IV Vergina, großer Tumulus, Persephonegrab, in situ. Nach Andronikos Abb. 50
V Neapel, Nationalmuseum 10020 (Ausschnitt). Nach Villard 1988 Abb. 116
VI a Neapel, Nationalmuseum 8895. Nach F. A. de Franciscis, Il Museo Nazionale di Napoli Taf. 63
b Neapel, Nationalmuseum 116085, aus Pompeji IX 5,2. 1,60 × 1,55 m. Nach Villard 1988 Abb. 124
VII Neapel, Nationalmuseum 9110, aus Pompeji VI 9, 6–7 (Haus der Dioskuren). 1,40 × 0,90 m. Nach Villard 1988 Abb. 125
VIII a Neapel, Nationalmuseum 9985, aus Pompeji, sog. Villa des Cicero. 43 × 41 cm. Nach Villard 1988 Abb. 140
b Vatikan, Bibliothek. Odysseefries vom Esquilin, Szene 2. Helbig 465. Foto MfA

## *Dank*

Für freundliche Hilfe bei der Beschaffung von Abbildungsvorlagen danke ich den zuständigen Vertretern der genannten Museen und im besonderen M. L. Brooke Bonzanigo, R. Gehl, H. Glöckler, U. Kästner, V. Kockel, F. W. Hamdorf, J. Mertens, Ch. Paliadeli-Saatsoglu, H. Petersen, G. Platz, A. Romualdi, M. Schmidt, S. Wolf und D. Williams. Mein Dank gilt ebenso H. Binder, H. U. Cain, P. Cain, St. Drougou, B. Gossel-Raeck, V. v. Graeve, N. Hoesch, G. Hübner, H. Kischkewitz, M. Meyer, B. Overbeck, G. Sprigath, H. v. Steuben, H. Swozilek, I. Wirth, K. A. Wirth und P. Zanker für klärende Gespräche, Kritik und hilfreiche Hinweise. Unermüdliche Hilfe leistete T. Catsch bei der Textgestaltung und I. Kinzel-Amuser und Ch. Michelmann betreuten mit kooperativem Verständnis das Buch während der Drucklegung. Auch ihnen sei vielmals gedankt.

I. Sch.

# Namenregister

Antike Malernamen sind durch (M) gekennzeichnet

# Alte Geschichte, Kulturgeschichte bei C. H. Beck

*Michel Austin/Pierre Vidal-Naquet*
Gesellschaft und Wirtschaft im alten Griechenland
Aus dem Französischen von Andreas Wittenburg.
1984. XVI, 344 Seiten. Broschiert

*Hans-Georg Beck*
Byzantinisches Erotikon
1986. 234 Seiten. Leinen

*Hermann Bengtson*
Griechische Geschichte
Von den Anfängen bis in die Römische Kaiserzeit.
8. Auflage. 1994. XI, 588 Seiten. Leinen
Beck'sche Sonderausgabe

*Helmut Berve*
Die Tyrannis bei den Griechen
Zwei Bände. 1967. Zusammen XXIV, 796 Seiten. Leinen

*Moses I. Finley*
Die Griechen
Eine Einführung in ihre Geschichte und Zivilisation.
Aus dem Englischen von Karl-Eberhard und Grete Felten.
2., durchgesehene Auflage. 1983. 146 Seiten. Broschiert

*Mary R. Lefkowitz*
Die Töchter des Zeus
Frauen im alten Griechenland.
1992. 192 Seiten. Gebunden

*Carola Reinsberg*
Ehe, Hetärentum und Knabenliebe im antiken Griechenland
2., unveränderte Auflage. 1993. 242 Seiten mit 120 Abbildungen. Leinen